DAS SANFTE
GESUNDHEITS-
PROGRAMM

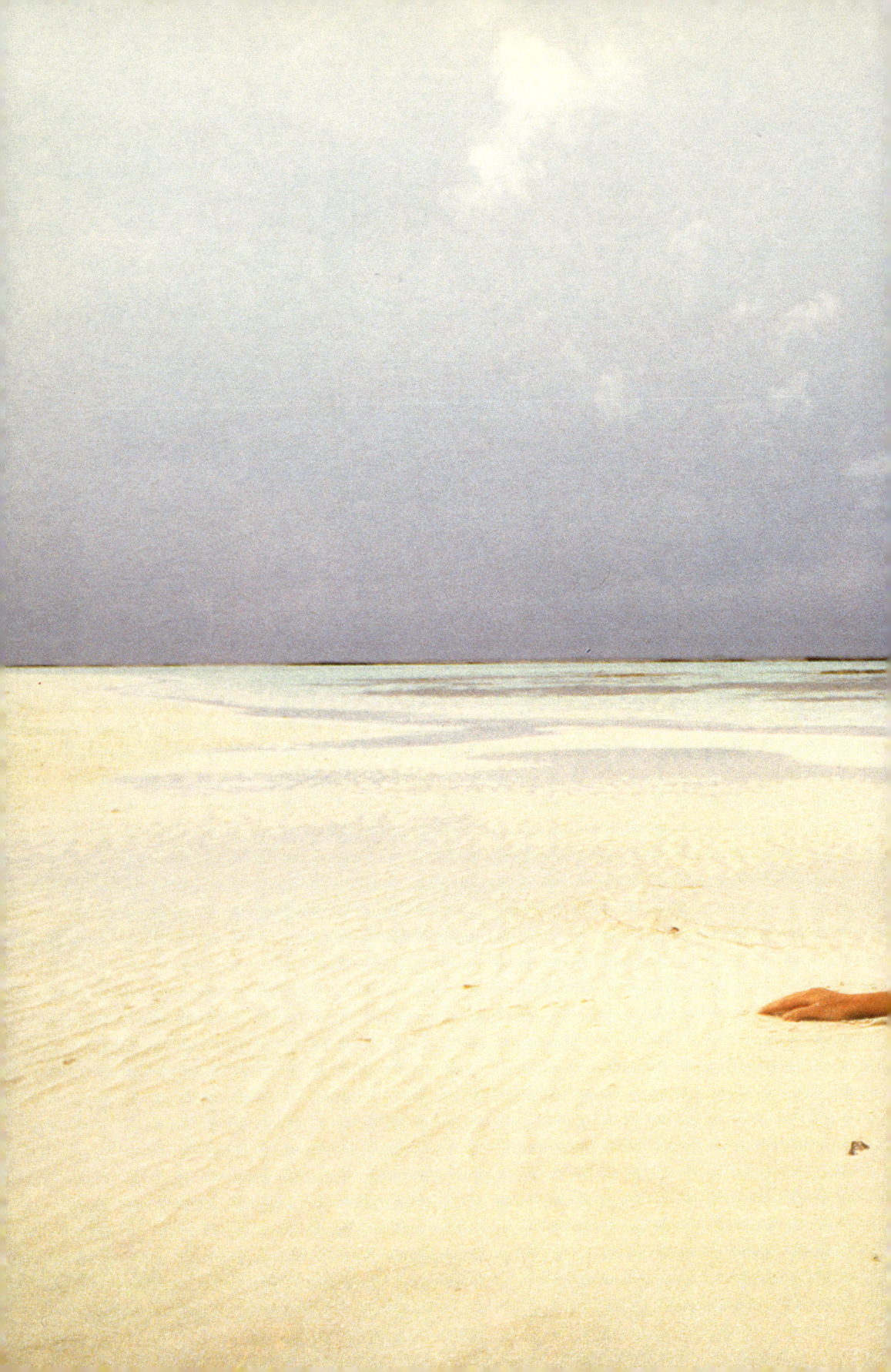

Leon Chaitow

DAS SANFTE GESUNDHEITS-PROGRAMM

*Massage, Atmen,
Meditation und Ernährung*

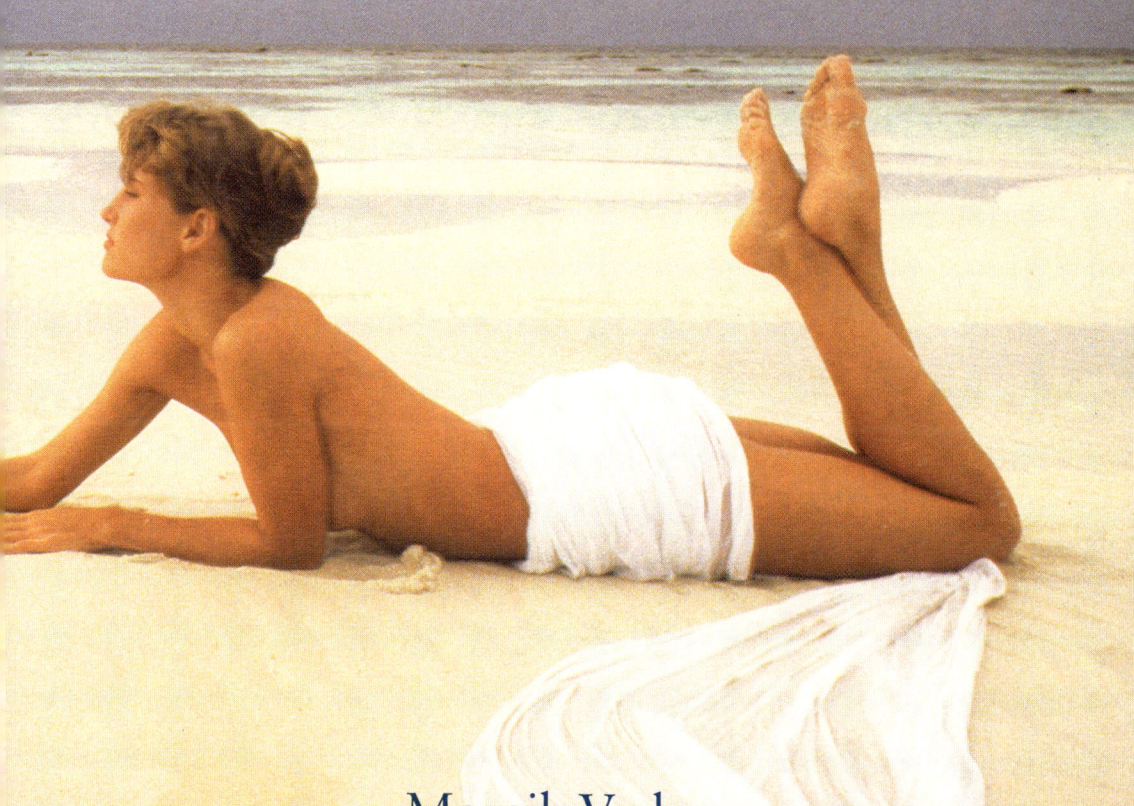

Mosaik Verlag

A GAIA ORIGINAL

Von Leon Chaitow, unter Mitwirkung von Angelina Di Fazio (Abhängigkeiten, Emotionen und Lebensstile, Seite 18 bis 20; Einstellungen, Emotionen und Sucht, Seite 98 bis 99) und Judy Myers.

Angelina Di Fazio hat viele Jahre als Psychotherapeutin gearbeitet und sich dabei auf die Entwicklungspsychologie der Frau, Suchtverhalten und Eßstörungen spezialisiert. Sie war Universitätsdozentin und Leiterin von Beratungsdiensten in psychiatrischen Kliniken und ist jetzt bei Berufsverbänden und in der Geschäftswelt eine gefragte Rednerin. Ihre Publikationen sind in Europa und den USA erschienen.

Judy Myers ist Spezialistin für Fitneß und Ernährung und hat über zwanzig Jahre Erfahrung in der Körper- und Gesundheitserziehung. Sie hat in den USA zahlreiche Fitneß-Programme für Zentren zur Behandlung von Alkohol- und Drogenabhängigkeit, Gesellschaften, Kliniken und Kureinrichtungen aufgestellt.

Autoren: Leon Chaitow, unter Mitwirkung von Angelina Di Fazio und Judy Myers
Redaktion: Libby Hoseason, Eve Webster
Entwicklung: Rosanne Hooper, Sara Matthews
Design: Sarah Menon
Illustration: Ann Chasseaud
Gesamtleitung: Joss Pearson, Patrick Nugent
Produktion: Susan Walby

Originalverlag: Unwin Hyman Ltd., London 1990
Titel der Originalausgabe: Clear Body, Clear Mind. How to be Healthy in a Polluted World

Übersetzung aus dem Englischen: Sabine Schulte

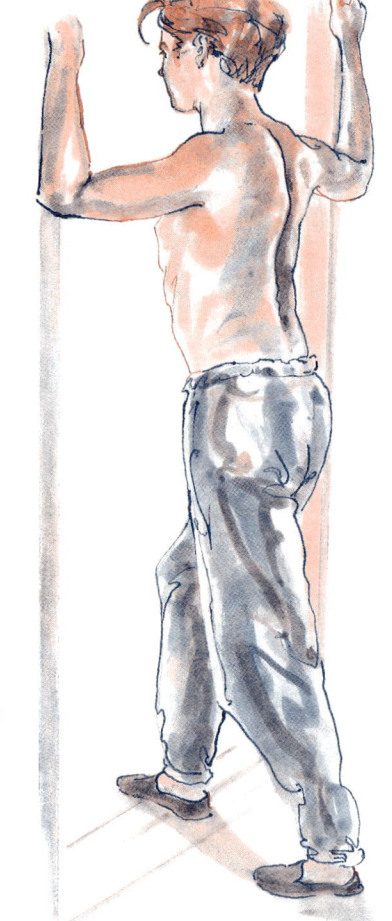

Der Mosaik Verlag ist ein Unternehmen der Verlagsgruppe Bertelsmann

© 1990 Gaia Books Ltd., London
Alle deutschsprachigen Rechte Mosaik Verlag GmbH,
München 1990 / 5 4 3 2 1
Satz: Filmsatz Schröter GmbH, München
Druck und Bindung: Artes Graficas, Toledo
D.L.TO:519-1990
ISBN: 3-570-02183-1 · Printed in Spain

Zur Benutzung dieses Buches

Das Buch besteht aus drei Hauptteilen:

Teil eins – Bewußtmachung
Dieser Teil hilft Ihnen, das Problem in seiner ganzen Tragweite zu erkennen: in welchem Zustand unsere Umwelt ist, und wie Ihre Gesundheit dadurch beeinträchtigt wird.
  Die Fragebogen auf Seite 43 bis 54 zeigen Ihnen, wie stark Sie belastet sind. Eine ausführliche Beschreibung finden Sie auf Seite 43. Beantworten Sie alle Fragen, und befolgen Sie die dort gegebenen Ratschläge. Gehen Sie dann über zu

Teil zwei – Reinigung
Hier finden Sie vier Programme, die Ihre Gesundheit fördern und Ihr Wohlbefinden steigern werden. Sie können je nach Bedarf gleichzeitig oder nacheinander angewandt werden. Auf Seite 56 erfahren Sie, wo Sie am besten beginnen.

Teil drei – Erhaltung
Nachdem Sie die grundlegende Arbeit geleistet haben, beschreibt dieser Abschnitt, wie Sie Gesundheit und Wohlbefinden erhalten können.
  Leider gibt es keine Abkürzungen. Sie müssen Teil eins und zwei wirklich durcharbeiten, um von Teil drei profitieren zu können – Sie dürfen ihn allerdings vorher schon lesen.
  Um Wiederholungen zu vermeiden, sind im Text Querverweise enthalten, wenn Sie an anderen Stellen weitere wichtige Informationen zum Thema finden. Viele der Themen, die in Teil drei angesprochen werden, sind schon vorher behandelt worden. In diesen Fällen ist beabsichtigt, daß Sie auf die vorangegangenen Teile zurückgreifen.

> Wenn du ein lebendiger Körper bist, kann kein Mensch dir sagen, wie du die Welt erfahren sollst. Und keiner kann dir sagen, was die Wahrheit ist, denn du mußt sie selbst erfahren. Der Körper lügt nicht.
> *Stanley Keleman*

Vorwort

»Alle Dinge sind Gifte...«

Diesen Satz hat im 16. Jahrhundert Paracelsus, der Vater der Toxikologie, geprägt. Und er fuhr fort: »... Allein die Dosis macht, daß ein Ding kein Gift ist.« Damit beschreibt er die Tatsache, daß Vergiften bedeutet, einen Organismus aus dem Gleichgewicht zu bringen.

Die Ansammlung schädlicher Konzentrationen von potentiell giftigen Substanzen ist Ursache für die Verschmutzung der Umwelt und für die Vergiftung unseres Körpers.

Dank der neugewonnenen Einsichten über die Fähigkeit von Körper und Geist, auf Entgiftung und gesunde Lebensweise zu reagieren, haben wir die Möglichkeit, Verantwortung sowohl für uns selbst als auch für unsere Erde zu übernehmen.

Inzwischen erwacht das ökologische Bewußtsein auf der ganzen Welt. Der menschliche Erfindungsgeist kann mit Hilfe von Technologie und Industrie diesen Planeten ebenso wieder instand setzen und erneuern, wie er ihn verheeren konnte.

Diese globale ökologische Revolution findet ihre Parallele in der individuellen Erneuerung, die durch die Reinigung von Körper und Geist angeregt wird.

Dafür gibt es eine grundlegende Voraussetzung: Wir müssen erkennen, daß wir, jeder von uns, persönlich für unsere Gesundheit und unser Wohlbefinden verantwortlich sind. Wenn wir diese Einsicht mit der praktischen Anwendung von wirksamen Methoden koppeln und uns die wunderbaren Selbstheilungskräfte, die in jedem von uns wirken, zu Verbündeten machen, steht der Rückkehr von Wohlbefinden und Vitalität nichts mehr im Weg.

Unser Ziel ist körperliches und geistiges Wohlbefinden, und ebenso wie die Erneuerung des Planeten uns alle auffordert, Verantwortung zu übernehmen, so verlangt unsere persönliche »ökologische Revolution« entschlossenes Handeln und langfristige Planung.

Beides finden Sie in diesem Buch.

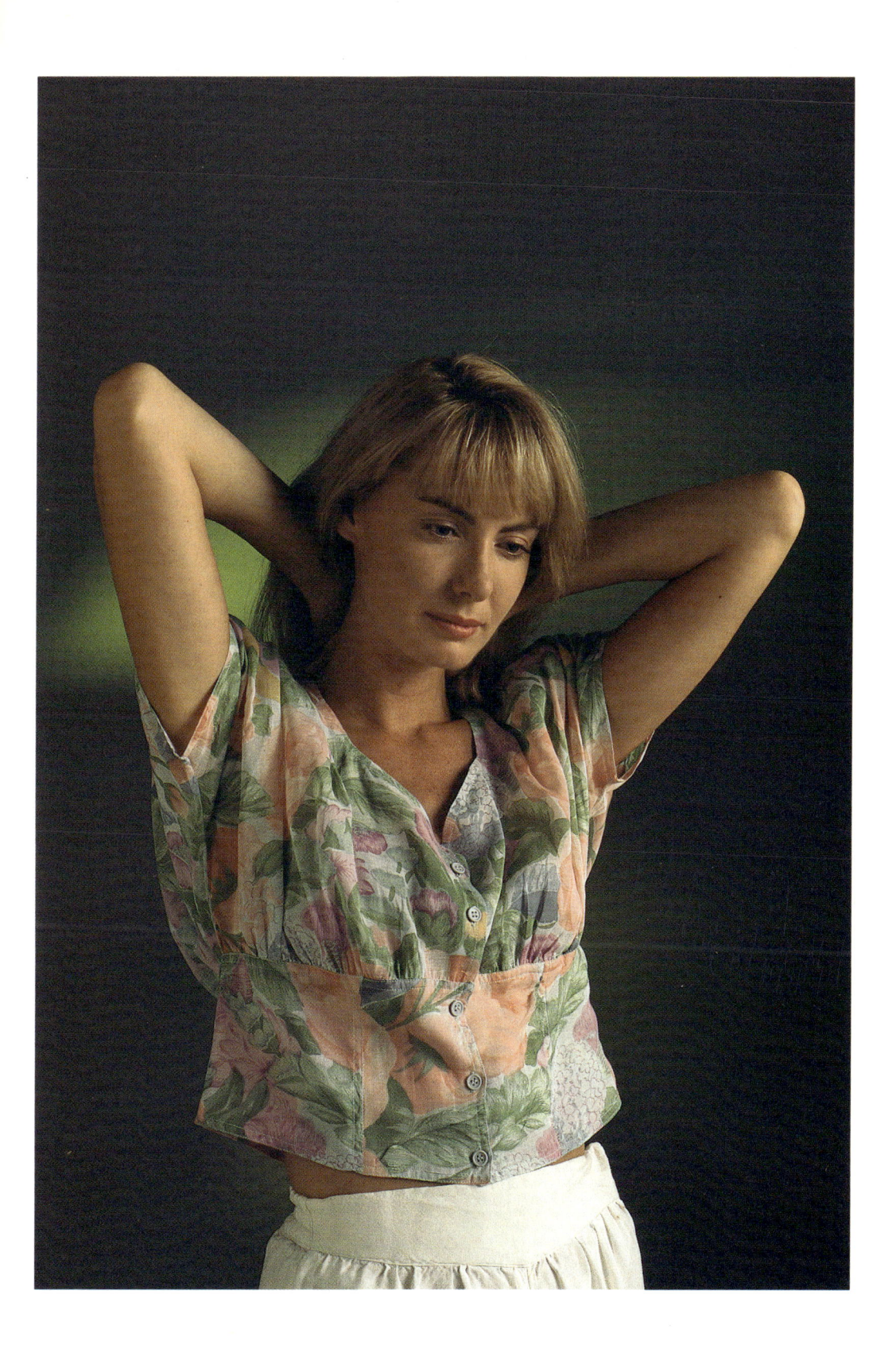

Inhalt

Einleitung 10

TEIL EINS – BEWUSSTMACHUNG

Unsere giftige Gesellschaft 17
Abhängigkeiten, Emotionen und Lebensstile 18 – Unser kranker Planet 22 – Nahrung und Landwirtschaft 24 – Verarbeitung von Nahrungsmitteln 26 – Unsere moderne Ernährung 27 – Gift zu Hause und am Arbeitsplatz 28

Körper und Geist wehren sich 31
Kämpfer gegen das Gift 32 – Das Immunsystem 33 – Überlastung durch Gift 36 – Vergiftungssymptome 37 – Candida 38 – Emotionale Symptome mit chemischen Ursachen 39 – Psychoneuroimmunologie: Bündnis zwischen Körper und Geist 40 – Positives Handeln 41

Wie vergiftet sind Sie 43
Lebensstil 44 – Gewohnheiten 47 – Umgebung 49 – Ernährung 50 – Krankheiten 52 – Allergien und Vergiftungen 53

TEIL ZWEI – ENTGIFTUNG

Welches Programm? 56 – Reinigungsvorbereitung 58 – Nebenwirkungen 60 – Grundprogramm 62 – Atmung 63 – Entspannung 64 – Hydrotherapie 66 – Strecken und Dehnen 68 – Aerobicübungen 70 – Massage 71 – Zehn-Tage-Diät-Entgiftungsprogramm 74 – Dreißig-Tage-Diät-Entgiftungsprogramm 80 – Wahlmöglichkeiten und Ergebnisse 82 – Monodiät 83 – Speisepläne für die Woche 84 – Eingeschränktes Programm 86 – Speisepläne für die Wochenenden 88 – Speisepläne für Wochentage 90

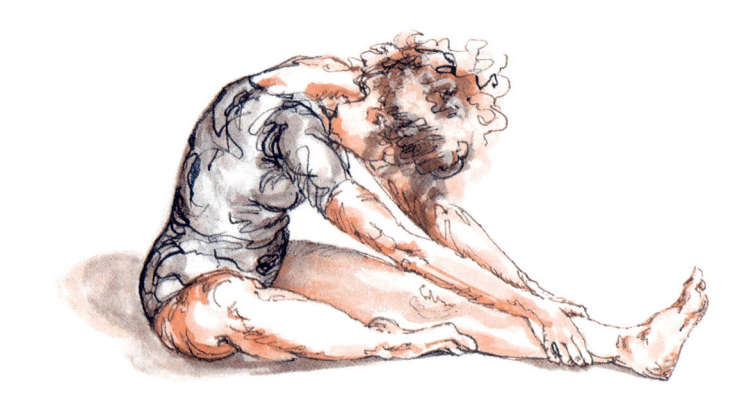

TEIL DREI – ERHALTUNG

Erhaltung 94 – Lebensplan 95

Reinigung des Denkens 97
Einstellungen und Emotionen 98 – Sucht 99 – Streß 100 – Autogenes Training 102 – Isometrische Übungen 104 – Meditation 107 – Meditationsformen 108 – Visualisierung 110

Umwelt 113
Luft 114 – Wasser 116 – Orale Chelierung 117 – Licht als Nährstoff 118 – Radioaktive Strahlung 121 – Gesunde Räume 122 – Haushaltsprodukte 126 – Seife, Mundhygiene und Kosmetik 127 – Lagerung und Zubereitung von Nahrungsmitteln 128 – Nahrung und minderwertige Nahrung 129

Ernährung und Fasten 131
Grunddiät 132 – Normale Sieben-Tage-Grunddiät 133 – Gesundes Kochen 134 – Besondere Diäten 136 – Tees und Säfte 138 – Fasten 140 – Zwei-Tage-Fasten 142 – Schädliche Nahrungsmittel und Genußgifte 143 – Hilfreiche Nahrungsmittel 144 – Adaptogene 145 – Ergänzungsstoffe 146

Bewegung und Atmung 149
Auswahl der Übungen 150 – Atmung 152 – Dehnen 154 – Dehnen zum Aufwärmen 156

Wassertherapien 159
Grundlagen der Hydrotherapie 160 – Salzglut 161 – Bäder 162 – Moorbäder 163 – Sitzbad 164 – Packungen, Saunen und Salzbäder 166 – Gesichtsdampfbad 167

Massage 169
Grundlagen der Massage 170 – Massagetechniken 171 – Entspannungsmassage 172 – Lymphfluß 179 – Trigger points 181 – Reinigung 182 – Hilfen beim Entzug 183

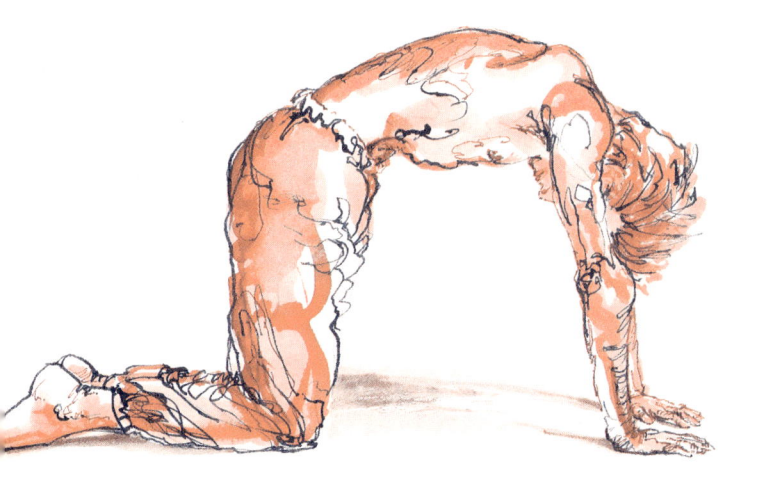

Bücher und Adressen 185
Register 188
Danksagung 190

Einleitung

Stellen Sie sich vor, Sie wachen morgens nach etwa sieben Stunden Schlaf auf und fühlen sich ausgeruht und voller Energie. Ihre Verdauung ist normal und pünktlich, Sie freuen sich auf Ihr Frühstück und verzehren es mit Genuß, wie alle Mahlzeiten. Ihre Arbeit macht Ihnen Spaß, und am Ende des Tages verspüren Sie eine Müdigkeit, die die natürliche Folge der Konzentration und Leistungskraft ist, mit der Sie alle Ihre Tätigkeiten, auch die eingeschobenen Dehnungs-, Entspannungs- und Aerobicübungen, ausüben.

Stellen Sie sich vor, Sie haben weder Schmerzen noch Verdauungsstörungen, keine Hautprobleme, keine Depressionen, spüren keine Gereiztheit und auch sonst kein einziges der »normalen« Symptome, unter denen heutzutage so viele Menschen leiden. Nein, Sie funktionieren so, wie Sie eigentlich funktionieren sollten, fehlerlos nämlich, und nicht wie einer der »aufrechten Kranken«, von denen der Ernährungswissenschaftler Jeffrey Bland spricht, die nicht krank genug sind, um sich hinzulegen, sich aber auch nicht gesund fühlen.

Vergleichen Sie diese Vorstellung mit der Realität, und betrachten Sie die Bereiche, in denen Sie dem Ideal nicht entsprechen. Fragen Sie sich nach den Gründen. Vielleicht wird Ihr Körper mit dem Streß, den die Vergiftung von innen und außen mit sich bringt, nicht fertig.

Das Umweltbewußtsein wächst rasch, und plötzlich erklärt uns jedermann, wie gefährdet unser Planet ist und wie dringend notwendig Maßnahmen zum Schutz des empfindlichen Ökosystems, von dem unsere Existenz abhängt, sind. Die Umweltverschmutzung zeigt aber nur im Großen, was sich in unseren inneren Ökosystemen, der Grundlage unserer persönlichen Existenz, nämlich unseren Körpern, abspielt.

Natürlich müssen wir der Außenwelt Aufmerksamkeit schenken und uns um den Schutz der Erde kümmern. Aber ist es nicht auch lebensnotwendig, für die Gesundheit und das Wohlbefinden unseres Körpers zu sorgen, mit dessen Hilfe wir die zahlreichen Aufgaben dieses komplexen Lebens bewältigen?

Reinigung ist ein Teil des Alltagslebens. Vermeiden Sie den Kontakt mit giftigen Substanzen, verändern Sie Ihre Lebensweise, führen Sie in Abständen aktive Entgiftungen durch, und konzentrieren Sie sich auf die Bedürfnisse von Körper, Geist und Seele – so werden Sie der Idealvorstellung näher kommen.

Wissen Sie noch, wie Sie sich fühlten, als Sie jünger waren, oder wie Sie sich noch immer nach einigen Ferientagen fühlen können? Erinnern Sie sich an ein Gefühl von Wohlbefinden, das viel mehr war als einfach die Abwesenheit von unangenehmen Symptomen? Ziel des Entgiftungsprogramms ist es, daß Sie diese Gefühle wieder erleben und Energie und Lebensfreude zurückgewinnen.

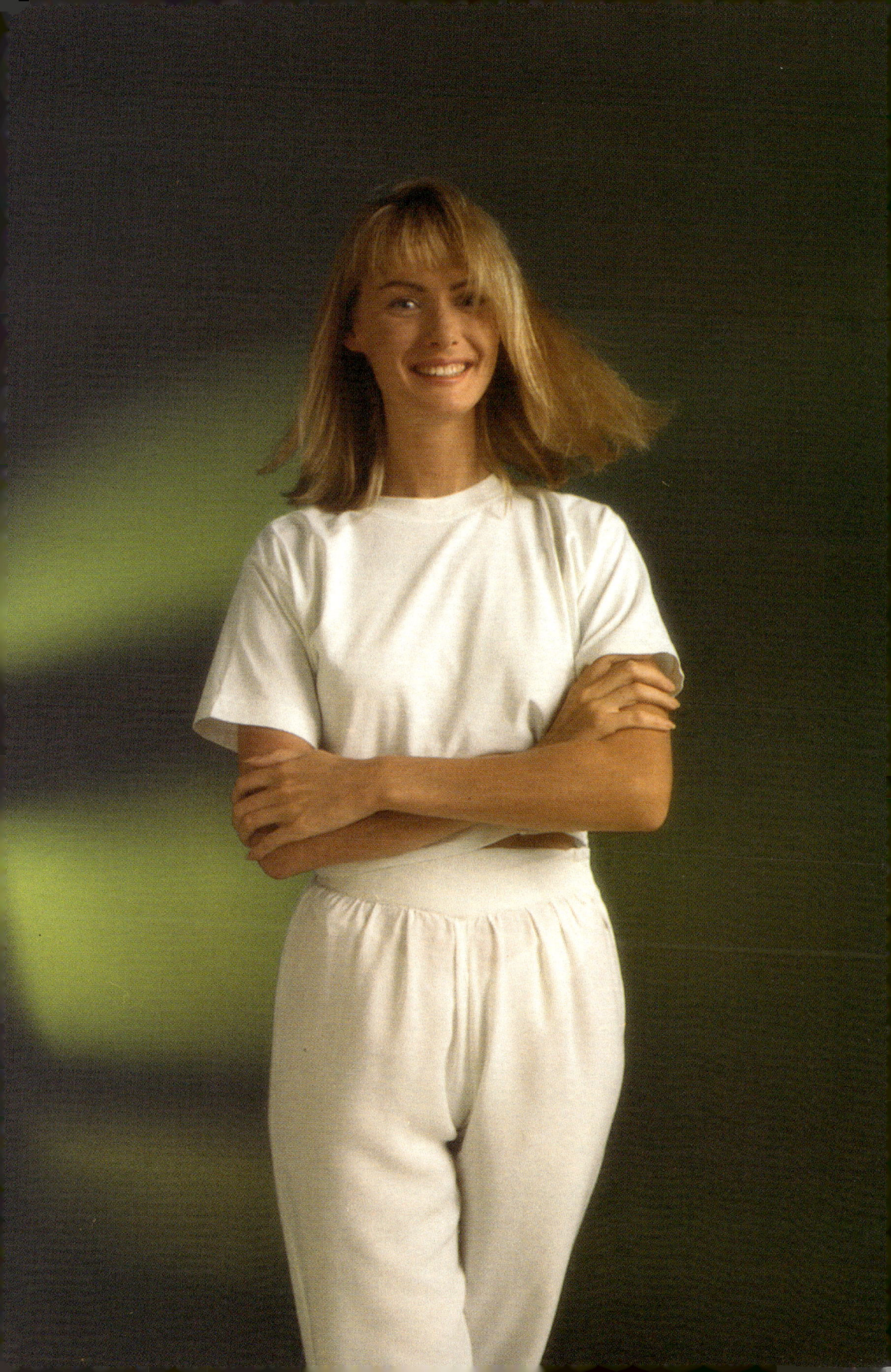

Warum Entgiftung notwendig ist

Maschinen müssen regelmäßig gewartet werden. Der menschliche Körper wartet sich, wenn wir ihn richtig behandeln, zum größten Teil selbst. Es ist nicht so schwer, sich an eine Lebensführung zu gewöhnen, in der diese richtige Behandlung – gesunde Nahrung, ausreichend Ruhe und Bewegung, geistige und spirituelle Harmonie – zur Norm wird. Außerdem ist es ohne große Anstrengung möglich, die selbstregulierenden, entgiftenden und heilenden Kräfte des Körpers zu aktivieren.

Wenn wir Körper und Geist diese Gelegenheit nicht geben, vollzieht sich eine allmähliche, kaum wahrnehmbare Veränderung, die Wirksamkeit der Selbstheilungskräfte nimmt ab, und später werden immer größere Anstrengungen nötig, um sie wieder anzuregen.

Es ist nicht natürlich, sich schlapp und energielos zu fühlen, unter Verstopfung oder Verdauungsbeschwerden, unter unreiner Haut und brüchigem Haar zu leiden, Geruchs- und Geschmackssinn teilweise verloren zu haben und sich ständig mit Stimulanzien wie Tee, Kaffee, Zigaretten oder Alkohol aufzuputschen. Wenn Sie den Zustand des Wohlbefindens wiedererlangen wollen, den Sie noch in vielen Kindern erkennen können und in dem Sie sich selbst einmal befunden haben, dann sollten Sie eines der folgenden Programme durchführen.

Das erfordert eine regelmäßige Entgiftung. Sie können unter mehreren, gleichermaßen wirkungsvollen Methoden wählen. Alle werden erklärt und beschrieben und helfen Ihnen auf dem Weg zu Gesundheit und Energie. Die ersten Phasen eines Reinigungsprogramms sind am unangenehmsten. Wenn man sie überwunden hat, wird es leichter, und während der Grad Ihrer Vergiftung abnimmt, nehmen Gesundheit und Wohlbefinden spürbar zu. Sie kommen tatsächlich Ihrer Idealvorstellung von Körper und Geist langsam näher.

Wo Sie anfangen

Ihr Weg zu Wohlbefinden und Gesundheit wird so lang wie nötig und so kurz wie möglich sein. Sowohl die Leistungsfähigkeit der entsprechenden Organe als auch der Grad der Vergiftung ist bei jedem von uns unterschiedlich ausgeprägt, je nachdem, was wir durch Erbanlagen mitbekommen und durch Umwelteinflüsse erworben haben. Eine der Aufgaben dieses Buches ist es daher, Ihnen zu zeigen, mit welchem Programm Sie am besten beginnen.

Das Instrument dazu sind die Fragebogen auf den Seiten 43

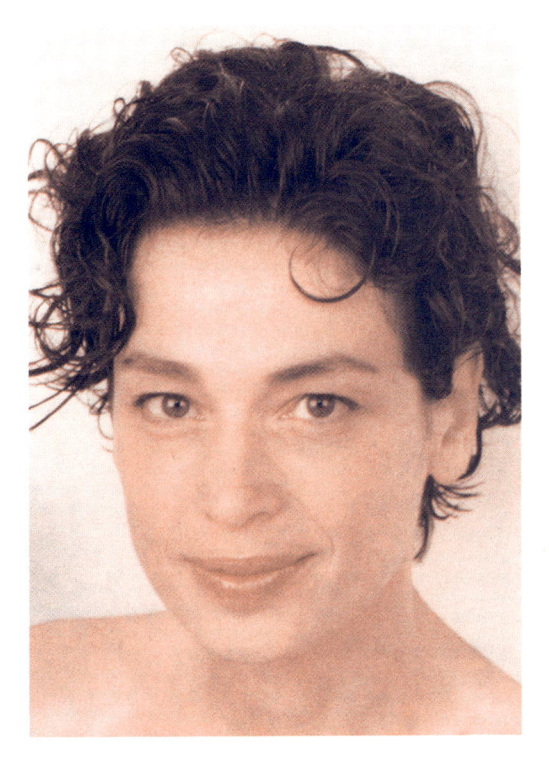

Während der Grad Ihrer Vergiftung abnimmt, nehmen Gesundheit und Wohlbefinden spürbar zu.

Ohne größere Anstrengung ist es möglich, die selbstregulierenden, entgiftenden und heilenden Kräfte des Körpers zu aktivieren.

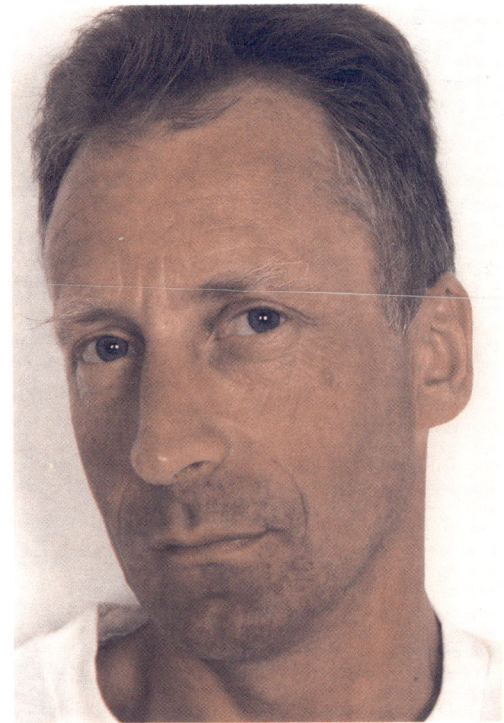

bis 54, die Sie sorgfältig durcharbeiten sollten. Die Ergebnisse werden Sie zu den verschiedenen Ausgangspunkten führen.

Anschließend werden Ihnen die vielen, sich gegenseitig beeinflussenden Komponenten des Entgiftungsprogramms in mehreren Stufen vorgestellt. Dazu gehören verschiedene Bewegungsübungen (Dehnung, Entspannung und Aerobik) ebenso wie Richtlinien für die Ernährung und Methoden zum Abbau von geistigem Streß. Hinzu kommt eine Reihe von Methoden und Substanzen, die Ihnen hilft, den Entgiftungsprozeß erträglich zu gestalten und mit Erfolg zu beenden.

Für wen ist das Programm gedacht?

Mit einigen Ausnahmen kann das Programm von jedem durchgeführt werden. Manche Menschen, zum Beispiel Diabetiker, sollten in bestimmten Bereichen vorsichtig sein; wo solche Vorsicht angebracht ist, wird im Text darauf hingewiesen. Das Programm eignet sich auch ausgezeichnet zur Vorbereitung auf eine Schwangerschaft.

Wer in einer Umgebung lebt oder arbeitet, die von Umweltverschmutzung betroffen ist, sollte vor allem die Möglichkeiten beachten, die es gibt, um die Abwehrkräfte des Körpers gegen Schadstoffe zu stärken und deren Ausscheidung zu beschleunigen.

Wir haben schon immer mit giftigen Substanzen gelebt, aber ihre Auswirkungen auf die Menschheit und den Planeten sind noch nie so groß gewesen wie heute. Wir können uns aussuchen, ob wir uns verteidigen und schützen wollen oder ob wir die Tatsachen einfach ignorieren.

Denen, die die Herausforderung annehmen, bietet dieses Buch eine ganze Reihe von Hilfen an.

Für wen nicht?

Es gibt Menschen, für die die Entgiftungsmethoden prinzipiell nicht geeignet sind. Wer sich nach einem Alkohol- oder Drogenentzug erholt oder wegen Eßstörungen bereits in ärztlicher Behandlung befindet, wird das Buch nützlich und hilfreich finden.

Wir empfehlen jedem, der von solchen Problemen betroffen ist, ärztliche Hilfe in Anspruch zu nehmen, bevor er sich auf eine Lebensweise einläßt, die für Körper und Geist noch größeren Streß bedeuten könnte. Einige Adressen finden Sie auf Seite 187.

TEIL EINS

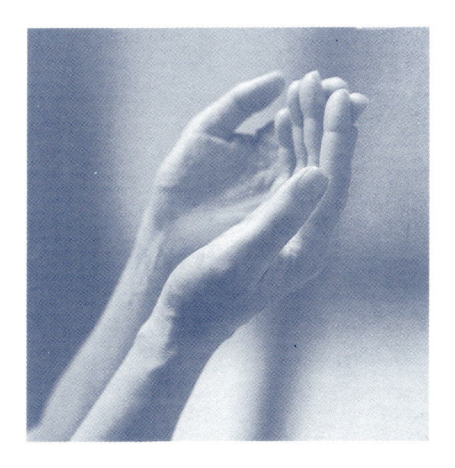

BEWUSSTMACHUNG

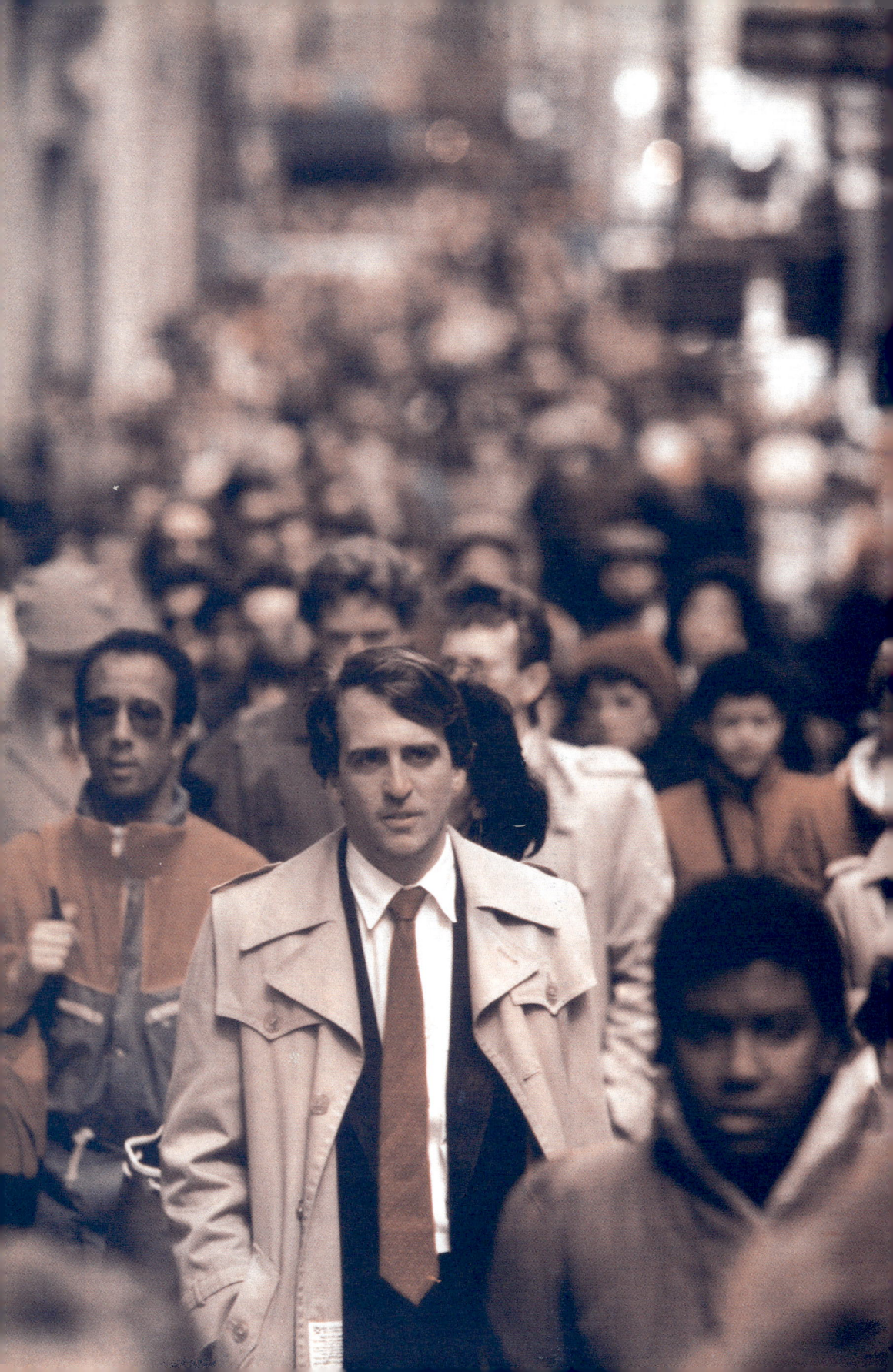

Unsere giftige Gesellschaft

Was ist mit giftig gemeint? Als giftig läßt sich eine bestimmte Konzentration derjenigen Stoffe in unserer Umgebung bezeichnen, die für den Menschen schädliche, ungesunde, möglicherweise sogar tödliche Auswirkungen haben. Dazu können Nahrung und Atemluft zählen, ebenso Arbeitsplatz und häusliche Umgebung. In dieser Definition enthalten sind aber auch Aspekte schwieriger Beziehungen, zerstörerische soziale Verhaltensweisen und ein unausgewogener Lebensstil.

Vielleicht erschrecken Sie zunächst angesichts der vielen Möglichkeiten, sich zu vergiften, und möchten lieber erst gar nicht mit der »Reinigung« beginnen. Lassen Sie sich aber nicht entmutigen: Sie müssen nicht alle Probleme auf einmal bewältigen, sondern können Schritt für Schritt vorgehen. Dieses Kapitel soll Ihnen helfen, die nächstliegenden Gefahren zu erkennen und gegen sie vorzugehen. Um lebenslange Gewohnheiten zu ändern, braucht man Zeit.

Warum regen wir uns überhaupt auf? Die meisten Menschen sehen doch gesund aus und leben länger als je zuvor. Warum genießen wir nicht einfach die Errungenschaften der modernen Wissenschaft und Technologie? Nun, die Naturwissenschaft hat uns im letzten Jahrzehnt vier Millionen neue chemische Substanzen beschert, von denen viele giftig sind. Von diesen wiederum bildet ein großer Teil noch giftigere Verbindungen, die oft genug in unseren Flüssen und Meeren, in Nahrungskette und Trinkwasser und schließlich in unserem Körper landen.

Passiv und aktiv nehmen wir Schmutz und Gifte auf, und Streß und emotionale Belastungen tun das ihre. Vielleicht müssen Sie akzeptieren, daß Sie manches davon unausweichlich weiterhin passiv aufnehmen werden; das sollte Sie aber nicht daran hindern, dafür zu sorgen, daß Sie jene Stoffe und Umstände meiden, die Sie als schädlich erkennen. Sie können gesundheitlichen Risiken ausweichen, indem Sie weder rauchen noch stark trinken, noch ungesunde Nahrung zu sich nehmen. Sie müssen sich weder entnervendem Streß noch krankmachenden Beziehungen aussetzen, noch destruktive Denk- und Verhaltensmuster akzeptieren. Auch wenn die Verschmutzung und Zerstörung von Umwelt und Atmosphäre oder die radioaktive Strahlung sich unserem Einfluß zu entziehen scheinen, so können wir doch durch sinnvolle Maßnahmen das Risiko gesundheitlicher Schädigungen verringern.

Durch Diät, Lebensstil und Verhaltensweise kann man die Aufnahme von Giften reduzieren und die bereits im Körper abgelagerten Schadstoffe abbauen. Um das zu erreichen, möchte dieses Buch Ihnen Hilfestellung geben. Außerdem wird es dazu beitragen, die weniger offensichtlichen, aber vielleicht sogar noch größeren Gefahren zu erkennen, die aus Einstellungen oder festgefahrenen Denkweisen erwachsen.

Wir haben unseren Planeten gründlich vergiftet, und es ist unmöglich, alle diese Substanzen wieder zu eliminieren. Als denkende Individuen können wir jedoch viele Bereiche unseres Lebens neu gestalten, wenn wir bereit sind, auf die folgenden Ausführungen und Übungen einzugehen. Dieses Buch bietet keine schnellen Allheilmittel an. Statt dessen empfiehlt es Ihnen, Ihren Lebensstil zu ändern. Voraussetzung dafür ist, zu erkennen, welche Auswirkungen Ihr gegenwärtiges Verhalten auf Ihre Gesundheit hat.

Abhängigkeiten, Emotionen und Lebensstile

Warum ist das moderne Leben so anstrengend? Liegt es an der Jagd nach Erfolg, der Angst vor Mißerfolg, der Auflösung der Großfamilie, der Unsicherheit, dem Mangel an Spiritualität, der sozialen Isolation? Das sind nur einige Aspekte, und alle zusammen stellen eine Belastung dar. Wenn Sie unter Gefühlen von Hilflosigkeit oder Mangel an Selbstachtung leiden und zu deren Bewältigung chemische Mittel benötigen oder mit unangepaßten Verhaltensweisen reagieren, sind Sie dabei, Ihr Leben zu zerstören.

Man verwendet bestimmte Substanzen oder legt bestimmte Verhaltensweisen an den Tag, um Stimmungen oder Gefühle zu verändern. Der Zusammenhang zwischen Sucht und Gefühlen ist belegt, nur bleibt die Frage, was zuerst kommt: die Sucht, die die Gefühle beeinflußt, oder die Gefühle, die zur Sucht führen. Die Kombination von beiden aber bestimmt den Lebensstil. Ein Mensch, der von Essen, Drogen oder Alkohol abhängig ist, entwickelt eine Lebensweise, die den Gebrauch des Suchtmittels oder das gewählte Verhalten sowohl schützt als auch unterstützt.

Sucht oder Abhängigkeit beanspruchen viel Zeit und Energie. Der erste Schritt in die Abhängigkeit sind Gewohnheiten, Vergnügungen und Reizmittel, die aufzugeben uns »unmöglich« erscheint, aber auch Wünsche und Sinnesfreuden, über die wir lieber nicht sprechen und sie leugnen, wenn jemand uns danach fragt. Und genau das sind die Dinge, die uns süchtig machen. Alle Substanzen, von denen man nicht ablassen kann, ohne sich psychisch oder physisch unwohl zu fühlen, machen abhängig. Jedes Mittel, das regelmäßig angewendet wird, um der Realität zu entfliehen, sie erträglicher zu machen oder zu verwischen, das verhindert, sie zu verstehen und zu bewältigen, schafft Abhängigkeiten. Das ist die Grundlage der Selbstzerstörung.

Durch Stimulanzien beispielsweise wird Adrenalin produziert, das die Ausschüttung von Zucker ins Blut bewirkt. Der hohe Zuckerwert wiederum regt die Bauchspeicheldrüse an, Insulin zu produzieren, woraufhin der Zuckerwert stark abfällt, so daß erneut zum Aufputschmittel gegriffen werden muß. Das hat fatale Folgen. Das Mittel wird immer häufiger und in immer größeren Mengen benötigt. Energiezufuhr kann aber auch auf ganz natürlichem Weg erreicht werden und ohne den Körper bis zur Erschöpfung auszulaugen.

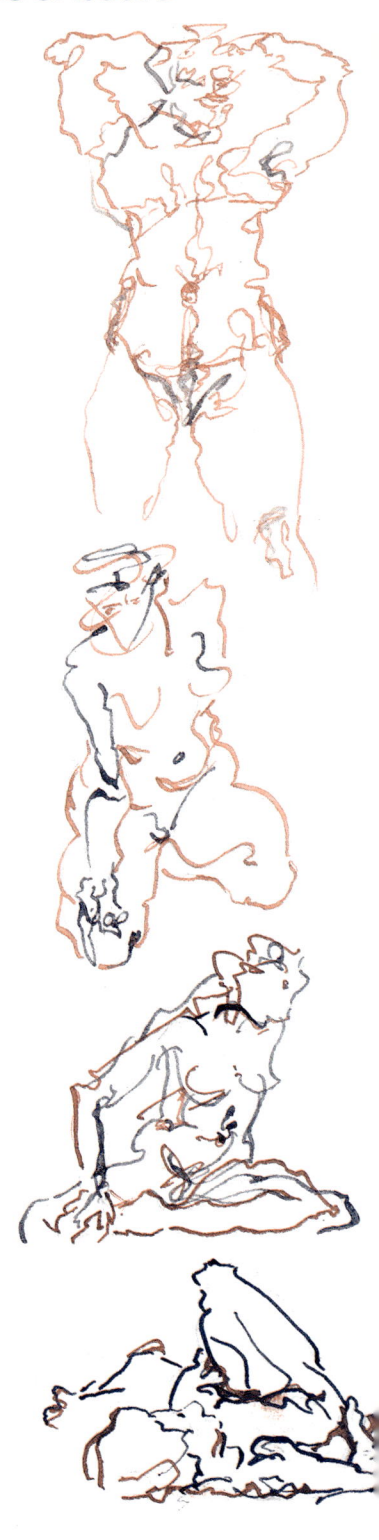

Unser Körper produziert Hormone, die das Wohlbefinden fördern und Schmerz lindern. Man nennt sie Endorphine (körpereigene Morphine); sie sind chemisch ähnlich aufgebaut wie Morphine. Wenn Sie das Genußzentrum im Gehirn mit Kaffee, Tee, Schokolade oder Coca-Cola stimulieren, verbrauchen Sie die natürlichen Vorräte an Endorphinen. Der Langzeiteffekt ist verhängnisvoll, weil es fast unmöglich wird, ohne solche Stimulanzien zu leben. Wenn die natürlichen Endorphine verbraucht sind, fühlen manche sich wie »wandelnde Leichen«, wach zwar, aber ohne jegliche Freude am Leben. Es kann Monate dauern, bis die Endorphinvorräte aufgefüllt sind und der Mensch sich wieder »unter den Lebenden« fühlt.

Der andere Grund, warum es unmöglich ist, ohne Drogen zu leben, ist das nicht zu unterdrückende physische und psychische Verlangen danach, weil der Körper sich inzwischen an die Substanz gewöhnt hat. Wird sie ihm entzogen, reagiert er auf der zellulären Ebene, indem er Stressoren aussendet, die anzeigen, daß er aus dem Gleichgewicht gekommen ist. Der »normale« Zustand schließt für ihn nunmehr die früher fremde Substanz mit ein, sei es Alkohol, Zucker, Koffein oder ein anderes Suchtmittel.

Die meisten Menschen neigen dazu, sich irgendwann im Laufe ihres Lebens Substanzen zuzuführen oder außergewöhnlichen Verhaltensweisen an den Tag zu legen, um Schwierigkeiten, Krisen oder Schmerz zu bewältigen. Tabak, Kaffee, Alkohol, Drogen und Medikamentenmißbrauch zählen dazu. Außerdem haben viele Menschen Probleme mit der Nahrungsaufnahme: entweder sie hungern extrem oder sind in einem Kreislauf von übermäßigem Essen und anschließendem Erbrechen gefangen. Daneben gibt es zwanghafte Verhaltensweisen wie Glücksspiel, sexuelle Ausschweifungen oder völliges Aufgehen in einer Beziehung oder Religion.

Was unterscheidet nun das normale Verhalten von der Abhängigkeit? Jemand, der nicht abhängig ist, stellt den Gebrauch eines Mittels ein, wenn die Krise vorüber ist. Ein Süchtiger dagegen stimmt nach und nach seine ganze Lebensführung auf die Droge ab.

■ Emotionen

Emotionen sind Gefühle, die von Gedanken und Handlungen ausgelöst werden; sie sind die Konsequenz dessen, was Sie denken und tun. Wenn Sie sich auf schädigende Verhaltensweisen oder Substanzen einlassen, verändern sich Ihre natürlichen Gefühle oder gehen verloren. Dadurch entsteht zweifacher Streß: chemischer Streß im Körper und emotionaler in Seele und Geist. Weil Gedanken, Gefühle und Lebensweise untrennbar miteinander verbunden sind, ist es nur eine Frage der Zeit, bis Ihre körperliche und geistige Gesundheit unter dieser Streßanhäufung Schaden nimmt oder Ihr Leben »aus den Fugen« gerät. Was ist überhaupt Streß?

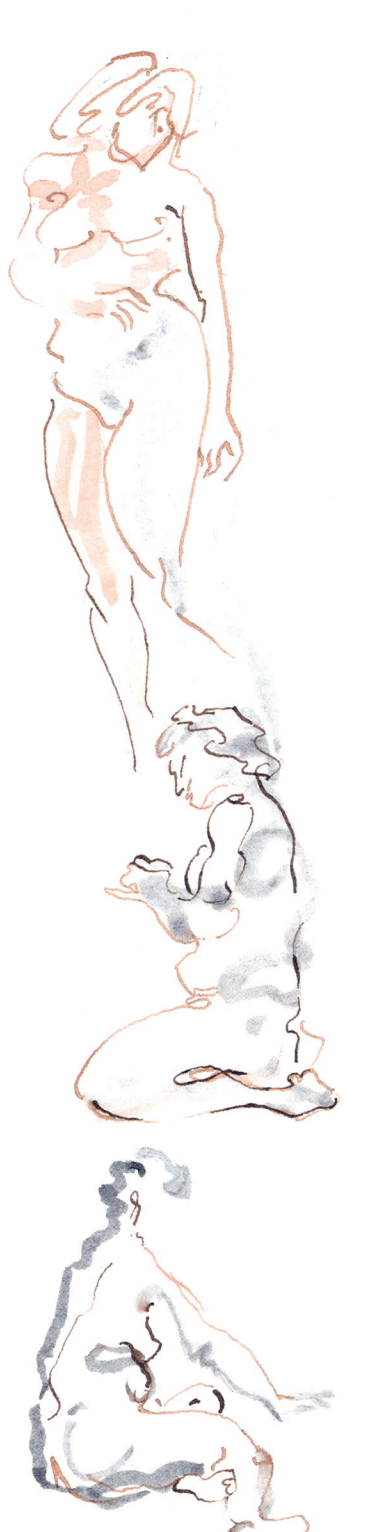

Streß ist ein generelles Reaktionsmuster, das der Mensch als Antwort auf erhöhte Beanspruchung zeigt. In diesem Zustand ist er bereit, um sein Leben zu kämpfen, Körper und Geist befinden sich in verstärkter Alarmbereitschaft. Streß in geringem Maß ist im normalen Leben notwendig und kann – sinnvoll eingesetzt – Wachstum und Entwicklung fördern, zuviel Streß aber kann töten.

Wichtiger als das Streßniveau selbst ist, wie gut es Ihnen gelingt, Streß in nützliche Energie umzuwandeln. Wenn der Streß Sie schafft, und nicht umgekehrt, kann er sich zerstörerisch auswirken und Gesundheitsschäden verursachen. Druck, Erwartungen und die Forderung, erfolgreich zu sein, Probleme zu bewältigen, sich mehr anzustrengen oder anzupassen sind allesamt Streßfaktoren. Wie Sie darauf emotional reagieren, entscheidet, ob Sie den Streß positiv nutzen oder unter ihm zusammenbrechen, vor allem, wenn Sie an den Streßauslösern selbst scheinbar nichts ändern können.

Was kann man tun, um dem Teufelskreis aus Abhängigkeit, von Streß beeinflußten Emotionen und aus dem Gleichgewicht geratenem Lebensstil zu entkommen und ein ausgewogeneres, natürlicheres Leben zu führen? Sie können damit beginnen, daß Sie die Fragebogen auf den Seiten 43 bis 54 beantworten. Daraus wird ersichtlich, welche Faktoren Sie in Ihrem Leben verändern sollten. Wenn Sie erst erkennen, wieviel Schädigendes Sie in Körper, Geist und Seele eindringen lassen, werden Sie etwas ändern wollen.

Tiefgreifende Änderungen geht man besser langsam an, dann ist die Anpassung leichter. Sie brauchen nicht streng mit sich zu sein oder sich schuldig zu fühlen, wenn Sie Schokolade essen oder zuviel Wein trinken, oder in Beziehungen zu abhängig sind. Aber Sie müssen etwas dagegen tun. Wenn Sie erkannt haben, welche Ihrer Lebensbereiche von schädlichen Einflüssen betroffen sind, können Sie einen Plan für eine langsame Veränderung aufstellen. Hilfreich ist ein Jahresplan mit monatlich und wöchentlich anzustrebenden Zielen.

Vielleicht benötigen Sie in einigen Fällen professionelle Hilfe, um Lebens-, Streß- oder Suchtprobleme zu bewältigen. Der Anhang am Ende des Buches wird Ihnen den Weg dahin weisen.

Persönlichkeitstypen (siehe S. 46 f.)

Typ A ist ungeduldig, ruhelos, lebhaft, leicht verärgert, unmethodisch, gewaltsam, ehrgeizig, pünktlich, braucht Anerkennung, ist angespannt, arbeitet auf Termine hin, kann sich nicht entspannen...

Typ B ist geduldig, hat es nicht eilig, ist schwer zu ärgern, methodisch, locker, nicht ehrgeizig bei der Arbeit oder im Spiel, zufrieden mit seiner Position in Arbeitsleben und Gesellschaft, großzügig im Umgang mit Zeit, entspannt...

Raten Sie mal, wer unter Streß leidet!

Wie können wir auf unsere von Schadstoffen belastete und stressige Welt reagieren? Indem wir uns Giften und Streß weniger aussetzen und unsere Widerstandskraft stärken (S. 100).

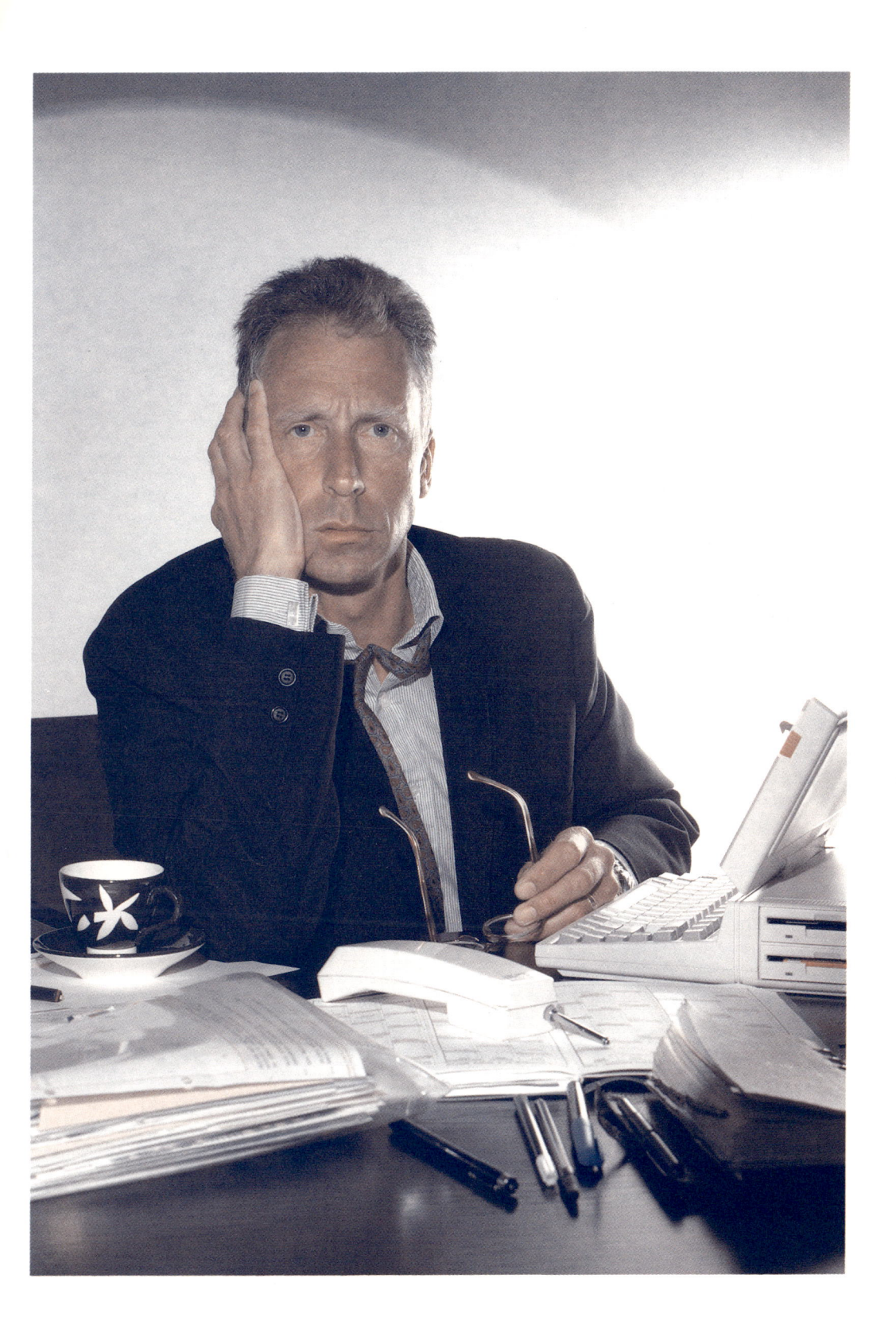

Unser kranker Planet

Unser Überleben hängt von der Gesundheit der Erde ab. Die Wirklichkeit aber sieht so aus, daß unser Planet krank ist und dieser Prozeß fortschreitet. Seine Krankheit hat Einfluß auf alle Bereiche der Umwelt, in der wir leben.

☐ Die Ozonschicht, die sich etwa fünfzehn bis fünfzig Kilometer über uns in der oberen Atmosphäre befindet und das Leben auf der Erde vor ultravioletter Strahlung schützt – die beim Menschen eine der Ursachen für Hautkrebs ist – wird vor allem von Fluor-Chlor-Kohlenwasserstoffen (FCKW), die sich in Sprays, Klimaanlagen, Kühlschränken und aufgeschäumten Verpackungen befinden, zerstört. Jedes Chlormolekül aus den FCKW kann durch Kettenreaktion hunderttausend Ozonmoleküle vernichten.

☐ Die Erde erwärmt sich. Von Menschen produzierte Gase, vor allem Kohlendioxyd, das bei der Brandrodung von Wäldern und Verbrennung fossiler Brennstoffe (Holz, Gas, Kohle, Öl) entsteht, halten die von der Erdoberfläche abstrahlende Wärme fest. Gleiches gilt für Methane aus der Landwirtschaft, Stickstoffoxydul, Wasserdampf und FCKW. Dieser Treibhauseffekt genannte Vorgang führt allmählich zum Abschmelzen der Polkappen und damit zum Ansteigen der Meeresspiegel. Außerdem werden Klima- und Wetterveränderungen erwartet.

☐ Inzwischen regnet es Gift vom Himmel. Saurer Regen läßt Bäume sterben und vernichtet Leben in Seen und Flüssen. Möglicherweise sind davon sogar schon Teile des Polareises betroffen.

☐ Millionen Tonnen von Haus- und Industriemüll werden weltweit jedes Jahr in Flüsse, Seen und Meere abgeführt und verseuchen sie. Als im trockenen Sommer 1989 der Wasserstand des Flüßchens Ouse in England sank, wurden die Dörfer in der Nähe eines Kraftwerks in Yorkshire mit Klärschlamm besprüht, den das Kühlsystem in die Atmosphäre gezogen hatte.

☐ Tropische Regenwälder werden abgeholzt und niedergebrannt. Damit verliert die Erde ihre grünen Lungen, die mäßigenden Einfluß auf das Weltklima haben. Außerdem verschwinden Arten für immer von diesem Planeten. Die Verschmutzung der Atmosphäre nimmt zu.

☐ Die meisten landwirtschaftlich genutzten Böden enthalten Pestizide und andere chemische Rückstände; diese Gifte werden durch die Nahrungskette auch vom Menschen aufgenommen. Unsere Gesundheit hängt von der Qualität unserer Nahrung und daher letztlich von der Qualität des Bodens ab.

Die Luft, die wir atmen Stimmungsschwankungen, Allergien, optische und geistige Fehlleistungen, Ausschläge, Grip-

Geht uns das wirklich etwas an?

☐ Allergische Erkrankungen haben in England in den letzten vierzig Jahren bei Kindern um das Sechsfache zugenommen.
☐ Jegliche Muttermilch, ob im südamerikanischen Dschungel oder in der City von Los Angeles, weist inzwischen Spuren von Dioxin und anderen Umweltgiften auf.
☐ Unser Körper enthält heute etwa hundertmal mehr Blei als der unserer Urgroßmütter.

Ja, das geht uns etwas an!

pesymptome, Störungen des Nervensystems und – vor allem – Erkrankungen der Atemorgane sind die Folgen davon, daß wir einfach bloß atmen. Ob im Haus oder draußen, wir nehmen ständig Verbrennungsrückstände auf (von Heizung, Kochen, Autoabgasen oder Müllverbrennung), ebenso Spuren von Asbest und Blei, Pestizide, petrochemische Dämpfe, Formaldehyd, Radon, Schwefel, Stickstoffdioxyd und Zigarettenrauch.

Sonnenlicht und Krebs Licht ist eine Lebensquelle auf diesem Planeten. Der Körper benötigt täglich ungefiltertes Tageslicht – nicht unbedingt direktes Sonnenlicht. Menschen, denen das volle Spektrum des Lichts entzogen wird, entwickeln Depressionen und Verhaltensstörungen (siehe S. 118). Aber Sonnenlicht enthält auch strahlende Wellenlängen, die in Überdosen Hautkrebs verursachen und freie Radikale erzeugen können (siehe S. 36). Der beste Schutz dagegen ist eine intakte Ozonschicht. Kleidung, Sonnenschutzmittel, die das B-Vitamin p-Aminobenzoesäure enthalten, und die Antioxidanzien Vitamin A, C und E tragen ebenfalls dazu bei.

Strahlung Alle Lebewesen auf der Erde haben sich so entwickelt, daß sie unter dem Einfluß einer bestimmten Strahlenmenge gedeihen. Die Strahlen stammen entweder aus kosmischen Quellen oder von der Erde selbst. Hohe Dosen radioaktiver Strahlung sind jedoch krebserregend. Die größte Einzelquelle ist Radon, ein Gas, das in bestimmten Gesteinsarten, vor allem in Granit, natürlich vorkommt und auch in Baumaterialien wie Beton, Ziegelsteinen und Kacheln enthalten ist. Wenn Sie den Verdacht haben, in einer Radongegend zu leben, holen Sie Auskunft bei der örtlichen Umweltbehörde oder bei Umweltschutzgruppen ein. Präventivmaßnahmen sind möglich.

Wasser Leitungswasser kann inzwischen eine der Giftquellen sein, denen wir am regelmäßigsten ausgesetzt sind. Leitungswasser ist sehr oft durch Abfall, Pestizide und andere Giftstoffe verunreinigt. Außerdem kann Wasser, außer es ist sehr hart, Schwermetalle aus Kupfer- oder Bleileitungen enthalten; geistige Retardierung bei Kindern und Erkrankungen des Nervensystems können die Folge sein. Wasser zu chloren, um Bakterien abzutöten, ist auch gefährlich: Eine neuere Untersuchung zeigte, daß in zehn Gebieten der USA das regelmäßige Trinken von Leitungswasser für etwa zwölf bis siebenundzwanzig Prozent der Blasenkrebsfälle verantwortlich war. Unschädlich ist nur Mineralwasser.

Inhaltsstoffe von Leitungswasser

Petrochemische Produkte (Benzole, Tetrachlorkohlenstoffe), Schwermetalle (Quecksilber), Dioxin, Agent Orange, DDT, polychlorierte Biphenyle, Asbest, Vinylchlorid, Chlor, Pestizide, Nitrate und Nitrite aus Düngemitteln und anderes mehr. Viele dieser Substanzen sind krebserregend oder verursachen Mißbildungen.

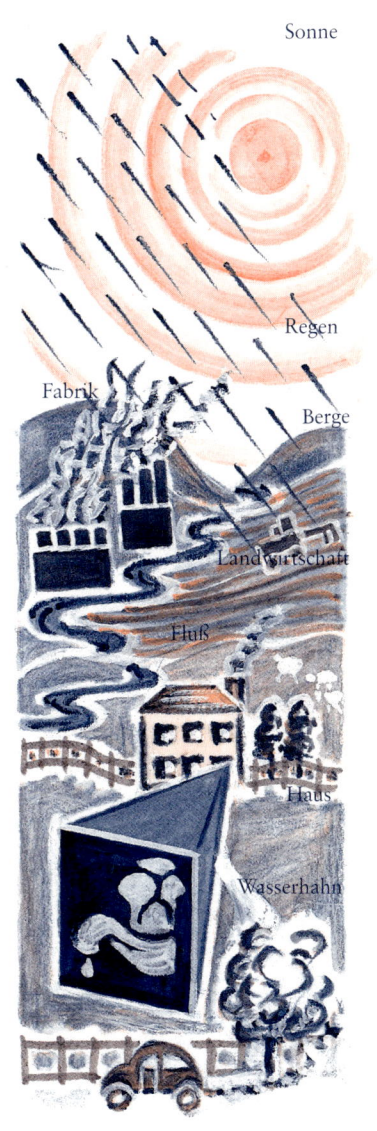

Nahrung und Landwirtschaft

Pestizide, Insektizide und Herbizide, zusammen bekannt als Biozide, töten Nagetiere, Insekten, vernichten Schimmel und Unkraut. Danach verschwinden die Gifte aber nicht, sondern bleiben als Rückstände in Boden und Wasser, in der Nahrung und landen schließlich im Menschen.

Die Gefährlichkeit dieser Substanzen ist seit Jahren bekannt. Da die Schädlinge immer resistenter und die Chemikalien immer giftiger werden, ist das Gesundheitsrisiko für den Menschen so groß geworden, daß wirtschaftliche Erwägungen hinter gesundheitlichen Bedenken zurücktreten müssen. Die Grenzwerte sind alarmierend niedrig: Wenn Sie mehr als 300 Gramm Auberginen im Jahr essen, setzen Sie sich bereits einer schädlichen Menge von *legalen* Pestizidrückständen aus (nach Zahlen der amerikanischen Umweltschutzbehörde).

Fleisch-, Geflügel- und Milchproduktion sind Schauergeschichten für sich. Geflügel wird, um lebensfähig zu sein, mit Antibiotika gefüttert, verbreitet aber immer resistentere Bakterien. Das Ergebnis ist, daß mindestens 35 Prozent aller Fabrikhähnchen, die in Europa und Amerika auf den Markt kommen, mit Salmonellen infiziert sind. Viele Tiere werden auf zu kleinem Raum gehalten, mit Antibiotika gegen Krankheiten behandelt, mit Hormonen gefüttert und schließlich auf eine Art und Weise geschlachtet, daß die Därme brechen und das Fleisch mit Kot verseucht wird.

Milch von Kühen, die intensiv gefüttert und deshalb mit Medikamenten behandelt werden, enthält Medikamentenrückstände und Verunreinigungen; lebensmittelverseuchende Bakterien können die normale Pasteurisierung überleben. 1985 wurden im Mittelwesten der USA 17 000 Menschen mit kontaminierter Milch vergiftet. Fälle von Listeriose (30 Prozent enden tödlich) in Käse traten 1987 in Kalifornien und 1989 in Großbritannien auf.

☐ Alternative Methoden der Schädlingsbekämpfung werden entwickelt: Insekten, die für Ernte und Menschen unschädlich sind, können Pflanzenschädlinge töten; sterile weibliche Schädlinge können den Reproduktionszyklus stören; konventionelle Pestizide können gezielter angewendet werden.

☐ Seien Sie vorsichtig: Waschen Sie alle hartschaligen Früchte in Wasser mit etwas Spülmittel, und spülen Sie gut nach. Entfernen Sie die äußeren Blätter von Blattgemüse. Schälen Sie gewachstes Obst und Gemüse. Kaufen Sie biologische Produkte.

☐ Kaufen Sie biologische Fleischprodukte; verzehren Sie weniger Milcherzeugnisse. Regelmäßige Ergänzung der Nahrung durch nützliche Bakterien (Acidophilus) und selbst angesetztes Joghurt schützen gegen Salmonellen und Listeria.

1940 waren nur sieben Milben- und Insektenarten gegen Chemikalien resistent, heute sind es 450.

Die Nationale Akademie der Wissenschaften der USA schätzt für die nächste Dekade eine Million Krebsfälle allein durch Pestizide in der Nahrung. In den USA enthalten 40 Prozent der einheimischen und 60 bis 70 Prozent der eingeführten Lebensmittel inzwischen meßbare Pestizidrückstände. Ironischerweise werden Pestizide, die in den USA oder Europa verboten sind, in die dritte Welt ausgeführt. Durch den Warenimport aus diesen Ländern kommen die vergifteten Produkte dann wie ein Bumerang auf ihre Hersteller zurück.

Bei Obst und Gemüse, das nicht der Jahreszeit entspricht, ist die Gefahr der Pestizid- und Fungizidverseuchung doppelt so groß – und 90 Prozent der Fungizide sind krebserregend.

Chemische Düngemittel zerstören die Mikroökologie des Bodens. So werden immer mehr Chemikalien benötigt, um gleiche Erträge zu erzielen. Ernten von geschwächten Böden sind weniger krankheitsresistent, daher benötigt man mehr Biozide. Die Giftspirale dreht sich, und die Folgen sind nicht abzusehen, da sich die Chemikalien in der Nahrungskette ansammeln. Zusätzlich gehen Düngemittelrückstände, von denen einige krebserregend sind (Nitrite), in den Wasserkreislauf ein.

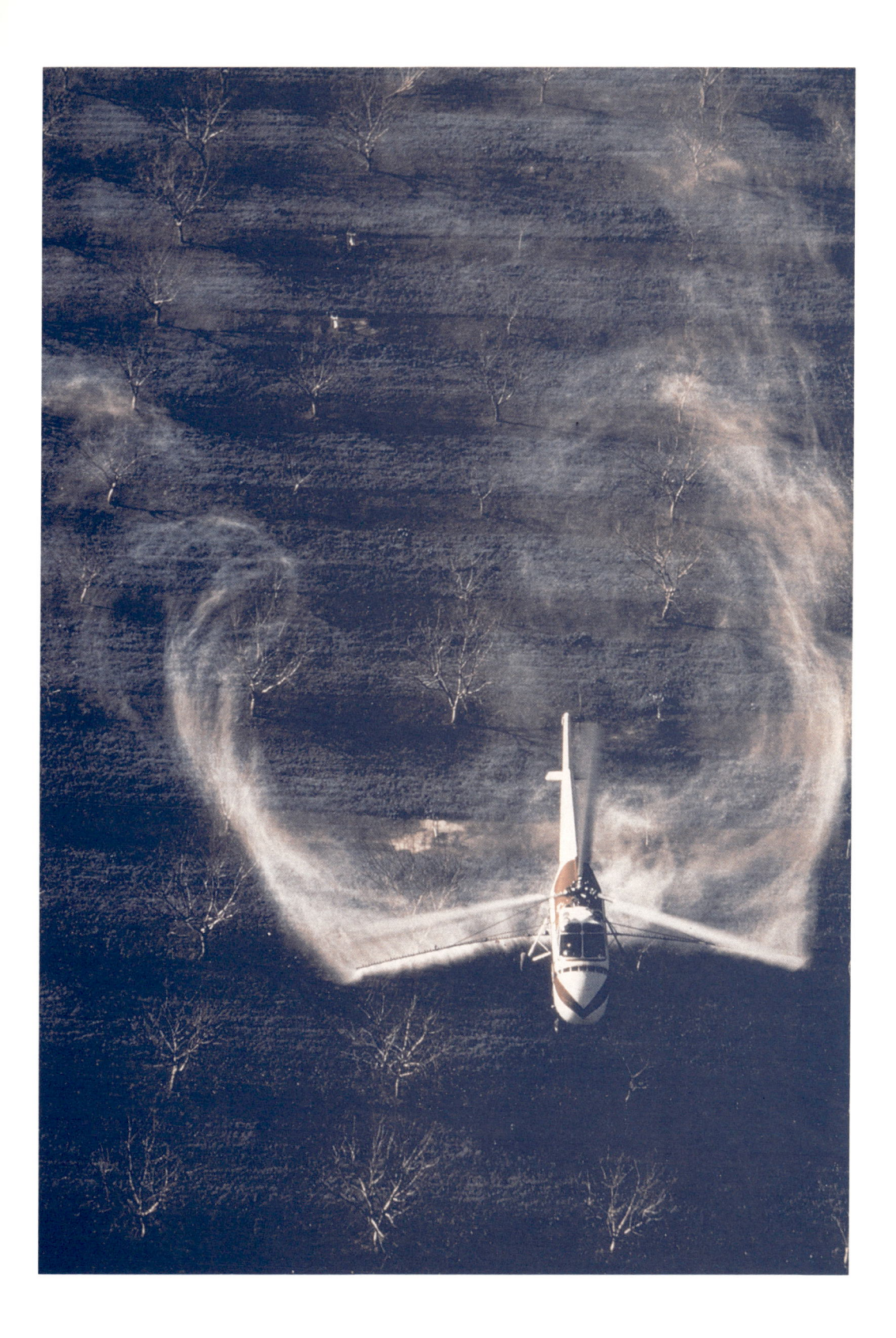

Verarbeitung von Nahrungsmitteln

Bei vielen Lebensmitteln ist ein gewisser Grad an Verarbeitung nötig, um die Nährstoffe für den Menschen aufzuschließen. Hitze bricht zum Beispiel Zellfasern auf und setzt Vitamine und andere Nährstoffe frei. Zuviel Hitze zerstört sie jedoch. Besonders bei der Verwendung von Konservierungs- und Zusatzstoffen ist es schwierig, das Gleichgewicht zwischen Nutzen und Schaden zu finden.

Traditionelle Methoden der Lebensmittelkonservierung sind Salzen, Räuchern, Zuckern, Trocknen, Einlegen, Kühlen oder eine Kombination daraus. Dazu kommen heute Methoden wie Raffinierung, Tiefkühlung, Dosenkonservierung, chemische Behandlung und Bestrahlung. Sie alle schaden der Nahrung in bestimmter Weise (siehe S. 128 f.), aber einige weniger als andere.

Zusatzstoffe werden verwendet, um die Haltbarkeit zu verlängern, die Zubereitung zu vereinfachen und den Geschmack zu verbessern. Einige sind notwendig, wenn die gegenwärtige Auswahl an Lebensmitteln erhalten bleiben soll, aber viele sind schädlich, rufen zum Beispiel Allergien hervor, und wieder andere sind hochgiftig.

Bestrahlung ersetzt gefährliche Substanzen wie Natriumnitrit für die Haltbarmachung von Lebensmitteln und dient zum Abtöten von Insekten, Parasiten und Bakterien; sie soll verhindern, daß Getreide keimt und Obst reift. Gegen Bestrahlung spricht, daß durch sie freie Radikale (siehe S. 36) aktiv werden, daß sie chemische Reaktionen in der Nahrung auslöst und Vitamin E zerstört. Während in den USA die Bestrahlung bei Schweinefleisch, Gewürzen, Obst und Gemüse erlaubt ist, haben einige europäische Länder, wie Deutschland und Großbritannien, sie bis jetzt nicht zugelassen.

Tiefkühlen ist eine der besten Konservierungsmethoden; die Nachteile beschränken sich auf den Verlust von Nährwert und struktureller Qualität. Achten Sie aber auf Zuckerzusatz und Farbstoffe. **In der Sonne trocknen** ist auch eine gute Methode, obwohl so getrocknete Nahrung, vor allem Obst, starkem Pilzbefall ausgesetzt sein kann. Heute ist allerdings das **chemische Trocknen** am gebräuchlichsten; die Sulfate, die dabei verwendet werden, sind in jeder Menge unerwünscht. **Vorkochen** überläßt wichtige Sicherheitsfaktoren dem Hersteller. Wenn Fleisch- und Milchprodukte nicht lange genug bei richtiger Temperatur gekocht werden, überleben Bakterien wie Salmonellen und Listeria und vermehren sich bei unsachgemäßer Lagerung und Aufwärmen der Speisen.

Experten diskutieren weiterhin die Gefährlichkeit von Zusatzstoffen wie Aspartam, das in »Diät«getränken als Zuckerersatz verwendet wird. Es ist zweihundertmal süßer als weißer Zucker.
Seine Vorgänger, wie etwa das Zyklamat, wurden in den USA verboten, weil sie möglicherweise Krebs erzeugen. Obwohl offizielle Stellen ihm Unbedenklichkeit bescheinigen, wurden hohe Dosen von Aspartam mit neurologischen und anderen Symptomen in Verbindung gebracht, die bei Beendigung der Einnahme zurückgingen. Beim Verdauungsvorgang zerfällt Aspartam in Methanol. Wenn die Enzyme das verdaut haben, kann es als Formaldehyd in den Blutkreislauf gelangen – das ist die Chemikalie, mit der man Leichen konserviert, und seine Auswirkungen sind nicht abzusehen.

Unsere moderne Ernährung

Es gibt einfach zu viele Beweise, als daß man noch an dem Zusammenhang zwischen Ernährungsweise und Gesundheit einerseits und Ernährungsweise und Verhalten andererseits zweifeln könnte.

Obwohl die Lebenserwartung wegen der geringeren Kindersterblichkeit und selteneren infektionsbedingten Todesfällen größer geworden ist, nimmt die Lebensqualität ab, und im Durchschnitt leben Menschen, die vierzig Jahre alt geworden sind, danach nicht länger, als sie vor vierzig Jahren gelebt hätten. Noch dazu treten schwere Krankheiten wie Herzkreislaufschwäche, hoher Blutdruck, Arthritis und Krebs früher auf, oft schon in der Kindheit. Viele davon können auf mangelhafte Ernährung zurückgeführt werden.

Auch für Erwachsene sind die Auswirkungen deutlich. Obwohl die medizinische Versorgung immer besser wird, nehmen chronische Krankheiten (Herzkreislauferkrankungen, Krebs, neurologische Erkrankungen und Arthritis) zu. Untersuchungen in den USA zeigten bei 88 Prozent der Erwachsenen einen Mangel an einem oder mehreren wichtigen Nährstoffen; 64 Prozent fehlten zwei oder mehr Vitamine. Ähnliche Studien in Europa ergeben das gleiche Bild. Wenn wir diese Mangelerscheinungen mit den bekannten schädlichen Umweltfaktoren in Verbindung bringen, ergibt sich daraus eine tödliche Kombination. Ergebnis: Bei gleich gebliebener durchschnittlicher Lebenserwartung ist die Lebensqualität drastisch gesunken.

Häufiges Resultat unausgewogener Ernährung sind Allergien, und allergische Reaktionen in Verbindung mit Umweltgiften sind gefährlich. Vom Körper aufgenommene Schadstoffe strapazieren das Immunsystem und müssen von den Entgiftungsorganen – Leber, Nieren und Haut – abgebaut werden. Diese sind aber, wenn bereits eine Allergie besteht, sehr stark belastet. Wenn Sie sich den Giften noch stärker aussetzen, wird der ganze Körper sensibilisiert, und es zeigen sich immer heftigere allergische Reaktionen. Das geschieht hauptsächlich bei Lebensmitteln, die im Säuglingsalter anstelle von Muttermilch als Nahrung dienten. Daher sind Weizen, Eier und Milchprodukte die häufigsten Allergene.

Wenn der Verzehr solcher Lebensmittel allmählich zunimmt, kann die allergische Reaktion sich »verstecken«, das heißt, es tritt keine einzelne, heftige Reaktion auf, sondern mehrere leichte. So können eine Vielzahl von physischen und psychischen Symptomen entstehen. Ein wichtiges Alarmzeichen für eine versteckte Allergie ist ein besonderes Verlangen nach dem betreffenden Lebensmittel. Rotationsdiäten (S. 136) können helfen, dies zu überwinden.

Nach Schätzungen der Weltgesundheitsorganisation (WHO) hängen mehr als drei Viertel aller Krebserkrankungen mit der Ernährung zusammen. Dasselbe gilt für andere chronische Leiden.
Die Britische Gesellschaft für Bevölkerungsstudien erklärte 1985, daß Kinder mit sechsfach größerer Wahrscheinlichkeit an Ekzemen und mit dreifach höherer Wahrscheinlichkeit an Asthma erkranken als vor vierzig Jahren.

Untersuchungen in den USA zeigen, daß das Verhalten von delinquenten Kindern sich stark bessert, wenn ihre Nahrung keine Milch mehr und nur noch wenig Zucker enthält. Wenn Ernährungs- und Chelierungsmethoden (S. 117) angewandt werden, um Schwermetallvergiftungen (Blei, Quecksilber, Kadmium) rückgängig zu machen, erzielt man ähnliche Ergebnisse.

Gift zu Hause und am Arbeitsplatz

Trotz ihrer schicken Ausstattung sind viele moderne Büroräume voll von Giften, die dafür verantwortlich sein können, daß Schwindelgefühle oder Kopfschmerzen, Augenbrennen oder Atembeschwerden auftreten, oder Sie sich müde oder einfach »daneben« fühlen. Über 20 Prozent der Angestellten in einem Viertel aller modernen Bürogebäude leiden während der Arbeit unter akuten körperlichen Beschwerden.

Der Grund ist meist eine schlechte Bauplanung mit mangelhafter Belüftung, Freiwerden gefährlicher chemischer Substanzen, übermäßig hohen Temperaturen, zu niedrigem negativem Ionengehalt und zu geringer Luftfeuchtigkeit. Die amerikanische Umweltschutzbehörde stellte fest, daß die Luft in manchen Büros hundertmal stärker verschmutzt ist als die im Freien.

Klimaanlagen, Heizungen und Belüftungssysteme sind ein guter Nährboden für Pilze, Schimmel und Bakterien, vor allem dann, wenn man sie regelmäßig nachts oder an Wochenenden abstellt. Werden sie dann zum Wochenanfang wieder in Betrieb genommen, verteilen sie diese Organismen im gesamten Gebäude.

Auch Geschäfte sind Risikobereiche: Besonders hohe Giftwerte findet man in Kopierläden, Läden für Bürobedarf, chemischen Reinigungen (Tetrachlorkohlenstoff), Friseursalons, Elektrowarengeschäften, Autowerkstätten, Möbel-, Teppich- und Innenausstattungshäusern (Schaumstoff, synthetische Materialien) und Farben- und Tapetenhandlungen.

Die Luftverschmutzung in den Büros entsteht meist durch Chemikalien für Kopiermaschinen, Wandverkleidungen und Reinigungsmittel. Die meisten von ihnen setzen Dämpfe wie Formaldehyd frei, das Hautausschläge, Übelkeit und Menstruationsunregelmäßigkeiten verursachen kann. Es ist eine der wichtigsten Ursachen für die Aktivität freier Radikaler (siehe S. 36); in neueren Gebäuden ist sein Einfluß offensichtlicher als in alten.

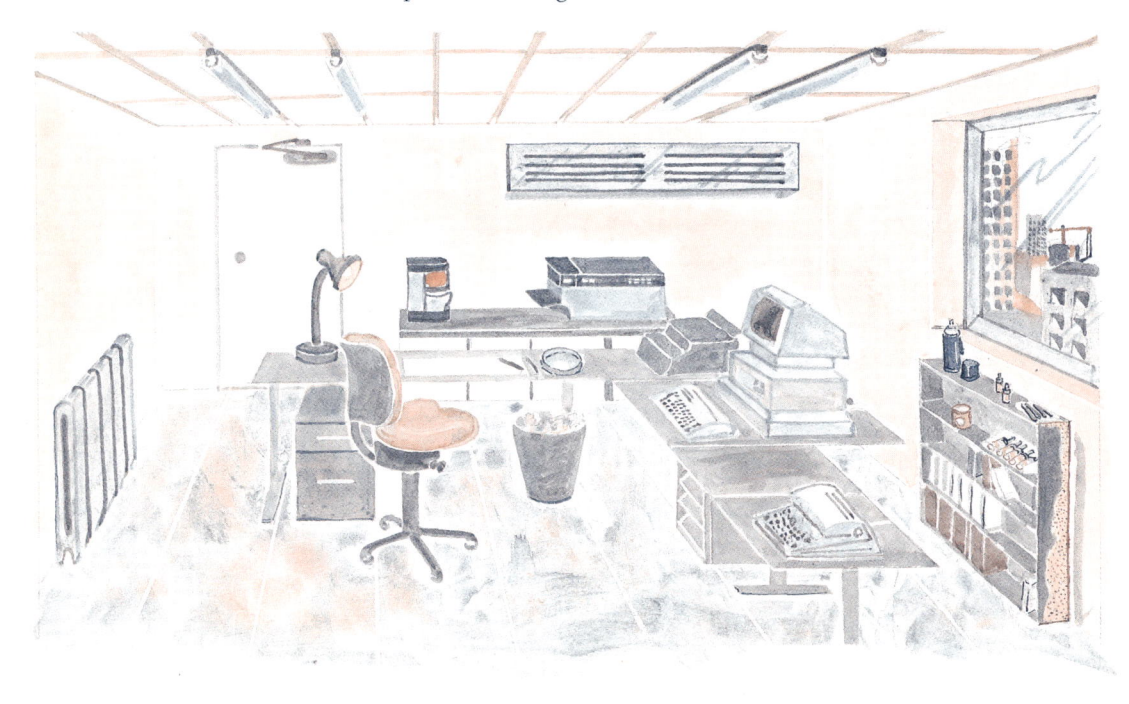

Auch Ihr Zuhause kann voller Gefahren stecken. Die Baustoffe des Gebäudes (Wände, Fußböden, Isolierung), Imprägnierung von Bauholz und Feuchtigkeitsabdichtungen, Farben, Spanplatten, Plastikfliesen – sie alle tragen ihren Teil dazu bei, unsere Gesundheit zu gefährden. Prüfen Sie die Notwendigkeit einiger Mittel, an die Sie gewöhnt sind, und verlangen Sie nach Möglichkeit ungiftigen Ersatz. Hier einige Gefahrenquellen:

☐ *Waschen* oder *Geschirrspülen:* Natriumkalziumedetat oder Phosphorverbindungen können die Haut durchdringen; sie sind giftige Reizmittel.

☐ *Papiertücher:* Formaldehyd festigt Papier (Hautausschläge, Übelkeit, Unregelmäßigkeiten bei der Menstruation). Gebleichtes Papier enthält Dioxin.

☐ *Frischluftsprays:* Phenol oder Formaldehyd. Achten Sie auf FCKW.

☐ *Herdreiniger:* Der Hauptbestandteil der meisten Reiniger ist Natronlauge (Natriumhydroxid in Wasser), die stark ätzend wirkt. Phenole, Formaldehyd, Benzol oder Ammoniak können beim Reinigen von Badezimmerkacheln oder ähnlichen Oberflächen Blasen und Ausschläge hervorrufen.

☐ *Möbel-* und *Fliesenpolitur:* Natriumphosphat oder Terpentin können die Haut durchdringen oder als Dämpfe eingeatmet werden.

☐ *Toiletten:* Kreosol wird leicht durch die Haut aufgenommen und schädigt Organe. Deodorantsteine wirken durch Ausdünstungen, die Sie einatmen. Duftendes Papier reizt stärker als normales; weißes ist meist mit Chlor gebleicht.

☐ *Abflüsse:* Wiederum Natronlauge oder Schwefelsäure. Vermeiden Sie die Berührung, oder machen Sie sich auf Hautprobleme gefaßt.

☐ *Kleidung:* Benzol, Sulfonsäure oder Toluole als Fleckentferner verursachen Ausschläge und greifen möglicherweise das Nervensystem an. Schuhe: Nitrobenzol färbt die Haut blau, beeinträchtigt die Atmung und verursacht Brechreiz.

☐ *Schwimmen?* Waschen Sie sich gründlich, wenn Sie in Chlorwasser geschwommen sind. *Gärtnern?* Machen Sie sich die Wirkung jedes Sprays und Düngers klar, bevor Sie damit umgehen. *Kochen?* Bedenken Sie die Gefahren beim Einatmen von Dämpfen und Rauch; einige Dämpfe aus Fritierfetten sind krebserregend. Benutzen Sie den Dampfabzug, und halten Sie Abstand.

Es wäre absurd und ist auch gar nicht möglich, sich völlig vor diesen Gefahrenquellen zu schützen. Aber es gibt ungiftige Alternativen. Wo solche nicht existieren, seien Sie vorsichtig, und lassen Sie das Mittel im Zweifelsfall weg.

Toilettenartikel

Nehmen Sie Maismehl oder Pfeilwurz anstelle von Puder; doppeltkohlensaures Natrium gegen Schwitzen (Aluminiumchlorhydrat verstopft die Poren); regelmäßiges Waschen und ätherische Öle sind besser als die Chemikalien in Deodorants.

Ihre Zähne brauchen die Zusätze (Ammoniak, Äthanol, Formaldehyd, mineralische Öle, Saccharin, Zucker oder Plastik) in kommerzieller Zahnpasta nicht. Benutzen Sie Natron, Pfefferminzöl oder Kräuterzahncreme.

Die besten Mittel gegen Schuppen sind regelmäßiges Bürsten der Haare und Massieren der Kopfhaut und ein guter Allgemeinzustand. Das ist wirkungsvoller als mit Chemikalien angereichertes Shampoo.

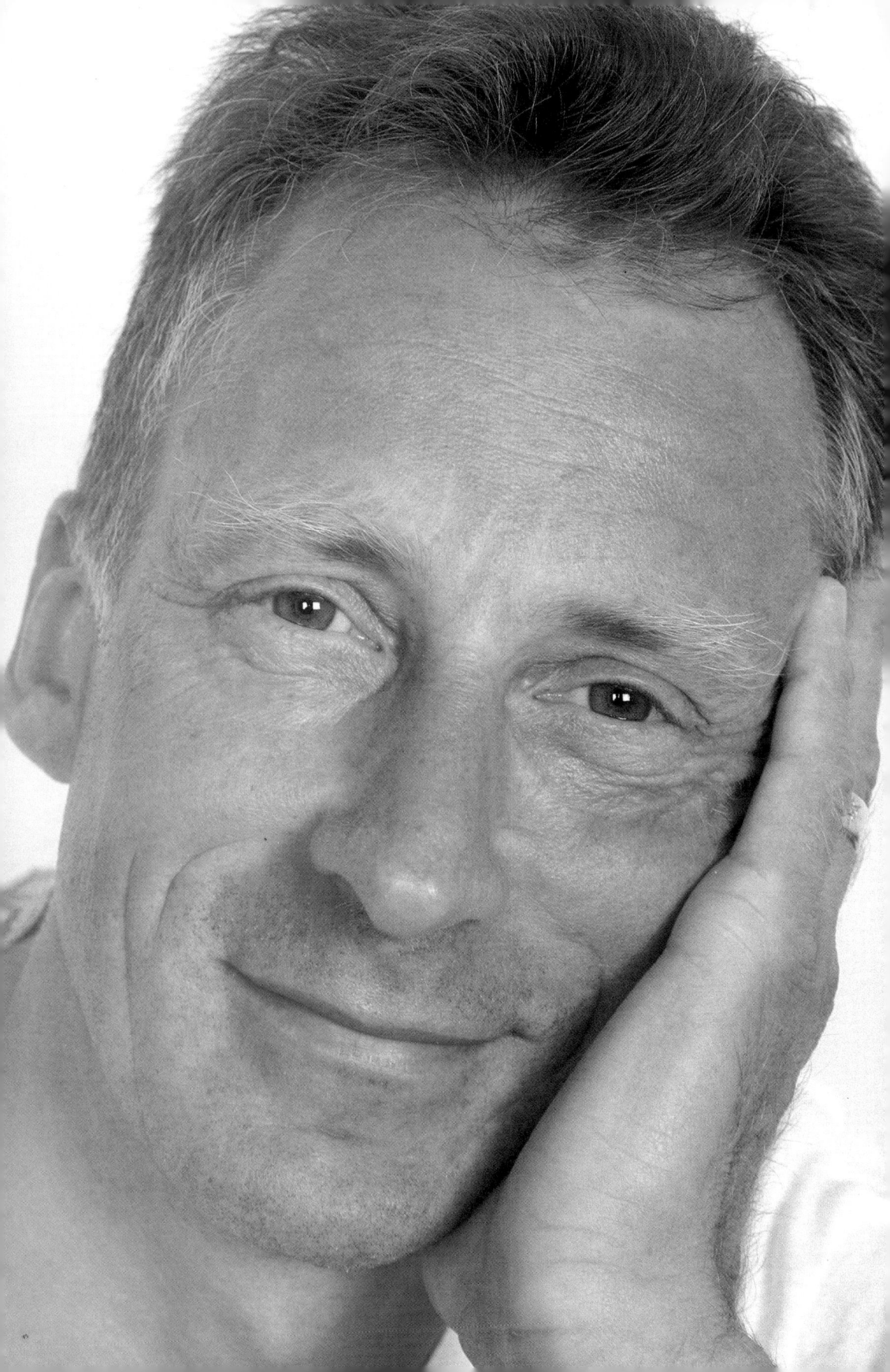

Körper und Geist wehren sich

Ihr Körper nimmt Gifte nicht passiv auf wie ein Schwamm. Seine Abwehrkräfte sind ständig in Bereitschaft, selbst wenn Sie schlafen. Wenn Gifte in Ihren Körper gelangen, kann er bei entsprechender Reaktionsfähigkeit schnell mit ihnen fertig werden. Die Reaktion ist um so besser, je jünger und gesünder man ist. Je älter man wird und anfälliger gegen Krankheiten, desto schwächer ist die Abwehr und desto größer die Wahrscheinlichkeit einer Schädigung.

Nicht nur die Schadstoffe, die durch Essen, Trinken, Luft oder durch die Haut in unseren Körper gelangen, müssen abgebaut und ausgeschieden werden, sondern auch die giftigen Abfallstoffe, die der Vorgang des Lebens selbst hinterläßt.

Der Entgiftungsprozeß schließt das Immunsystem (vor allem die weißen Blutkörperchen), Lungen, Nieren, Darm, Leber und die Haut mit ein. Überwacht und gesteuert wird dieser Vorgang vom Gehirn.

Der Prozeß der Energieerzeugung, bei dem Rohstoffe wie Fette, Proteine und Zucker erschlossen und dazu benutzt werden, den Körper funktionsfähig zu erhalten, läßt Abfallprodukte zurück, genauso wie in einem Hochofen Asche und Schlacke zurückbleiben. Er ist eine der Hauptursachen für Schadstoffrückstände.

Die Körperzellen haben eine begrenzte Lebensdauer und erneuern sich ständig. Einige ihrer Amino- und essentiellen Fettsäuren können wiederverwendet werden; andere Bestandteile sind nicht mehr brauchbar und kommen zu den Abfallprodukten. Deren Verarbeitung und die Wiederverwertung nützlicher Stoffe besorgen die Leber und verschiedene Enzymsysteme. Andere Abfallstoffe werden im Urin, im Stuhl, beim Ausatmen und durch die Haut ausgeschieden.

Unser komplexes Immunsystem reagiert sehr differenziert auf reizauslösende Stoffe in Nahrung und Umwelt. Wenn zum Beispiel Ihre Augen in einem verräucherten Zimmer oder im Smog einer Großstadtstraße brennen, wird Ihnen durch freie Radikale Schaden zugefügt (siehe S. 36). Wenn Ihre Augen dann zu tränen beginnen, bedeutet das, daß Ihr Immunsystem lindernde Antioxidanzien ausschüttet, um die Reizstoffe zu neutralisieren. Andere Gifte, etwa solche, die sich im Alkohol befinden, sind nicht so leicht zu eliminieren. Für sie benötigt der Körper die großen Entgiftungsorgane wie die Leber. Sie kann aber schließlich durch Überstrapazierung mit Giften einen irreparablen Schaden davontragen.

Ein weiteres wichtiges Entgiftungsorgan ist der Darm. Wenn er nicht normal funktioniert, etwa wegen schlechter Ernährungsgewohnheiten oder Verstopfung, können zersetzende Nahrungsrückstände in den Blutkreislauf gelangen und allmählich den Körper vergiften. Hier treten dann andere Ausscheidungsorgane, wie die Haut, in Aktion, um den Schaden zu beheben.

Aus all diesen Gründen ist Ihre Bewußtseinshaltung entscheidend für die Entgiftung des Körpers. Das Wissen darüber, wie der Körper arbeitet, was ihm nützt und was ihm schadet, ist ein großer Schritt in Richtung Gesundheit. Achtsamkeit in bezug auf Ernährung, Bewegung und emotionale Ausgeglichenheit, das Überdenken von Lebensgewohnheiten und eine Reihe einfacher, aber wirksamer Entgiftungsmethoden fördern den Selbstreinigungsprozeß.

Kämpfer gegen das Gift

Wenn Sie sich schneiden oder das Bein brechen, heilen das Gewebe oder der Knochen ohne Ihre Anweisung. Ähnlich arbeiten Ihre Nieren, die Leber und andere Organe. Man nennt diese selbstheilenden, selbstregulierenden Funktionen des Körpers Homöostase. Homöostase erhält Sie am Leben, und Homöostase entgiftet Ihren Körper in jedem Moment, Tag und Nacht.

Die Effektivität der homöostatischen Funktionen hängt von den Erbanlagen und von im Leben erworbenen Eigenschaften ab. Manche Menschen, so scheint es, können ihrem Körper fast alles zumuten, ohne dafür büßen zu müssen, während andere nur sehr wenig belastbar sind, was Schadstoffe oder emotionalen Streß anbelangt. Sie werden sehen, daß Sie sehr viel zur Verbesserung Ihrer homöostatischen Funktionen beitragen können.

Anpassung oder Veränderung aufgrund von Streß geschieht in drei Stufen. Die erste ist das Alarmstadium, in dem eine schnelle Veränderung der Körperprozesse stattfindet, zum Beispiel das Ansteigen von Pulsfrequenz und Blutdruck, um etwa eine emotionale Anforderung zu bewältigen. Wenn diese Anforderung sich häufig wiederholt, reagiert der Körper nicht mehr rasch, sondern geht zur Anpassungsphase über. Hier sind Pulsschlag und Blutdruck ständig erhöht, und zwar so lange, bis der Körper nicht mehr in der Lage ist, diese Anstrengung aufrechtzuerhalten. Das letzte Stadium, der Zusammenbruch, tritt vielleicht erst nach Jahren ein, und Krankheit oder Tod sind die Folge. Dasselbe gilt für Vergiftungen.

Wenn schädliche Substanzen mit dem Körper in Kontakt kommen, sei es nun innerlich oder äußerlich, reagiert er darauf. Raucher erinnern sich vielleicht an ihre erste Zigarette. Bei fortgesetzter Reizwiederholung paßt der Körper sich an und reagiert weniger heftig, da er für die Substanz »empfänglich« geworden ist. Durch gewaltigen Kraftaufwand der Ausscheidungs- und Entgiftungsorgane lernt der Körper allmählich, mit dem Gift zu leben. Mit der Zeit können Abhängigkeit oder Sucht entstehen, bis die Anpassungskräfte überfordert sind und ein Zusammenbruch stattfindet, der unausweichlich Krankheit oder Tod nach sich zieht.

Was sind die Kriterien, die entscheiden, wie gut Sie mit Giften und Streß fertig werden? Ihre Gesundheit ist das Resultat ererbter genetischer Anlagen und der Einflüsse, denen Sie ausgesetzt waren und sind. Der Grad von Anfälligkeit entscheidet zusammen mit der Effektivität Ihrer homöostatischen Funktionen und der Giftstoffkonzentration, die auf Ihren Körper einwirkt, wieviel Schaden auf Sie zukommt.

Widerstandsfähige Zellen

Gewebezellen von älteren, aber gesunden, lebenslangen Rauchern wurden mit Zellen von bronchitischen, lebenslangen Rauchern verglichen. Man fand heraus, daß die Zellen der gesunden Raucher widerstandsfähig waren: Man konnte sie beinahe jeder hochgiftigen Substanz aussetzen, ohne daß sie Schaden nahmen. Die Gründe dafür sind unbekannt, aber so erklärt sich, warum manche Menschen mit der Art, wie sie mit sich umgehen, gut leben. Die meisten von uns jedoch müssen sich den Schutz erarbeiten.

Das Immunsystem

Im Zeitalter von AIDS hat jeder davon gehört, aber wenn man Sie fragen würde, wo sich Ihr Immunsystem befindet, was würden Sie antworten? Im Blut? Im Nervensystem? Im Hormonsystem? Im Verdauungssystem? In der Milz oder in der Leber? Im Kopf? Nun, es befindet sich an all diesen Orten, also im gesamten Körper.

Das Immunsystem funktioniert aufgrund der Zusammenarbeit verschiedener Mechanismen und Zellen. Sie befinden sich in ständiger Alarmbereitschaft, um auf den Körper einwirkende schädliche Einflüsse jederzeit abzuwehren. Es gibt viele Möglichkeiten, diese Funktionen zu verbessern, wenn sie schwach ausgebildet sind. Einige ganz alltägliche Substanzen können das Immunsystem beeinträchtigen, auch wenn es intakt ist. Hier einige dieser Stoffe:

Nährstoff	unterstützt	unterdrückt
Zucker		Makrophagenaktivität
Selen	Erstreaktion	
Extra-Vitamin-C	Widerstandsfähigkeit generell	
Vitamin-C-Mangel		entzündliche Reaktionen
48-Stunden-Wasserfasten	zellabhängige Immunität	
über 48 Stunden fasten		zellabhängige Immunität
Eisenmangel		Resistenz
Eisenüberschuß		Resistenz
Überschuß an mehrfach ungesättigten Fettsäuren	T- und B-Zellfunktion	Reaktion auf Wucherung
Überschuß oder Mangel an Zink		zelluläre Immunität

Leber Dieses Reinigungs-, Produktions- und Lagerungsorgan übt mehr als fünfzehnhundert verschiedene Funktionen aus. Es verarbeitet alle aus dem Darm aufgenommenen Nahrungsmittel (außer einigen Fetten), bevor sie ins Blut übergehen. Auch filtert es das Blut, indem es die Abfallstoffe, Giftablagerungen und Bakterien ausscheidet, deaktiviert oder wiederverwertet. Die Leber verarbeitet alles, sogar Alkohol und Pestizide, aber Überernährung oder zu viele Giftstoffe überbeanspruchen sie und schwächen ihre Fähigkeit zur Reinigung. Durch ihren Einfluß auf die Versorgung mit Nährstoffen und Energie und wegen ihrer Entgiftungsfunktion steht die Leber in direkter Verbindung mit dem Gehirn und seinen Funktionen.

Lungen Die Lungen sind ebenfalls an der Beseitigung giftiger Rückstände im Körper beteiligt. Diese werden mit den großen Mengen Wasserdampf ausgeschieden, die man täglich ausatmet – viel mehr, als mit dem Urin ausgeschieden wird. Schlechter Atem ist oft nur eine Folge von Fäulnis im Darm.

Eingeatmete Schadstoffe gelangen sehr viel schneller in die Blutbahn als solche, die mit der Nahrung aufgenommen werden, weil die Lungen weniger durch Filter geschützt sind. Kohlenmonoxyd und Nikotin aus Tabakrauch sind heute die wichtigsten Einzelursachen für den Tod, der aus der Lebensführung resultiert, nämlich Tod nach Herzkreislauf- und Krebserkrankungen.

Wir können unsere Lungen benutzen, um uns zu vergiften oder um uns zu entgiften, außerdem können wir mit ihnen das Nervensystem beruhigen und Entspannung herbeiführen (siehe S. 63).

Haut Die Haut hat bemerkenswerte Entgiftungsfunktionen. Wenn die normalen Ausscheidungen des Körpers nicht ausreichen, benutzt er statt dessen die Haut, und Flecken, Pickel, Furunkel oder Ausschläge sind oft die Folge davon. Ausscheidung durch die Haut ist wichtiger Bestandteil eines Entgiftungsprogramms (siehe S. 159).

Nieren Die Nieren entziehen dem Blut Gifte und sorgen für deren Ausscheidung durch den Urin, außerdem »retten« sie die für den Körper wertvollen Nährstoffe und führen sie ihm wieder zu.

Diese hervorragenden Filter verlieren durch den Alterungsprozeß allmählich an Wirksamkeit, und Vergiftung durch Nahrung, Drogen oder Umwelt belasten sie stark; eine geschädigte Leber hat eine verstärkte Nierenfunktion zur Folge, durch die wiederum das Herz in Mitleidenschaft gezogen wird – und umgekehrt.

Lymphsystem Ein ausgedehntes Netzwerk von Gefäßen leitet Lymphe durch den Körper. Es ist Teil eines ausgeklügelten Abfallbeseitigungs- und Nährstoffbeschaffungssystems, das durch besondere Kanäle mit dem Blutkreislauf verbunden ist. Der Lymphfluß ist abhängig von der Atmung und der Muskelkontraktion. Bevor sie ein Organ verläßt, wird die Lymphflüssigkeit im Lymphknoten gefiltert. Dort werden auch Lymphozyten und Makrophagen produziert und gelagert. Diese Zellen haben große Bedeutung für das Immunsystem, sie schützen vor Infektionen, Krebs und Schadstoffbelastungen. Vielleicht können Sie die Lymphknoten an Ihrem Hals fühlen; bei Erkältung oder Halsentzündung schwellen sie an.

Darm und die nützlichen Bakterien: Während die Nahrung sich vom Magen aus durch den Darm bewegt, werden die Nährstoffe absorbiert und der Rest zur Ausscheidung zurückgelassen. Millionen von Mikroorganismen sind an diesem Prozeß beteiligt; ohne sie wäre unser Leben kurz.

Im Darm befinden sich ungefähr vierhundert verschiedene Arten ungeladener Gäste. Einige, wie die nützlichen Bifidusbakterien und *Lactobacillus acidophilus*, unterstützen die Entgiftung ganz beachtlich. Sie tragen auch zur Verdauung der Nahrung bei, regen die Peristaltik an (die Bewegung, die den Darminhalt weiterbefördert) und halten einige der weniger erwünschten Darmbewohner, wie *Candida albicans* (siehe S. 38), sowie krebserregende Chemikalien unter Kontrolle.

Das tun sie, weil sie genau das brauchen, was wir loswerden wollen: Ammoniak, Cholesterin und Krebsgifte, die uns schädigen, bedeuten für sie Fortbestand, und indem sie die krankheitserregenden Bakterien vernichten, überleben sie. Wenn unsere Nahrung zuviel Fett, Zucker und Fleisch enthält, wird ihre Funktion beeinträchtigt. Wir schädigen sie auch bei starkem Antibiotikagebrauch, denn diese Medikamente unterscheiden nicht zwischen krankheitserregenden und nützlichen Bakterien, sondern eleminieren beide. Wenn wir sie allerdings mit Nahrung versorgen, die reich an komplexen Kohlehydraten ist (Gemüse, Obst, Nüsse, Bohnen und ganze Körner), geht es ihnen glänzend – und uns auch!

Neuere Untersuchungen ergaben, daß sich die nützlichen Bakterien bei Säuglingen, die gestillt werden, verändert haben. Früher waren diese Kinder widerstandsfähiger gegen Infektionen als Flaschenkinder. Zwischen 1950 und 1989 hat sich in der Muttermilch ein Wandel vollzogen. *Bifidusbacterium fragilis* ist weltweit auf dem Rückzug; Muttermilch enthält inzwischen immer Pestizide und andere giftige Rückstände, die diese Mikroorganismen schädigen.

Glücklicherweise sind wir in der Lage, Säuglingen und auch Erwachsenen diese Bakterien zuzuführen, wenn die Mikroökologie durch schlechte Ernährung oder Medikamente beeinträchtigt ist. Wie wichtig eine gesunde Darmökologie ist, sieht man auch an anderer Stelle. Die verhängnisvolle Kombination von Drogen- und Nahrungsmittelmißbrauch zusammen mit wiederholt durch Sexualverkehr übertragenen Infektionen hat bei vielen Menschen die Darmgesundheit zerstört. AIDS und andere Krankheiten des Immunsystems waren die Folge.

Wenn wir gesund sein wollen und uns um Entgiftung bemühen, müssen wir dem Darm und seinen bemerkenswerten Bewohnern ganz besondere Aufmerksamkeit schenken.

Überlastung durch Gift

Wenn wir bei guter Gesundheit sind, übernehmen Leber, Lunge, Haut, Nieren, Lymphsystem und Darm den Abbau der Gifte, die in den Körper gelangen. Sind aus irgendeinem Grund die Funktionen der Entgiftungsorgane geschwächt oder gestört, sammeln sich die schädlichen Substanzen im Körper an; es treten Allergien, Müdigkeit und Hautprobleme auf.

Ein Mangel an bestimmten Nährstoffen kann dazu führen, daß einige Gifte unsere Zellen durch einen Vorgang, den man Oxydation durch freie Radikale (siehe unten) nennt, stark schädigen. Oxydation tritt auch dann auf, wenn Fette, die nicht ausreichend durch Antioxidanzien wie Vitamin C und E geschützt sind, ranzig werden. Zuviel Gallenfett (Cholesterin) löst in den Arterien Oxydation aus, schädigt die Wände und führt schließlich zu Arteriosklerose.

Oxydierende Schwermetalle wie Blei, überschüssiges Eisen oder Kupfer und Kadmium verursachen ähnlichen Schaden, ebenso die freien Radikale in Tabakrauch und Alkohol. Auf diese Weise angegriffene Zellen können zu Krebszellen entarten oder an arthritischen oder anderen entzündlichen Vorgängen beteiligt sein.

Sie können sich schützen, indem Sie die Anhäufung von Giften, die freie Radikale erzeugen, also Fette, Metalle und Rauch, vermeiden und durch eine Ernährung, die Antioxidanzien (Vitamine A, C und E), Mineralstoffe (Selen und Zink) und Aminosäuren (Zystein, z. B. in Knoblauch) enthält, ersetzen.

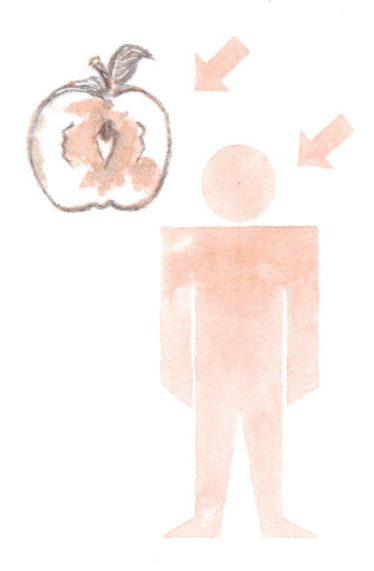

Freie Radikale

Ein freies Radikal ist ein Räubermolekül mit einem freien Arm, das darauf aus ist, mit diesem Arm einen Teil eines anderen Moleküls zu ergreifen. Normalerweise wählt es ein Elektron aus einem anderen Molekül, das dann selbst unstabil wird und über einen freien Arm verfügt.

In unserer Umgebung können wir diese Kettenreaktion beobachten, wenn Metall rostet, Gummi verrottet und Äpfel und Kartoffeln sich an Schnittstellen braun färben. Ähnliche Vorgänge spielen sich auch in uns selbst ab; schnell, wenn Gewebe mit giftigen Substanzen, wie starken Säuren (siehe S. 28 f.), in Berührung kommt, und langsamer, wenn fetthaltige Substanzen in unserem Blutkreislauf oxydieren (ranzig werden), oder während des Alterungsprozesses. Zu einem großen Teil ist nämlich die Tätigkeit der freien Radikale der Grund dafür, daß unsere Zellen altern und die Proteinsynthese weniger effizient wird. Darum wird im Alter die Haut schlaff und faltig und das Muskelgewebe hart.

Vergiftungssymptome

Manche Giftwirkungen sind offensichtlich: Durchfall nach Nahrungsmittelvergiftung; schwere Lungenreizung nach Einatmen von ätzenden Dämpfen; Verbrennungen durch Kontakt mit Bleichmittel. Andere giftige Einflüsse sind nicht so leicht erkennbar. Schöpfen Sie bei Symptomen, die in regelmäßigen Abständen auftreten oder hartnäckig andauern (Hautausschläge), bei unerklärlicher Müdigkeit oder Muskelschmerzen, Kopfschmerzen, metallischem Geschmack, Verdauungsproblemen (Übelkeit, Krämpfe, Durchfall, Blähungen), bei häufiger Reizung der oberen Atemwege (Schleimansammlungen, Niesen, wiederkehrende »Erkältungen«, ständiger Husten), juckenden oder roten Augen und bei allzu auffälligen Stimmungsschwankungen, Depression, Angst, Überaktivität oder Unfähigkeit zu Konzentration und extremer Schläfrigkeit Verdacht.

Die gleichen Symptome treten auch bei allergischen Zuständen auf, aber da Allergien einzigartige Reaktionen sind, ist jeweils nur der einzelne betroffen; Vergiftungserscheinungen aber sind normale, allgemeine Reaktionen, daher kann man davon ausgehen, daß andere Menschen auch davon betroffen sind.

Wasser und Luft enthalten häufig Schwermetalle. Vergiftungserscheinungen müssen sehr ernst genommen werden. Blei, Aluminium und Kadmium erzeugen Kopfschmerzen, Überaktivität, Verhaltensänderungen, Gedächtnisausfälle und Lernbehinderungen. Quecksilber greift das Nervensystem an und verursacht Taubheitsgefühle, Zittern, wacklige Zähne und Zahnfleischbluten, Lähmungen und Koordinationsstörungen. Eine Schwermetallvergiftung kann durch Haaranalyse festgestellt werden.

Versuchen Sie, bei gesundheitlichen Auffälligkeiten die Ursachen zu finden, und nicht nur die Symptome zu behandeln. Vermeiden Sie zum Beispiel Nahrungsmittel, die Natriumglutamat enthalten, das Kopfschmerzen verursacht. Akzeptieren Sie Durchfall als einen Versuch des Körpers, sich von Gift zu befreien, und nehmen Sie keine Medizin, die seine homöostatischen Anstrengungen zunichte macht. Suchen Sie die Ursache, trinken Sie viel, und ruhen Sie sich aus.

Eine Kortisoncreme gegen Hautausschlag ändert nichts an der Tatsache, daß Ihre neue Seife ihn verursacht. Mit Beruhigungsmitteln kann man hyperaktive Kinder abhängig oder süchtig machen, wirkliche Heilung ist nur möglich, wenn man den Grund für ihr Verhalten kennt. Eine kurzzeitige Einnahme von Antidepressiva hilft nur bei schweren Depressionen. Suchen Sie das Gift, Allergen oder den emotionalen Grund für die Depression, und behandeln Sie diese.

Tips für Reisende

Wenn Sie in ein Land mit mangelnden hygienischen Verhältnissen fahren, nehmen Sie zwei Wochen vor der Reise zweimal täglich einen viertel Teelöffel hochpotenziertes Acidophiluspulver (gekühlt aufbewahren!) in Wasser ein. Fahren Sie damit während Ihres Aufenthalts fort. Falls Sie Durchfall bekommen, sollten Sie die Dosis stündlich nehmen. Rufen Sie in diesem Fall auch einen Arzt, und trinken Sie viel Mineralwasser. Nehmen Sie zur Stärkung der Immunabwehr außerdem zwei Wochen vor und während Ihrer Reise täglich ein Gramm Vitamin C.

Candida

Krankheitserreger wie *Candida albicans* sind Pilze und leben in unserem Darm. Solange das Gleichgewicht der Bakterien, die sie unter Kontrolle halten, in Ordnung ist, schaden sie uns nicht. Ein wichtiger Kontrollfaktor ist das B-Vitamin Biotin, das von nützlichen Bakterien produziert wird. Wenn sie geschädigt werden und die Biotinproduktion nachläßt, verändert sich der Pilz: Er vermehrt sich, durchdringt mit wurzelähnlichen Gebilden die Darmwand und bewirkt, daß unvollständig verdaute Nahrung, Hefezersetzungsprodukte und andere Giftstoffe in den Blutkreislauf gelangen.

Der Pilz kann andere Körperteile befallen und Entzündungen und andere Symptome hervorrufen. Seine Aktivität schädigt das Immunsystem.

Am stärksten werden Menschen, die hormonell behandelt wurden, mehr als eine Schwangerschaft hatten, sich mehreren kurzen oder einer langen Antibiotikabehandlung unterzogen haben, die giftigen Substanzen ausgesetzt sind oder große Mengen Zucker und Fett zu sich nehmen, von Candida befallen. Man kann den Pilz durch Einnahme nützlicher Bakterien, eine zuckerarme Diät und spezielle Medikamente gegen Pilze, darunter Biotin, Olivenöl und Knoblauch, unter Kontrolle bringen.

Die Ausbreitung von Candida verläuft unterschiedlich: Der allgemeine Gesundheitszustand und genetisch bedingte Eigenheiten bestimmen den Verlauf. Wenn Candida nicht behandelt wird, kann durch ihre wuchernde Aktivität jeglicher Bereich von Leben und Gesundheit, Körper und Geist in Mitleidenschaft gezogen werden. Ausbreitung von Candidose ist das erste Alarmsignal für das Auftreten von AIDS. Viele Wissenschaftler glauben, daß das Immunsystem durch Candida auf diesen Zusammenbruch vorbereitet wird.

Verlauf von Candida
Etwas geschieht
(siehe Text oben)
und dann:

Hefe breitet sich
aus und wird zu Pilz

Verdauungsbeschwerden
(Blähungen, Durchfall,
Sodbrennen, Verstopfung,
Sucht nach Zucker, Müdigkeit)

Akne und andere Hautprobleme
(Epidermophytosis, Pilzbefall der Nägel)

Allergien, Menstruationsbeschwerden
Blasenentzündung, Vaginitis, Soor (oral oder vaginal)

Angst, Depression, Stimmungsschwankungen, Reizbarkeit, Migräne, starke Müdigkeit, Schlafstörungen
Konzentrationsverlust, Libidoverlust, Hoffnungslosigkeit

starke Schädigung des Immunsystems, chronische Müdigkeit, extreme Anfälligkeit für Infektionen, mehrfache Allergien (Nahrung, Substanzen, Umgebung)

Emotionale Symptome mit chemischen Ursachen

Platzangst und Hyperventilation Die unüberwindbare Furcht vor freien Plätzen schließt Menschen in ein selbstgeschaffenes Gefängnis ein. Sie ist die Folge von Angst und wird häufig von Panikanfällen begleitet. Diese können durch Hyperventilation ausgelöst werden, eine Überatmung, die die Zusammensetzung des Blutes und das Verhalten des Nervensystems innerhalb von Sekunden verändert.

Schwermetall- und chemische Vergiftungen sind manchmal die Ursachen für Phobien und Panikanfälle, häufiger aber ist der Grund übermäßiger Zuckerkonsum, der oft mit chronischer Hypoglykämie (niedrigem Blutzucker) endet. Die Symptome sind Angst, Panik und Neigung zu Ohnmachtsanfällen. Wenn man nur einmal im Bus oder in einem Geschäft das Bewußtsein verloren hat, kann bereits das Bedürfnis entstehen, diese Situation zu meiden und nicht mehr auf die Straße zu gehen; die Phobie oder krankhafte Angst manifestiert sich.

Depression und Hyperaktivität Schlüssel zur Veränderung von Emotionen sind die Neurotransmitter. Sie regeln die Übermittlung von Nachrichten zum und vom Gehirn. Wenn jene, die die Übermittlung verbessern, im Übermaß vorhanden sind, ist das Verhalten hyperaktiv (manisch); ein Überschuß der verlangsamenden Vermittler bewirkt Lethargie, Gleichgültigkeit und wahrscheinlich auch Depression.

Mangel an essentiellen Nährstoffen, giftige Substanzen und verschiedene Drogen, darunter Kokain, Marihuana, Steroide und Betablocker (gegen hohen Blutdruck und Herzkrankheiten) beeinflussen die Funktion der Neurotransmitter. Das gilt auch für Schwermetalle wie Quecksilber, Blei und Kadmium, die sich bei depressiven Patienten in erhöhter Konzentration finden; aber häufigere Ursache sind die dem Körper täglich zugeführten Gifte in Kaffee, Tee und Coca-Cola.

Vor kurzem wurde entdeckt, daß Aspartam, ein künstlicher Süßstoff, der viel in Diätcolagetränken verwendet wird, ein Grund für Depression sein kann. Er wird aus Aminosäuren hergestellt, die nach der Umwandlung durch ihre extreme Konzentration die chemischen Prozesse im Gehirn beeinträchtigen.

Das Immunsystem wird vom Denken gesteuert. Die Psychoneuroimmunologie hat klar herausgestellt, daß negative Emotionen und Gedankenmuster (Haß, Furcht, Ärger, Eifersucht) die Abwehrkräfte des Körpers schwächen.

Wir können uns mit Gedanken ebenso wirksam vergiften wie mit Chemikalien, und Entgiftung heißt, daß wir unsere Aufmerksamkeit beiden Giftquellen zuwenden.

Der Wechsel von hohen und niedrigen Blutzuckerwerten wird von Substanzen wie Kaffee, Tee, Alkohol, Zigaretten und Cola verursacht. Zuerst regen sie die Adrenalinproduktion an, so daß Zucker ins Blut ausgeschüttet wird; dann drückt der Körper den Zuckerwert mit Hilfe von Insulin wieder herunter.

Untersuchungen haben eine direkte Verbindung zwischen der Schwere psychischer Erkrankungen und dem Koffeinkonsum gezeigt. Koffein wirkt direkt auf die chemischen Prozesse im Gehirn ein und beeinflußt die Zuckerwerte.

Psychoneuroimmunologie: Bündnis zwischen Körper und Geist

1975 rief der Arzt Robert Ader bei Ratten einen Widerwillen gegen gesüßtes Wasser hervor, indem er ihnen eine chemische Substanz spritzte, so daß sie sich krank fühlten, wenn sie es tranken. Nachdem die Injektionen schon einige Zeit eingestellt waren, starben einige der Ratten, und Ader fand heraus, daß die Chemikalie, die er verwendet hatte, die Funktionen des Immunsystems unterdrückte. Die Ratten waren nicht nur konditioniert worden, sich krank zu fühlen, wenn sie gesüßtes Wasser tranken, sie zeigten auch keine Immunreaktion. Dies war der Beweis dafür, daß das Nervensystem die Immunabwehr steuert. Seitdem haben viele Untersuchungen diese Tatsache auch für Menschen bestätigt.

Eine Untersuchung an der Universität Oxford zeigte, daß Menschen, die in den vorhergegangenen sechs Monaten unter starkem Streß gestanden hatten, schwerere Erkältungen bekamen als andere, die dem gleichen Streß ausgesetzt waren. Am stärksten davon betroffen waren Personen, die Schwierigkeiten mit der Lebensbewältigung hatten. Schlechte Streßbewältigung und negative Emotionen unterdrücken die Immunabwehr. Wenn mangelhafte Ernährung und giftige Substanzen hinzukommen, ist die Anfälligkeit doppelt so hoch.

Daraus ist aber nicht abzuleiten, daß durch Streß belastete Menschen generell mit Krankheit reagieren; denn viele Menschen mit denselben Problemen bleiben gesund. Man kann lernen, sich positives Verhalten anzueignen, um so Krankheit zu verhindern, mit ihr umzugehen, wenn sie eintritt, und den Heilungsprozeß zu beschleunigen.

Positive emotionale Haltung und Methoden der Gedankensteuerung, darunter Visualisierung und Techniken gelenkter Vorstellungen (siehe S. 110), haben sich bei Krankheiten wie Krebs und AIDS als hilfreich erwiesen. Wenn diese Methoden schon bei solch schweren Krankheiten wirksam sind, kann man sie erst recht bei weniger ernsten gesundheitlichen Problemen anwenden.

Georg Solomon, einer der Pioniere der Psychoneuroimmunologie, stellte fest, daß für ein starkes Immunsystem ein »sorgenfreier« Gemütszustand nötig ist. Die Basis dafür sind Zufriedenheit, eine positive Lebenseinstellung und Entspannung.

Ein gesundes Immunsystem schützt Sie nicht nur gegen Infektionen und Schadstoffe, sondern auch gegen Krebs. Wenn die Abwehr schlecht ist, werden Krebszellen möglicherweise nicht entdeckt und können deshalb auch nicht wirksam bekämpft werden.

Freßzellen und Emotionen

Man weiß, daß Studenten vor Examina anfälliger für Infektionen sind. Eine bedeutende Rolle in der Abwehr gegen Infektionen spielen die natürlichen Freßzellen. Es zeigte sich, daß bei Studenten, die Streß nur schwer bewältigen konnten, zur Examenszeit (und wenn sie einsam waren) die Aktivität der natürlichen Freßzellen gering war; sie wurden krank. In der Zeitschrift, die darüber berichtet (*The Lancet*, 27. Juni 1987) heißt es dazu: »Es ist die Reaktion des Individuums auf Streß, die die Auswirkungen auf die Immunität bestimmt, nicht der Streß selbst.«

Positives Handeln

Wir haben jetzt einige der Umstände kennengelernt, die uns schädlichen Substanzen und negativen Gefühlen aussetzen. Außerdem haben wir etwas über die homöostatischen Mechanismen, mit denen Ausscheidungsorgane und Immunsystem uns gegen Gifte aller Art schützen, sie unschädlich machen und ausscheiden, erfahren.

Wenn Sie die Fragen zur Selbsteinschätzung im nächsten Kapitel durchgegangen sind, werden Ihnen die folgenden Programme zeigen, welche Ausscheidungsmethoden Sie anwenden können, um ihren Körper von innen heraus zu reinigen. Außerdem stellen sie die Langzeitstrategien zur Vermeidung von Schadstoffen und zur aktiven Entgiftung, die wir bis jetzt nur gestreift haben, umfassender dar.

Wir werden Sie dazu auffordern, genau darauf zu achten, wie Sie sich ernähren. Das ist eine der Voraussetzungen für die Reinigung, und wenn Sie sich darauf konzentrieren, wird Ihr Wohlbefinden steigen.

Gesundheit ist sicherlich mehr als nur die Abwesenheit von Krankheit. Unser Ziel ist eine blühende Gesundheit, eine von Energie und Aktivität bestimmte körperliche und geistige Verfassung, die uns ein kreatives und erfülltes Leben ermöglicht. Die Anstrengungen dafür lohnen sich. Sie selbst werden die Leitung und Verantwortung übernehmen, und entsprechend groß wird der Gewinn für Sie sein.

Wir werden die Umstellung der Ernährungsgewohnheiten darlegen und Sie dazu auffordern, etwas in den Bereichen Lebensführung und Bewegung zu unternehmen. Alle Programme sind auf Ihre persönlichen Bedürfnisse zugeschnitten und beruhen auf den Antworten, die Sie auf den nächsten Seiten geben.

Vielleicht sollten Sie aufgrund Ihrer Antworten mit dem Eingeschränkten Entgiftungsprogramm beginnen, weil Sie besondere gesundheitliche Probleme haben, oder wegen des Ausmaßes an Vergiftung oder Streß, mit dem Sie zur Zeit fertig werden müssen. Außerdem wird man Ihnen dazu raten, den Weg von grundlegenden Atemübungen über Entspannung bis hin zu Meditation und Visualisierung zu gehen. Zusätzlich werden Ihnen einige spezielle Techniken und Methoden vorgestellt, so daß Sie lernen, die Reinigungsmöglichkeiten Ihres Körpers voll auszuschöpfen.

Danach bieten wir Ihnen als Langzeitschutz den Plan zur Erhaltung Ihrer Gesundheit an. Und während Sie dann lernen, sich zu entspannen, mit Streß umzugehen und die verschiedenen Arten der Entgiftung und die Ernährungs- und Bewegungsstrategien zu nutzen, werden Sie spüren, wie eine neue Lebensphase für Sie beginnt.

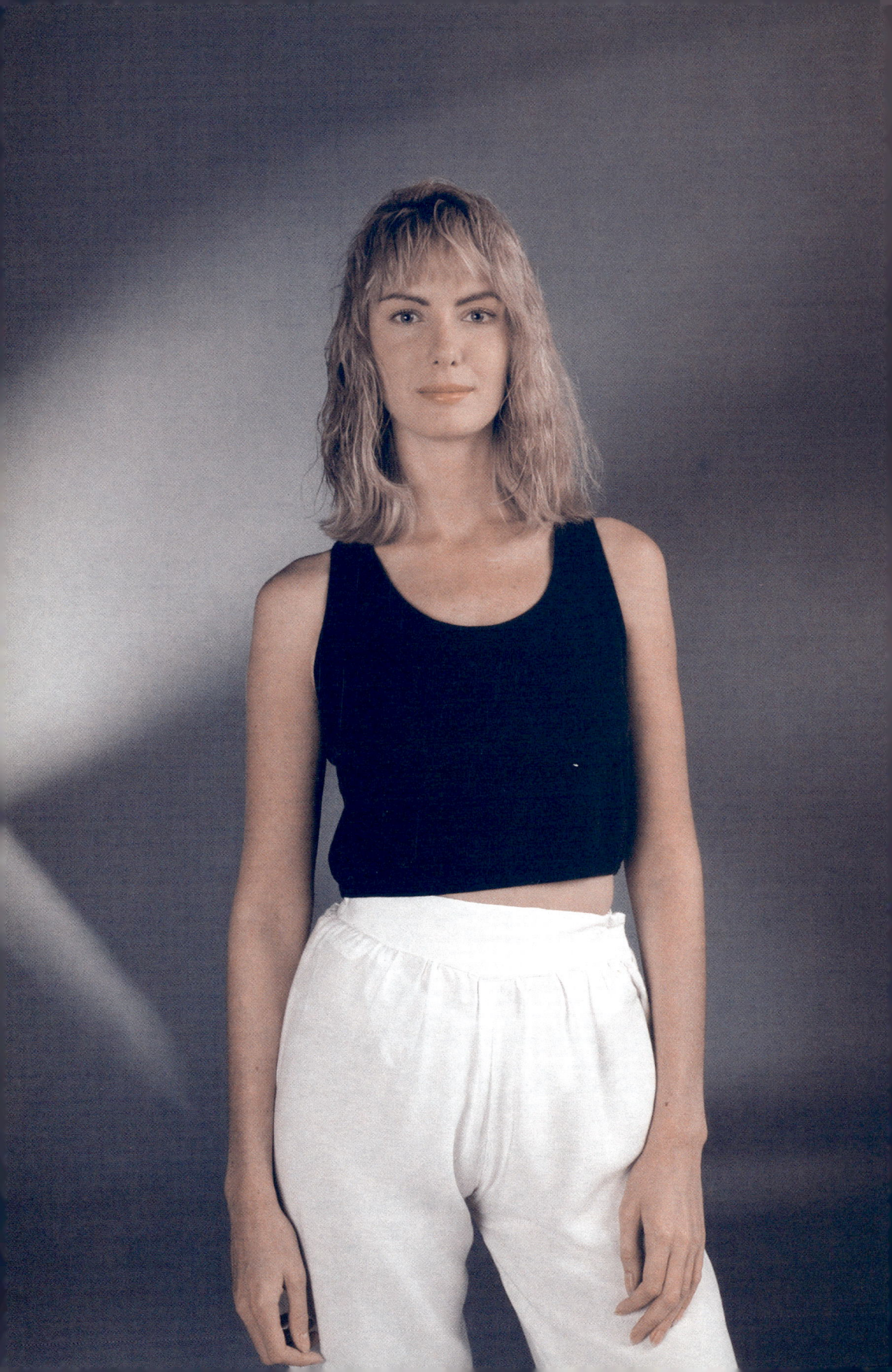

Wie vergiftet sind Sie?

Ziel ist, daß Sie ein höheres Maß an Gesundheit und Wohlbefinden durch Entgiftung erlangen. Notwendige Vorbedingung für ein Reinigungsprogramm ist, ein möglichst detailliertes Bild von sich und seinen Bedürfnissen zu entwerfen. Das geschieht durch die Beantwortung der Fragen zu Person und Lebensstil.

Die meisten Menschen werden davon profitieren, dem Programm in spezifischer Weise folgen zu können und so ihre unterschiedlichen Bedürfnisse zu berücksichtigen. Sie brauchen daher eine Anleitung, um Problembereiche und spezielle Bedürfnisse zu erkennen.

Dazu dienen die Fragebogen auf den folgenden Seiten. Sie helfen Ihnen, einzuschätzen

☐ Ihren Gesundheitszustand
☐ wieviel Streß Sie bewältigen müssen
☐ wie gesund Ihre Ernährung und Ihr Lebensstil sind
☐ mit welchen Gefahren Sie konfrontiert sind und wie Sie damit fertig werden
☐ ob Sie ausreichend Schlaf, Entspannung und Bewegung haben
☐ und ein wenig Ihre Einstellung zum Leben

Mit einigen Fragen können Sie bestimmte Gesundheitsprobleme wie Diabetes oder Allergien aufdecken, die es erforderlich machen, Rat einzuholen, bevor Sie Ihre Ernährung umstellen oder, wie bei Herzkreislauferkrankungen, mit den Bewegungsübungen beginnen. Andere Fragen ermöglichen das Erkennen spezieller Bedürfnisse, wie etwa den ersten Schwerpunkt auf die Streßreduktion zu setzen.

Jeder Abschnitt stellt eine Einheit dar und gibt innerhalb dieser Einheit auf der Basis Ihrer Punktzahl und persönlichen Antworten Ratschläge. Diese Ratschläge sollten Vorrang haben vor denen auf Seite 56 und 57. Wenn Sie auf das Erhaltungsprogramm verwiesen werden, ist es ratsam, trotzdem alle Fragebogen durchzugehen, da es vielleicht andere Probleme gibt, über die Sie Bescheid wissen sollten. Auf die Punktzahlen können Sie immer wieder zurückgreifen, um zu verfolgen, wie Ihre Gesundheit sich dank Ihrer Bemühungen verbessert.

Wenn Sie die Fragebogen beantwortet haben, schlagen Sie die Seiten 56 und 57 auf. Dort werden Sie zu dem Ihnen entsprechenden Ausgangspunkt geleitet. Er hängt von der Gesamtpunktzahl aus allen Fragebogen ab; es ist daher wichtig, daß Sie alle Fragen beantworten.

Beantworten Sie also die Fragen so ehrlich und genau wie möglich. Die richtige Antwort ist normalerweise die erste, die Ihnen nach dem Lesen der Frage einfällt, und nicht eine, die Ihnen nach längerem Grübeln in den Sinn kommt.

Manche Fragen kann man sofort mit JA oder NEIN beantworten. In einigen Abschnitten muß man jedoch bei der Genauigkeit Abstriche machen. Das schadet nichts, schreiben Sie einfach das auf, was nach Ihrem Gefühl der vorgegebenen Antwort am nächsten kommt.

Ihre Bereitschaft, ein Reinigungsprogramm zu beginnen, zeigt, daß Sie Verantwortung für Ihre Gesundheit übernehmen wollen. Erschrecken Sie nicht vor den Schwierigkeiten, die eine solche Veränderung mit sich bringt. Wenn Sie die Fragen nach bestem Wissen und Gewissen beantwortet haben, wird dieses Buch Ihnen helfen, ein gesünderes und erfüllteres Leben zu führen.

Lebensstil

Beantworten Sie die Fragen in den folgenden vier Abschnitten mit HOCH (3 Punkte) für mehr als einmal pro Woche, MITTEL (2 Punkte) für einmal und NIEDRIG (1 Punkt) für weniger als einmal pro Woche.

■ **Arbeitsbedingungen**
1 Sitzen oder stehen Sie bei der Arbeit lange Zeit?
2 Verbringen Sie den größten Teil des Tages mit Heben, Drehungen oder anderen immer gleichen Bewegungen?
3 Müssen Sie mit Maschinen arbeiten, die Ihren Körper oder Teile davon für längere Zeit vibrieren lassen?
4 Ist Ihre Arbeitsumgebung laut, ungemütlich, mit Menschen überfüllt oder schlecht beleuchtet?
5 Sind Sie bei der Arbeit körperlichen Gefahren oder emotionaler Erschöpfung ausgesetzt?
6 Arbeiten Sie in der Nähe von elektrischen oder elektronischen Geräten (Monitoren, Schaltkästen)?

Wenn Sie die Fragen 1, 2 und 3 mit JA beantwortet haben, beachten Sie besonders die Dehnungs- und Aerobicübungen und wenden Sie die Methoden auf Seite 104 bis 105 an.
Wenn Sie Frage 4 oder 5 mit JA beantwortet haben, konzentrieren Sie sich auf die Entspannungsübungen (S. 64).
Wenn Sie Frage 6 mit JA beantwortet haben, nehmen Sie täglich 200 IE Vitamin E ein, um die Auswirkungen der schwachen Strahlung zu verringern, und lesen Sie Seite 122 bis 124.
Wenn Sie mehr als 12 Punkte haben, stellt Arbeit für Sie einen bedeutenden Streßfaktor dar. Entspannung und Reinigung können sehr hilfreich sein.

■ **Zeiteinteilung**
1 Machen Sie Schichtdienst?
2 Arbeiten Sie mehr als acht Stunden pro Tag?
3 Arbeiten Sie oft mehr als fünf Tage hintereinander?
4 Haben Sie jemals weniger als eine Stunde Mittagspause?
5 Haben Sie weniger als zwei zusammenhängende Wochen Ferien im Jahr?
6 Müssen Sie regelmäßig auf Termine hin arbeiten?

Wenn Sie in diesem Abschnitt mehr als 8 Punkte haben, lesen Sie Seite 97 bis 99, Sie finden dort allgemeine Ratschläge zum Thema Streß.

■ **Schlaf**
1 Bekommen Sie in 24 Stunden weniger als sieben Stunden Schlaf?
2 Haben Sie abends Schwierigkeiten beim Einschlafen?
3 Wachen Sie nachts oft auf, und können dann nicht wieder einschlafen?
4 Haben Sie sehr beunruhigende Träume?
5 Nehmen Sie Medikamente oder Alkohol, um einschlafen zu können?

Wenn Sie in diesem Abschnitt mehr als 6 Punkte haben, beeinträchtigen Ihre Schlafstörungen vermutlich Ihre Leistungsfähigkeit. Das Entgiftungsprogramm wird Ihnen helfen; lesen Sie aber auch die speziellen Hinweise auf Seite 100.

■ **Persönlicher Freiraum und Beziehungen**
1 Haben Sie das Gefühl, nicht genug Zeit für all das zu haben, was Sie tun müssen?
2 Schaffen Sie es nicht, jeden Tag mindestens eineinhalb Stunden für sich zu haben?
3 Schaffen Sie es nicht, genug Zeit für Ihre Hobbys zu haben, oder, schlimmer noch, haben Sie gar keine Zeit für Hobbys?
4 Haben Sie zuviel freie Zeit, in der Sie nichts zu tun haben?
5 Gibt es Tage, an denen Sie mit niemandem sprechen, außer beim Einkaufen und ähnlichen Gelegenheiten?
6 Gibt es Tage, an denen Sie niemanden berühren und niemand Sie berührt?
7 Haben Sie das Gefühl, daß Ihnen Gesellschaft fehlt?
8 Haben Sie Schwierigkeiten mit Ihrer Sexualität?
9 Nehmen sexuelle Dinge Sie stark in Anspruch?

10 Fühlen Sie sich nicht geschätzt?
11 Gibt es zu Hause oder am Arbeitsplatz Zusammenstöße mit anderen?
12 Haben Sie das Gefühl, daß Sie als »selbstverständlich« betrachtet werden?
13 Erscheint Ihnen das Leben sinnlos und ohne Ziel?
14 Leben Sie mit einem Alkoholiker, einem Suchtkranken oder einem behinderten oder abhängigen Menschen zusammen?
15 Sind Sie alleinerziehend?

Wenn Sie die Fragen 1 bis 3 mit JA beantwortet haben, müssen Sie Ihre Prioritäten neu setzen und mehr Zeit für sich finden.

Wenn Sie Frage 4 mit JA beantwortet haben, überlegen Sie sich, eine Arbeit anzunehmen oder sich ein kreatives Hobby oder eine ehrenamtliche Tätigkeit zu suchen.

Wenn Sie in diesem Abschnitt mehr als 10 Punkte hatten, müssen Sie besonders auf die Streßverminderung sowohl im Grund- (S. 63) als auch im Erhaltungsprogramm (Kapitel 5 bis 10) achten.

■ Bewegung und Entspannung
Dieser Abschnitt hilft Ihnen, einzuschätzen, ob Sie genug Bewegung und Entspannung haben, um Streß zu reduzieren und gesund zu bleiben. Beachten Sie bei jeder Frage die Anleitung zur Punkteverteilung. Die Bedeutung der einzelnen Übungen wird beim Durcharbeiten des Entgiftungsprogramms klarer.

1 Wie oft machen Sie Entspannungsübungen?
Wenn Sie täglich mindestens 20 Minuten Entspannungsübungen machen (Yoga, Meditation, Tai Chi oder Atemübungen) geben Sie sich 0 Punkte, sonst die Punktzahl, die im folgenden vor der auf Sie zutreffenden Antwort steht.
1 – öfter als zweimal pro Woche (nicht täglich)
2 – mindestens einmal pro Woche
3 – seltener als einmal pro Woche

2 Wie oft machen Sie Aerobicübungen?
0 Punkte, wenn Sie bereits jeden zweiten Tag mindestens 30 Minuten Aerobic machen oder wöchentlich aktiv Mannschaftssport betreiben, sonst folgende Punktzahlen:
1 – öfter als zweimal wöchentlich, aber nicht regelmäßig
2 – zweimal wöchentlich allein
3 – seltener als einmal pro Woche

3 Wie oft machen Sie Dehnungsübungen?
0 Punkte, wenn Sie jeden zweiten Tag mindestens 15 Minuten mit Dehnungsübungen (wie Yoga) verbringen, oder wenn Sie zweimal wöchentlich einen Kurs besuchen, sonst wie folgt:
1 – öfter als zweimal pro Woche allein, aber nicht regelmäßig
2 – zweimal pro Woche allein oder einmal im Kurs
3 – einmal pro Woche allein oder noch seltener im Kurs

■ Persönlichkeitstypen
Forschungsergebnisse zeigen, daß Persönlichkeit und Verhalten die Entstehung von streßbedingten Krankheiten, wie Herzerkrankungen, beeinflussen können.

Streichen Sie von den folgenden Eigenschaften diejenigen an, die eher typisch für Sie sind. Finden Sie dann heraus, ob Sie Typ A oder B sind.

☐ *Typ A: Charakteristische Eigenschaften*
Verträgt keine Verzögerung, sehr ungeduldig, bewegt sich, geht, ißt und spricht schnell
unruhig und besorgt, wenn nicht beschäftigt
ärgert sich leicht über Menschen und Ereignisse
arbeitet schnell, nicht methodisch
Tut oft zwei Dinge gleichzeitig
Starke, dominante Persönlichkeit
Äußerst ehrgeizig, muß gewinnen
Möchte sozial und im Arbeitsleben aufsteigen
Braucht öffentliche und kollegiale Anerkennung
Setzt sich und arbeitet nach Terminen
Immer pünktlich und zeitbewußt
Starre Gesichtsmuskeln, auch nervöses Zukken
Ballt die Fäuste, hält nie die Hände ruhig

☐ *Typ B: Charakteristische Eigenschaften*
Geduldig, Verzögerungen regen nicht auf
Bewegt sich, geht, ißt, spricht ohne Hast
Zufrieden, wenn er untätig ist
Schwer aufzuregen und zu ärgern
Arbeitet langsam und gleichmäßig
Macht eine Sache nach der anderen
Zurückhaltend, locker, nicht ehrgeizig
Muß bei Spiel oder Arbeit nicht gewinnen
Zufrieden mit gegenwärtiger Position
Nicht an der Meinung anderer interessiert
Ignoriert Termine
Großzügig im Umgang mit Zeit, nicht zeitbewußt
Entspannte Gesichtsmuskulatur
Gesammelt, Hände entspannt

Geben Sie sich 3 Punkte für jede Eigenschaft des Typ A. Bereits drei Eigenschaften des Typ A können darauf hinweisen, daß Streß Ihre Gesundheit beeinträchtigt. Wenn Sie sieben oder mehr Eigenschaften für sich angekreuzt haben, sollten Sie ernstlich in Erwägung ziehen, Ihre Gewohnheiten zu ändern und die Typ-B-Eigenschaften nachzuahmen. Zum Beispiel können Sie versuchen, eine B-Eigenschaft nach der anderen zu übernehmen, bis sie Ihnen ganz vertraut und angenehm sind. Die Entspannungstechniken, die im Buch beschrieben werden, und die Methoden auf Seite 64 helfen Ihnen dabei. Wiederholen Sie den Test nach einigen Monaten und vergleichen Sie die Ergebnisse.

■ **Abhängige Persönlichkeit**
Beantworten Sie die folgenden Fragen mit JA oder NEIN. Geben Sie sich 1 Punkt für jedes JA.
1 Haben Sie das Gefühl, daß die Meinungen und Wertvorstellungen anderer Menschen wichtiger und richtiger sind als Ihre eigenen?
2 Brauchen Sie Bestätigung oder Aufmerksamkeit, um sich »gut« zu fühlen?
3 Dreht sich der größte Teil Ihrer Tätigkeit um die Bedürfnisse anderer oder eines anderen Menschen?
4 Haben Sie Ihre eigenen Hobbys und Interessen aufgegeben, um an denen von jemand anders teilzuhaben?
5 Kreist Ihre langfristige Planung um einen anderen Menschen, und würden Sie alles tun, um Ihre wichtigste Beziehung zu erhalten?
6 Bestimmt die Furcht vor dem Ärger oder der Mißbilligung eines anderen Ihre Handlungen?
7 Benutzen Sie »Geben« (sich selbst, Mühe, Dinge), um sich in einer Beziehung sicher zu fühlen?
8 Ist Ihr soziales Umfeld kleiner geworden, weil Sie sich nur mit einem Menschen beschäftigen?
9 Verändert sich Ihre Lebensqualität mit der eines anderen Menschen (oder einer Gruppe)?
10 Konzentrieren sich Ihre Anstrengungen zu einem großen Teil darauf, jemand anders Dinge »auf Ihre Weise« tun zu lassen?

Wenn Sie mehr als einmal mit JA geantwortet haben, neigen Sie vielleicht dazu, sich selbst zu unterschätzen und Bestätigung zu suchen. Das ist nicht unbedingt »schlecht«, kann aber Ihre Möglichkeiten einschränken. Der Kontakt mit Gleichgesinnten, vielleicht in einer Gruppe, könnte Ihnen helfen, Ihre Fähigkeiten zu erkennen.

■ **Süchtige Persönlichkeit**
Die folgenden Fragen helfen beim Erkennen von Suchtverhalten. Antworten Sie mit JA oder NEIN, und geben Sie sich 3 Punkte für jedes JA. Versuchen Sie, die Fragen peinlich genau zu beantworten, Sie könnten sonst Anzeichen für ernste Probleme verschleiern.
1 Fühlen Sie sich isoliert, und haben Sie Angst vor anderen Menschen, besonders vor Autoritäten. Fürchten Sie Ärger oder Kritik?
2 Beurteilen Sie sich streng, und ist Ihre Selbstachtung gering?
3 Haben Sie drei oder mehr der Fragen nach Abhängigkeit mit JA beantwortet?
4 Fühlen Sie sich für die Probleme anderer und der Gesellschaft insgesamt verantwortlich?

5 Finden Sie es schwer, Ihre innersten Gefühle zu erkennen und sie auch auszudrücken?
6 Verwechseln Sie Liebe mit Mitleid, und lieben Sie Menschen, die Sie bemitleiden und retten können?
7 Genießen Sie Aufregung, schnelle Autos, Achterbahnen, Streit?
8 Haben Sie mindestens einmal pro Woche großes Verlangen nach bestimmten Nahrungsmitteln oder anderen Substanzen?
9 Wenn Sie diesem Verlangen nachgeben, möchten Sie dann, sofort oder kurze Zeit später, mehr?
10 War irgend jemand von Ihren Blutsverwandten süchtig nach Substanzen oder einer bestimmten Art von Beschäftigung?

Wenn Sie bei den ersten sechs Fragen mehr als 6 Punkte und bei einer der Fragen 7 bis 10 ein JA haben, neigen Sie vielleicht zu Suchtverhalten. Lesen Sie Seite 99.

■ Streß

Streß kann sinnvoll sein. Jeder Mensch hat eine andere Toleranzschwelle, bei deren Überschreiten Streß zerstörerisch wird. Manche Menschen können über längere Zeit hinweg extremen Streß ertragen. Man hat die Eigenschaften, die sie dazu befähigen, untersucht und als »Zähigkeitsfaktor« bezeichnet. Um Streß zu bewältigen, gibt es eine Reihe aufeinander bezogener Fähigkeiten, die man lernen kann. Beantworten Sie die folgenden Fragen mit JA oder NEIN, und geben Sie sich 3 Punkte für jedes JA.
1 Finden Sie es schwer, aktiv an den Beschäftigungen anderer Menschen um Sie herum teilzunehmen?
2 Sind Ihnen andere Menschen, soziale Aktivitäten, Lokalereignisse und Mannschaftsspiele gleichgültig?
3 Haben Sie das Gefühl, daß Ihnen (oder Ihrer Familie) Dinge zustoßen, die Sie weder beeinflussen noch bewältigen können?
4 Sehen Sie Veränderungen eher als bedrohlich für sich und Ihre Lebensgestaltung an und weniger als Herausforderung, deren Bewältigung Entwicklung bedeuten kann?
5 Empfinden Sie das Leben als sinnlos, als eine Kette von Launen des Schicksals, auf die Sie keinen Einfluß haben?

Wenn Sie 3 oder mehr Punkte haben, versuchen Sie, den Zähigkeitsfaktor in sich zu entwickeln. Lesen Sie Seite 100.

Gewohnheiten

Geben Sie sich bei den Fragen 1, 2, 11 und 14 für einmal oder öfter pro Woche 3 Punkte; für zwischen zweimal im Monat und einmal pro Woche 2 Punkte; für weniger als das, aber mehrmals im Jahr 1 Punkt; für alles andere ein JA.

■ Alkoholkonsum

Diese Fragen beziehen sich auf Alkohol, aber auch auf andere Substanzen, die Sie regelmäßig zu sich nehmen, oder Verhaltensweisen.
1 Trinken Sie zur Entspannung (Einschlafen)?
2 Trinken Sie, um in Gang zu kommen?
3 Haben Sie sich durch Trinken in Verlegenheit gebracht, in Angst versetzt oder verletzt?
4 Hat Ihre Arbeit unter Trinken gelitten?
5 Verteidigen Sie sich, wenn jemand Sie nach Ihrem Alkoholkonsum fragt?
6 Hat Ihr Gedächtnis jemals unter Trinken gelitten?
7 Gibt es Zeiten, in denen Sie einfach ein Gläschen brauchen?
8 Haben Sie versucht, Ihren Alkoholkonsum einzuschränken, es aber nicht geschafft?
9 Trinken Sie soviel, daß Sie betrunken werden, wenn Sie allein sind?
10 Lügen Sie, wenn es um die Menge Ihres Alkoholkonsums geht?

11 Verwenden Sie Alkohol medizinisch oder um Stimmung und Fähigkeiten zu beeinflussen?
12 Fänden Sie es schwer, das Trinken für drei Monate aufzugeben?
13 Sind Sie unzufrieden mit sich, weil Sie Ihr Trinken nicht unter Kontrolle halten können?
14 Wachen Sie mit einem Kater auf?
15 Fühlen Sie sich unwohl, wenn Sie ein Glas nicht austrinken?
16 Haben Sie vielleicht Alkoholprobleme?

Jedes JA gibt einen Hinweis auf Alkohol- oder Drogenprobleme. Suchen Sie bei mehr als 7 Punkten einen Spezialisten auf, und lesen Sie Seite 97 bis 101 und 183.

■ Rauchen
1 Rauchen Sie jeden Tag?
2 Rauchen Sie pro Tag 20 Zigaretten/ 15 Gramm Tabak/5 Zigarren oder mehr?
3 Leben oder arbeiten Sie mit Rauchern?
4 Haben Sie geraucht, aber vor weniger als einem Jahr aufgehört? (Wenn JA, 2 Punkte)
5 Haben Sie versucht, aufzuhören, es aber nicht geschafft?

Bei mehr als 3 Punkten sollten Sie das Rauchen aufgeben und sich dabei vielleicht helfen lassen. Lesen Sie Seite 97 bis 101 und 183.

■ Koffein
Trinken/essen Sie mehr als
1 zwei Tassen Kaffee täglich?
2 drei Tassen Tee täglich?
3 ein Colagetränk täglich?
4 drei Schokoladenerzeugnisse wöchentlich?
Haben Sie jemals
5 versucht, mit einem davon aufzuhören, es aber nicht geschafft?
6 eins davon benutzt, um sich besser konzentrieren zu können, oder zum Aufputschen?

Jedes JA kann heißen, daß Sie von einem dieser Stimulanzien abhängig sind. Lesen Sie die Ratschläge auf Seite 97 und 183.

■ Medikamente
1 Haben Sie länger als drei Wochen ein Medikament zum Abnehmen genommen?
2 Haben Sie länger als zwei Wochen Schlaftabletten oder Beruhigungsmittel genommen?
3 Haben Sie in diesem Jahr eine Amalgamfüllung bekommen, und/oder haben Sie mehr als vier Füllungen insgesamt?
4 Verteidigen Sie sich, wenn jemand Sie nach Ihrem Medikamentengebrauch fragt?
5 Haben Sie länger als ein Jahr Pillen zur Empfängnisverhütung genommen?
6 Nehmen Sie andere Medikamente, als Ihr Arzt Ihnen rät?
7 Haben Sie sich selbst durch den Gebrauch von Medikamenten in Verlegenheit oder Verwirrung gebracht?
8 Werden Sie von Ihren Medikamenten abhängig?
9 Finden Sie Ausreden, um ein bestimmtes Mittel weiterzunehmen?
10 Haben Sie vielleicht Probleme mit Medikamenten?

Wenn Sie die Fragen 6 bis 10 mit JA beantwortet haben, nehmen Sie ärztliche Hilfe in Anspruch. Wenn Sie Frage 3 mit JA beantwortet haben, lesen Sie Seite 117. Bei mehr als 9 Punkten lesen Sie Seite 97 und 183.

Achtung: Wenn die Gesamtpunktzahl in diesen vier Abschnitten (Alkoholkonsum, Rauchen, Koffein, Medikamente) 20 Punkte übersteigt, gehen Sie über zum Eingeschränkten Diät-Entgiftungsprogramm auf Seite 86 (siehe Erklärung auf S. 56).

Umgebung

Beantworten Sie die Fragen auf dieser Seite mit JA oder NEIN. Geben Sie sich 3 Punkte für JA, wenn nicht anders angegeben.

■ Schadstoffe am Arbeitsplatz

1 Kommen Sie in Berührung mit oder in die Nähe von giftigen Chemikalien oder industriellen Nebenprodukten, oder arbeiten Sie in einem von Smog belasteten Gebiet oder in einer Zahnarztpraxis?
2 Ist Ihr Arbeitsplatz klimatisiert, zentralbeheizt, oder hat er doppelte Verglasung?
3 Arbeiten elektrische oder elektronische Maschinen in Ihrer Nähe?
4 Kommt in der Nähe Ihres normalen Arbeitsplatzes Strahlung zur Anwendung?
5 Befinden sich über Ihrem Arbeitsplatz Hochspannungsleitungen?
6 Kommen Sie durch Ihre Arbeit täglich in Berührung mit Reinigungsmaterialien?
7 Haben Ihre Kollegen sich beklagt, daß das Gebäude krank mache?
8 Arbeiten Sie in irgendeiner Form mit giftigen Metallen oder Asbest?

Wenn Sie einmal mit JA geantwortet haben, sollten Sie täglich ein halbes Gramm Vitamin C einnehmen. Auf den Seiten 113 bis 114, 121 und 126 finden Sie Ratschläge für den Umgang mit Schadstoffen. Lesen Sie für Frage 8 Seite 117.

■ Schadstoffe zu Hause

1 Hat Ihr Haus/Wohnung Klimaanlage, Zentralheizung und/oder Doppelfenster?
2 Sind die Wände mit Schaum isoliert?
3 Haben Sie Möbel, die mit synthetischen Materialien gepolstert sind?
4 Sind Ihre Wasserleitungen aus Blei oder Kupfer? (Wenn JA, 2 Punkte; 3 Punkte, wenn Sie außerdem weiches Wasser haben.)
5 Gehen Sie jeden Tag mit normalen Haushaltsreinigern und Politurmitteln um?
6 Gibt es in Ihrer Gegend viel Granit oder unterirdische Wasservorkommen, und/oder ist Ihr Haus größtenteils aus Stein oder Beton gebaut?
7 Haben Sie innerhalb der letzten sechs Monate die Innenräume renoviert; leben Sie in einer smogbelasteten Gegend?

Wenn Sie einmal oder öfter mit JA geantwortet haben, nehmen Sie täglich ein halbes Gramm Vitamin C. Hinweise auf Seite 113 bis 126.

■ Reisen

1 Fliegen Sie pro Jahr mehr als einmal (Rückflug)? (Wenn JA, 1 Punkt.)
2 Machen Sie mehr als einmal pro Jahr Transkontinentalflüge? (Wenn JA, 3 Punkte.)
3 Fahren Sie durchschnittlich mehr als 100 Kilometer Auto pro Tag? (1 Punkt, wenn auf dem Land, 3 Punkte in der Stadt.)
4 Benutzen Sie viermal pro Woche oder öfter öffentliche Verkehrsmittel?
5 Sind Sie in einem Stadtzentrum an den meisten Tagen mehr als 30 Minuten lang im Freien aktiv?

Wenn Sie mehr als 3 Punkte haben, setzen Sie Ihren Körper Umweltgiften und Oxydanzien aus. Lesen Sie Seite 28 bis 39 und 113 bis 126.

■ Freizeit

1 Schwimmen Sie mehr als einmal pro Woche in gechlortem Wasser?
2 Bewegen Sie sich öfter als zweimal pro Woche jeweils länger als 30 Minuten lang auf Stadtstraßen?
3 Treiben Sie Motorsport?
4 Sind Sie Hobbymaler?
5 Wenn Sie Heimwerker sind, benutzen Sie Sprays, Lacke, Farben, Leim, Schleif- oder Poliermaterial, oder atmen Sie Holzstaub, Ziegelstaub oder Dämpfe ein?
6 Warten und reparieren Sie Ihr Auto selbst?
7 Verwenden Sie im Garten chemische Mittel?

Jedes JA erhöht die Schadstoffbelastung, selbst wenn die Tätigkeiten gleichzeitig der Entspannung dienen. Wenn Sie auf Frage 5, 6 oder 7 mit JA geantwortet haben, lesen Sie Seite 28 bis 39 und folgen Sie den Ratschlägen auf Seite 113 bis 126.

Ernährung

Diese Fragen beschäftigen sich mit Ihrer Ernährung und geben Hinweise auf Unausgewogenheiten, schädliche Substanzen und Mängel. Benutzen Sie die Fragen als Leitlinien für die Veränderungen, die Sie vornehmen müssen.

Die Fragen können beantwortet werden mit OFT (mehr als zweimal pro Woche), 3 Punkte; MANCHMAL (weniger als zweimal pro Woche, aber öfter als dreimal pro Monat), 2 Punkte; SELTEN (ein- bis dreimal pro Monat), 1 Punkt; NIE (weniger als einmal pro Monat), 0 Punkte. Einige Fragen geben besondere Anleitungen für die Bewertung.

■ **Unausgewogenheiten**
1 Essen Sie Dosengemüse?
2 Besteht Ihr Frühstück nur aus einem Getränk wie Kaffee, oder frühstücken Sie gar nichts?
3 Essen Sie als Zwischenmahlzeit Chips, Salzstangen, gesalzene/geröstete Nüsse?
4 Essen Sie Fertiggerichte, die man nur aufwärmen oder aufkochen muß?
5 Essen Sie Gefriergemüse?
6 Trinken Sie Diätlimonade oder -cola?
7 Essen Sie in Schnellrestaurants oder Imbissen?
8 Salzen Sie Ihre Mahlzeit bei Tisch nach?
9 Gibt es Tage, an denen Sie kein frisches Obst essen? (Wenn JA, 3 Punkte.)
10 Gibt es Tage, an denen Sie kein frisches oder rohes Gemüse essen? (Bei JA 3 Punkte.)

Versuchen Sie bei mehr als 10 Punkten, Ihre Eßgewohnheiten so zu verändern, daß die Punktzahl auf höchstens 5 Punkte sinkt. Bei über 20 Punkten müssen Sie sich unbedingt gesünder ernähren. Das wird im Lauf des Entgiftungsprogramms klarer.

■ **Fette und Öle**
1 Essen Sie gebratene Speisen?
2 Essen Sie in Butter oder tierischen Fetten gebratene oder geröstete Lebensmittel?
3 Verwenden Sie Fett oder Öl jemals ein zweites Mal zum Kochen oder Braten?
4 Essen Sie Vollfettkäse (Gouda usw.) oder mehr als 15 Gramm Butter oder Margarine täglich?
5 Trinken Sie Vollmilch, oder verwenden Sie Sahne (mehr als einige Tropfen)?
6 Essen Sie Geflügelhaut, gleichgültig, wie sie zubereitet ist?
7 Essen Sie rotes Fleisch?
8 Essen Sie Fleischprodukte?
9 Essen Sie gekaufte Kekse, Gebäck, Kuchen oder Chips?
10 Essen Sie Hirn, Leber, Herz oder Nieren?

Versuchen Sie bei mehr als 10 Punkten, auf 6 Punkte herunterzukommen. Bei mehr als 15 Punkten gefährden Sie Ihre Gesundheit durch übermäßigen Fettkonsum; das Programm wird Ihnen helfen, diesen zu reduzieren. Die Fragen selbst geben Hinweise, welche Veränderungen Sie vornehmen können.

■ **Eiweiß**
1 Essen Sie pro Tag weniger als 90 Gramm tierisches Eiweiß oder weniger als 150 Gramm einer Kombination aus Getreide und Hülsenfrüchten? (Wenn JA, 3 Punkte.)
2 Essen Sie pro Tag mehr als 230 Gramm tierisches Eiweiß?

Wenn Sie Frage 1 mit JA beantwortet haben, bekommen Sie nicht genug Eiweiß. Wenn Sie Vegetarier sind, müssen Sie für die angegebene Kombination sorgen, in jedem Fall aber mindestens die angegebenen Mengen zu sich nehmen.
Wenn Sie Frage 2 mit JA beantwortet haben, reduzieren Sie den Eiweißkonsum, und nehmen Sie täglich 50 mg Vitamin B 6 ein.

■ **Kohlehydrate**
1 Essen Sie pro Tag mehr als zwei Teelöffel Zucker, Honig oder Sirup?
2 Essen Sie Süßigkeiten, oder kauen Sie gezuckerten Kaugummi?
3 Essen Sie Joghurt mit »Fruchtgeschmack« oder Speiseeis?
4 Essen Sie Marmelade auf Brötchen, Brot oder Toast?
5 Verwenden Sie Soßen wie Tomatenketchup, Worcestersauce, braune Soße?

6 Essen Sie lieber weißes Brot, Nudeln und Reis als Vollwertbrot, Vollkornnudeln und Naturreis?
7 Essen Sie zum Frühstück lieber bearbeitete Getreideprodukte, wie Cornflakes, als ungezuckertes Müsli oder Haferflocken?
8 Essen Sie süßen Nachtisch?
9 Trinken Sie regelmäßig Cola oder Limonade?
10 Trinken Sie Obstsaft (frisch oder aus der Dose)?
11 Essen Sie getrocknetes Obst?
12 Essen Sie Dosenobst?

Schränken Sie bei mehr als 12 Punkten den Zuckerverbrauch ein, nehmen Sie täglich ein Gramm der Aminosäure L-Glutamin zu sich, und trinken Sie gegen den Zuckerhunger zwischen den Mahlzeiten Wasser.
Beantworten Sie die folgenden Abschnitte mit JA oder NEIN. Wenn nicht anders angegeben, 3 Punkte für JA und 0 Punkte für NEIN.

■ **Schadstoffe**
1 Trinken Sie pro Tag mehr als anderthalb Gläser Wein, einen halben Liter Bier oder hochprozentigen Alkohol?
2 Trinken Sie pro Tag mehr als eine Tasse Kaffee (auch entkoffeiniert)?
3 Trinken Sie pro Tag mehr als eine Tasse Tee?
4 Essen oder trinken Sie Schokolade?
5 Trinken Sie Leitungswasser, oder verwenden Sie es zum Tee- und Kaffeekochen, oder zum Kochen?
6 Essen Sie gegrillte Speisen?
7 Können Sie garantieren, daß Ihr Gemüse biologisch angebaut wurde? (Wenn NEIN, 3 Punkte.)
8 Können Sie garantieren, daß Fleisch/Geflügel/Eier aus Freilandhaltung stammen und keine Hormone/Antibiotika enthalten? (Wenn NEIN, 3 Punkte.)
9 Können Sie garantieren, daß Ihre Lebensmittel alle frei von Farb- und Geschmacksstoffen sind? (Wenn NEIN, 3 Punkte.)
10 Schälen Sie Obst immer vor dem Verzehr? (Wenn NEIN, 3 Punkte.)
11 Entfernen Sie die äußeren Blätter von Blattgemüse? (Wenn NEIN, 3 Punkte.)
12 Schrubben und schälen Sie alle nichtbiologischen Wurzelgemüse? (Wenn NEIN, 3 Punkte.)

Versuchen Sie bei mehr als 15 Punkten, auf 8 oder weniger zu reduzieren. Bei mehr als 20 Punkten nehmen Sie zusätzlich L-Zystein oder Glutathion ein.

■ **Mangelerscheinungen**
(möglicher Mangel in Klammern)
1 Fallen Ihnen Haare aus, und werden sie sehr dünn und brechen leicht? (Eiweiß)
2 Blutet Ihr Zahnfleisch beim Zähneputzen? Heilen Wunden und Schnitte langsam? (Vitamin C und/oder Zink)
3 Ist Ihre Zunge oder Zungenspitze sehr rot, wund oder sehr empfindlich gegen Hitze? (Vitamin-B-Komplex)
4 Ist Ihr Geschmacks- oder Geruchssinn schwach ausgeprägt, oder haben Sie weiße Flecken auf den Nägeln? (Zink)
5 Sind Sie blaß, leicht müde, und ist das Weiß Ihrer Augäpfel bläulich? (Eisen und/oder Vitamin C)
6 Erinnern Sie sich beim Aufwachen an Ihre Träume? (Vitamin B 6)
7 Haben Sie nachts Krämpfe? (Kalzium und/oder Magnesium)
8 Können Sie in der Dämmerung schlecht sehen? (Vitamin A)
9 Haben Sie an Ellbogen oder Knien sehr rauhe, trockene Haut? (Vitamin A)
10 Blutet es lange, wenn Sie sich geschnitten haben, oder haben Sie oft Nasenbluten? (Vitamin K oder C)

Jedes JA in diesem Abschnitt weist auf mögliche Mängel in der Ernährung hin, die im Laufe des Entgiftungsprogramms ausgeglichen werden sollten. Nehmen Sie bei mindestens einem JA täglich ein gutes Multivitamin-/Multimineralpräparat.

Krankheiten

■ **Checkliste für Diabetes**

Beantworten Sie die Fragen folgendermaßen: Häufig oder meist zutreffend: JA (3 Punkte); dreimal im Monat oder öfter: MANCHMAL (2 Punkte); weniger als dreimal im Monat, aber öfter als dreimal im Jahr: SELTEN (1 Punkt); weniger als das: 0 Punkte.

Haben Sie eine der folgenden Veränderungen an sich bemerkt?
1. Sind Sie ohne offensichtlichen Grund extrem durstig?
2. Lassen Sie häufiger Wasser, ohne aber eine Blaseninfektion zu haben?
3. Hat Ihr Appetit zugenommen, ohne daß Ihre Aktivitäten sich verändert hätten?
4. Haben Sie (in Verbindung mit einem der obigen Punkte) stark abgenommen, ohne eine Schlankheitskur zu machen?
5. Sind Sie oft ohne Grund (spät abends usw.) sehr müde, und zeigt sich außerdem eines der obigen Symptome?

Wenn Sie Frage 1 oder 2 oder zwei der Fragen mit JA beantwortet haben, suchen Sie einen Arzt auf. Beginnen Sie vorher weder mit einer Diät noch mit Aerobicübungen.

■ **Checkliste für Hypoglykämie**

Sie ist das Gegenteil von Diabetes, aber oft Ergebnis ähnlicher Ernährungsmuster. Beantwortung und Bewertung wie bei Diabetes.
1. Sind Sie morgens vor dem Frühstück sehr müde?
2. Fühlen Sie sich nervös, schwindlig oder zittrig, wenn Sie eine Mahlzeit verpassen oder nicht naschen können, und verbessert sich dieser Zustand durch das Essen?
3. Haben Sie Verlangen nach Süßem?
4. Sind Sie abhängig von Stimulanzien wie Kaffee, Tee, Cola, Schokolade, Alkohol oder Zigaretten?

Wenn Sie eine Frage mit JA oder mehrere mit MANCHMAL beantwortet haben, haben Sie vielleicht Hypoglykämie. Das Programm wird sehr hilfreich sein, aber essen Sie wenig und öfter, bis zu sechsmal am Tag. Nehmen Sie täglich sechs Hefetabletten (Chrom zur Unterstützung des Zuckerstoffwechsels) zu den Mahlzeiten ein (außer bei hoher Punktzahl im Candida-Abschnitt). Wenn Sie zwei oder mehr Fragen mit JA beantwortet haben, lassen Sie sich von Ihrem Arzt beraten, bevor Sie mit dem Programm beginnen.

■ **Checkliste für Candida**
1. Haben Sie einmal länger als acht Wochen Antibiotika genommen oder viermal oder öfter über einen kürzeren Zeitraum hinweg?
2. Sind Sie jemals mit Steroiden behandelt worden?
3. Haben Sie jemals für ein Jahr oder länger die Pille genommen?
4. Waren Sie mehr als einmal schwanger (nicht unbedingt ausgetragen)?
5. Hatten Sie Vaginal- oder Mundschleimhautentzündungen?
6. Hatten Sie Endometriose, ständige oder wiederkehrende Entzündungen der Blase, Vagina oder Prostata?
7. Hatten Sie Pilzinfektionen der Haut oder der Nägel (z. B. Dermatophytose der Füße)?
8. Haben Sie verschiedene Allergien, oder tritt Überempfindlichkeit beispielsweise bei Parfüm, Chemikalien, Tabakrauch auf?
9. Leiden Sie häufig unter langanhaltenden Verdauungsstörungen?
10. Haben Sie Verlangen nach Süßem oder Alkohol, und verstärken sich bestimmte Symptome (z. B. Blähungen) oft nach dem Essen?

Wenn Sie bei den ersten vier Fragen mindestens einmal und bei den letzten sechs zweimal mit JA geantwortet haben, wuchert bei Ihnen wahrscheinlich Candida albicans.
Lassen Sie sich von einem Arzt beraten, was Sie dagegen tun können, und berücksichtigen Sie im Programm die Warnungen vor Nahrungsmitteln, die Sie vermeiden müssen.

■ **Herzkreislauferkrankungen**

Wenn Sie über vierzig Jahre alt sind, sollten Sie sich körperlich durchchecken lassen, bevor Sie mit dem Aerobicteil des Programms beginnen. Beantworten Sie die Fragen folgendermaßen: JA (3 Punkte), wenn die geschilderten Symptome einmal pro Woche oder öfter auftreten; MANCHMAL (2 Punkte), wenn seltener als einmal pro Woche, aber mindestens dreimal im letzten Monat; SELTEN (1 Punkt), wenn seltener als das, aber mindestens sechsmal im letzten Jahr.

1 Fühlen Sie bei Anstrengungen (Gehen, Treppensteigen) Taubheit oder Prickeln im Arm, treten Erstickungsgefühle oder Steifheit im Nacken, Druckgefühl in Brust oder Kehle, Schmerz in Kiefern, Kehle, Nacken, Schultern oder Armen auf?
2 Leiden Sie unter starker Kurzatmigkeit, verbunden mit Ohnmachtsanfällen, Schwäche- und/oder Erschöpfungszuständen, oder haben Sie Atembeschwerden, wenn Sie sich hinlegen (oft in Verbindung mit geschwollenen Knöcheln oder Füßen)?
3 Haben Sie plötzlich Herzklopfen, Atemnot, Schmerzen in der Brust und/oder Ohnmachtsanfälle, ohne daß Sie sich irgendwie angestrengt hätten?

Wenn Sie auf eine dieser Fragen mit JA, MANCHMAL oder SELTEN geantwortet haben, sollten Sie zum Arzt gehen, bevor Sie mit dem Entgiftungsprogramm beginnen.

■ **Schwangerschaft**

Wenn Sie schwanger sind, lassen Sie sich von Ihrem Arzt beraten, bevor Sie den Aerobic- oder Ernährungsteil des Entgiftungsprogramms angehen.

Allergien und Vergiftungen

Mit Hilfe dieser Fragen können Sie erkennen, ob Sie das Entgiftungsprogramm langsam beginnen müssen, weil Sie unter einer Allergie oder Überreaktion auf giftige Substanzen leiden. Allergische Reaktionen treten normalerweise unregelmäßig und unvorhersehbar auf, Reaktionen auf Schadstoffe dagegen dauernd oder in regelmäßigen Abständen. Machen Sie drei Spalten, eine für JA – unregelmäßig –, eine für JA – dauernd – und eine für NEIN.

1 Haben Sie dunkle Ringe unter den Augen?
2 Läuft Ihre Nase, oder ist sie verstopft?
3 Haben Sie Fieber oder Asthma?
4 Sind Ihre Augen oft rot oder entzündet?
5 Haben Sie Geräusche im Kopf?
6 Fällt Ihnen das Haar büschelweise aus?
7 Schwitzen Sie sich nachts naß, unabhängig von der Temperatur?
8 Haben Sie normalerweise wenig Appetit?
9 Fühlen Sie sich manchmal unnatürlich schläfrig?
10 Haben Sie Blut im Stuhl?
11 Haben Sie Leber- oder Gallenblasenprobleme, oder hatten Sie Gelbsucht?
12 Fällt es Ihnen schwer, sich zu konzentrieren oder zu denken?
13 Schmerzen Ihre Gelenke, oder sind sie entzündet oder geschwollen?
14 Fühlen Sie sich depressiv und erschöpft, und verschwinden diese Gefühle am Wochenende oder in den Ferien?
15 Leiden Sie unter Hautreizungen, Jucken, Ausschlägen oder Nesselfieber?
16 Bekommen Sie ohne ersichtlichen Grund starke Kopfschmerzen?
17 Wird Ihnen häufig schwindlig, oder werden Sie ohnmächtig?
18 Haben Sie das Interesse an Sexualität verloren (unabhängig von emotionalem Streß)?
19 Tränen Ihre Augen oft ohne ersichtlichen Grund?

20 Fühlen Sie sich meist angespannt und nervös?
21 Haben Sie beim Urinieren Schmerzen oder andere Probleme?
22 Haben Sie Juckreiz in Nase und Mund?
23 Sind Sie zeitweise unerklärlich erschöpft, ohne daß Ausruhen hilft?
24 Hält man Sie (oder halten Sie sich selbst) für kränklich?
25 Haben Sie häufig Nasenbluten?
26 Haben Sie starkes Untergewicht?
27 Haben Sie starkes Übergewicht?
28 Haben Sie einen metallischen Geschmack im Mund?
29 Sind Sie jemals wegen Krebs behandelt worden?
30 Hatten Sie als Kind jemals rheumatisches Fieber?
31 Leiden Sie unter einer psychiatrischen Erkrankung, die behandelt wird?
32 Sind Sie wegen irgendeiner chronischen Erkrankung in Behandlung?
33 Ist Ihnen nach dem Essen übel, und brechen Sie häufig?
34 Haben Sie chronische Verstopfung?
35 Sind Sie nach körperlicher Aktivität ganz und gar erschöpft?
36 Fühlen Ihre Hände und Füße sich taub oder zittrig an?
37 Hält man Sie für überaktiv, unfähig zum Stillsitzen?
38 Haben Sie Muskelkrämpfe und/oder Muskelticks?
39 Haben Sie entweder Geschmackssinn oder Geruchssinn verloren?
40 Haben Sie schwere, eitrige Akne?

3 Punkte für jedes JA. Bei insgesamt mehr als 15 Punkten beginnen sie mit dem Eingeschränkten Programm, Seite 86. Fangen Sie erst mit dem intensiveren Entgiftungsprogramm an, wenn Ihre Punktzahl unter 15 liegt.

Wenn Ihre Antworten eine Allergie vermuten lassen, gehen Sie vor dem Beginn eines Programms zum Arzt. Bei einer toxischen Reaktion folgen Sie den Ratschlägen auf Seite 113 bis 130.

Vielleicht treten auch verwandte Probleme wie Müdigkeit, Verwirrung, Konzentrationsschwäche, Harnverhaltung, Gewichtsschwankungen, Muskel- und Gelenkschmerzen, wiederkehrendes Herzjagen, Verdauungsstörungen oder Hautreaktionen (Nesselfieber) auf.

Wenn Sie Frage 30 oder 35 mit JA beantwortet haben, machen Sie ohne ärztliche Erlaubnis keine Aerobicübungen, folgen Sie aber dem Rest des Programms.

Wenn Sie auf Frage 13 mit JA geantwortet haben, vermeiden Sie anstrengende körperliche Bewegungen, bis Sie sich von einem Arzt oder Heilpraktiker haben beraten lassen.

Wenn Sie Frage 15 mit JA beantwortet haben, seien Sie beim Trockenbürsten vorsichtig, um Haut oder Krampfadern nicht zu reizen.

Wenn Sie Frage 10 mit JA beantwortet haben, verwenden Sie keine Klistiere, und suchen Sie den Arzt auf.

Wenn Sie Frage 11 mit JA beantwortet haben, beginnen Sie mit dem Eingeschränkten Programm, Seite 86, da die intensiveren Programme Ihre Leber belasten könnten. Verwenden Sie Kaffeeklistiere (Seite 182), falls Ihnen schlecht ist.

Wenn Sie Frage 21, 29, 31 oder 32 mit JA beantwortet haben, führen Sie ohne die Zustimmung Ihres Arztes weder eine Diät noch den Aerobicteil des Programms durch. Alles andere ist erlaubt.

TEIL ZWEI

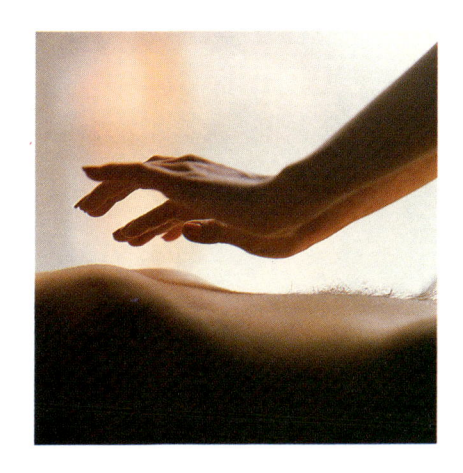

ENTGIFTUNG

Welches Programm?

Nun haben Sie die Fragebogen durchgearbeitet und ALLE Fragen beantwortet, so daß Sie in der Lage sind, die Ergebnisse sowohl im einzelnen als auch insgesamt zu betrachten:
☐ Sie haben an Stellen, wo Ihre Antworten bestimmte Abhilfemaßnahmen nötig machten, vor Ort Ratschläge erhalten; manchmal haben Sie auch Ratschläge bekommen, wenn Gruppen von Antworten zu Zwischenergebnissen führten (siehe Kasten auf S. 57). Beachten Sie auf jeden Fall immer die Hinweise, wann Sie ärztlichen Rat einholen und welches Programm Sie wählen sollen. Sie tun es für Ihre Gesundheit.
☐ Sie können jetzt aus den Ergebnissen aller Fragebogen eine Gesamtpunktzahl ermitteln.

Diese Gesamtpunktzahl leitet Sie bei der Entscheidung, wo Sie mit der Reinigung beginnen sollen. Sie können jetzt eine Vorauswahl unter drei Diät-Entgiftungsprogrammen – Zehn Tage, Dreißig Tage oder Eingeschränkt – und einem Grundprogramm Körperarbeit treffen. Das ist nicht so kompliziert, wie es auf den ersten Blick erscheint.

Wenn Ihre Gesamtpunktzahl mehr als 135 Punkte beträgt, müssen Sie zuerst das Eingeschränkte Diät-Entgiftungsprogramm auf Seite 86 einen Monat lang anwenden und dann erneut die Fragebogen durcharbeiten. Nur wenn Sie dann weniger als 135 Punkte haben, sollten Sie mit dem Zehn-Tage- oder dem Dreißig-Tage-Diät-Entgiftungsprogramm beginnen. Diese Vorsichtsmaßnahme ist nötig, weil das Ausmaß der Schadstoffbelastung in Ihrem Leben so groß ist, daß der Entgiftungsprozeß mit besonderer Sorgfalt in zwei Stufen vorgenommen werden muß. Wenn Sie weniger als 135 Punkte haben, können Sie unbesorgt die zweite Stufe angehen. Das intensive Zehn-Tage-Diät-Entgiftungsprogramm auf Seite 74 verlangt, daß Sie während dieser Zeit nicht arbeiten, sich ausruhen können und nicht Auto fahren. Wenn das nicht möglich ist oder Sie es nicht so gern wollen, wählen Sie das ruhigere Dreißig-Tage-Diät-Entgiftungsprogramm.

Für welches Diät-Entgiftungsprogramm Sie sich auch entscheiden, Sie sollten es mit dem Grundprogramm Körperarbeit, Seite 62, verbinden. Dieses stellt Ihnen die ersten Schritte in Atem- und Entspannungstechniken vor, führt in Hydrotherapie und Dehnungsübungen ein und erläutert, was es mit Aerobic auf sich hat. Sie lernen auch, durch Massage Kreislauf und Lymphsystem anzuregen. Das Grundprogramm bereitet Ihren Körper auf die fortgeschritteneren Methoden der Gesunderhaltung vor (Teil 3).

Das Erhaltungsprogramm schildert Alltagsleben – einen Lebensplan, in dem Ernährung, Bewegungsübungen, Ruhe und mentale Hygiene auf einer akzeptablen Grundlage zusammengestellt sind. Es baut auf der Arbeit auf, die Sie im Zehn-Tage- oder im Dreißig-Tage-Diät-Entgiftungsprogramm und im Grundprogramm geleistet haben.

Folgen Sie in den ersten zehn Tagen der Reinigung dem Grundprogramm; führen Sie dann Techniken aus dem Erhaltungsprogramm ein, lassen Sie aber dessen Meditations- und Visualisierungsmethoden und das autogene Training noch zehn Tage lang weg, bis Sie sich dafür genug entspannen können. Wenden Sie statt dessen die Grundentspannungsmethoden an. Nach dem zwanzigsten Tag stammen alle ergänzenden Körperarbeitstechniken aus dem Erhaltungsprogramm. Die Flußdiagramme auf den Seiten 74 bis 75 und 80 bis 81 helfen Ihnen bei diesen Einzelheiten.

Wenn Sie mit der Eingeschränkten Diät-Entgiftung begonnen haben, werden Sie bei deren Beendigung bereits alle Techniken des Erhaltungsprogramms anwenden können. Fahren Sie damit fort, wenn Sie zu einem intensiveren Diätprogramm übergehen, und kehren Sie **nicht** zum Grundprogramm zurück.

Wir empfehlen, ein- bis zweimal im Jahr die Fragebogen erneut durchzuarbeiten und – falls nötig – wieder eines der Diät-Entgiftungsprogramme durchzuführen. Kehren Sie auch dann nicht zum Grundprogramm zurück, sondern bleiben Sie bei den Techniken des Erhaltungsprogramms.

Drogen Seite 48
Wenn die Gesamtpunktzahl der vier Abschnitte (Alkohol, Rauchen, Koffein und Medikamente) 20 übersteigt, beginnen Sie mit dem Eingeschränkten Diät-Entgiftungsprogramm. Wenden Sie es mindestens sechs Wochen lang an; ermitteln Sie dann erneut Ihre Punktzahl.

Ernährung Seite 50 f.
Die Mängel, mit denen die Symptome zusammenhängen können, sind im Text ausgeführt. Schätzen Sie sie nach der Entgiftung erneut ein. Wo keine Verbesserungen eingetreten sind, brauchen Sie spezielle Ergänzungsstoffe.
Wenn Sie in diesem Abschnitt mehr als 50 Punkte haben, müssen Sie ganz besonders auf Ihre Ernährung achten. Dabei helfen Ihnen die Programme selbst, außerdem geben die Fragen in den einzelnen Abschnitten Hinweise auf spezielle Aspekte Ihrer Vergiftung.

Krankheiten Seite 52 f.
Beginnen Sie bei mehr als 15 Punkten mit dem Eingeschränkten Diät-Ernährungsprogramm auf Seite 86, mit den anderen Programmen erst bei weniger als 15 Punkten.

Krankheiten und Ernährung
Wenn Ihre Gesamtpunktzahl (mit den Punkten für Krankheiten und Ernährung) 135 übersteigt, machen Sie den Anfang mit dem Eingeschränkten Programm, Seite 86. Wenn Sie dann bei einer erneuten Durcharbeitung der Fragebogen unter 135 Punkte kommen, können Sie mit den normalen Programmen beginnen.

Reinigungsvorbereitung

Wahrscheinlich lesen Sie dieses Buch, weil Sie mit Ihrem gegenwärtigen Zustand unzufrieden sind und sich einen Gesundheitszustand wünschen, der es Ihnen erlaubt, Ihre Möglichkeiten voll auszuschöpfen und dadurch mehr Lebensqualität zu erreichen. Trotzdem geraten Sie vielleicht nach einigen Tagen stark in Versuchung, das Entgiftungsprogramm abzubrechen, denn während Ihr Körper versucht, sich von Substanzen zu befreien, die jahrelang in ihm lagerten, erfahren Sie möglicherweise jetzt deren schädliche Auswirkungen, wie Übelkeit, Lethargie oder Grippesymptome. Sie müssen schon sehr motiviert sein, ernsthaft nach besserer Gesundheit streben und eine positive Einstellung zum Programm haben, um feststellen zu können, daß diese Symptome Sprossen auf der Leiter zum Erfolg sind. Fragen Sie sich:

☐ Wissen Sie, warum Sie dies tun?
☐ Wollen Sie so gesund sein wie möglich?
☐ Wollen Sie sich von den giftigen Abfallstoffen befreien, die Ihnen so lange Energie und Vitalität geraubt haben?
☐ Sind Sie es leid, müde und krank zu sein?
☐ Und, vor allem, verstehen Sie, was verlangt wird – was Entgiftung bedeutet?

Wenn ja, lesen Sie in den Programmen selbst weiter. Machen Sie sich startbereit.

Sorgen Sie dafür, daß die Umgebung, in der Sie die Reinigungsprogramme durchführen wollen, angenehm und frei von Schadstoffen ist.

1 Lesen Sie vor Beginn sorgfältig die Anweisungen für die Diät durch, und kaufen Sie alles ein, was Sie dazu benötigen.
2 Fertigen Sie ein Diagramm mit allen Anweisungen samt Zeiten und Einzelheiten an und hängen Sie es an die Wand. Berücksichtigen Sie das Grundprogramm und die Ergänzungsstoffe.
3 Halten Sie guten Lesestoff, Musik und Material für Ihre Hobbys bereit.
4 Bitten Sie Ihre Freunde, nicht anzurufen, oder gehen Sie nicht ans Telefon.
5 Schlafen Sie soviel, wie Ihr Körper verlangt. Es kann überraschend viel sein.
6 Hören Sie Radio, und wählen Sie beim Fernsehprogramm überlegt aus, da negative Bilder Sie durcheinanderbringen können.
7 Stellen Sie einen Ionisator auf, und besorgen Sie sich für die Übungen eine Naturfasermatte oder einen Futon.
8 Vermeiden Sie die Einnahme von Medikamenten, außer wenn es unbedingt notwendig ist (siehe S. 60f.).
9 Führen Sie ein Traumtagebuch, vielleicht ergeben die Träume später einen Sinn.
10 Denken Sie daran, daß Sie etwas sehr Wertvolles für Ihren Körper tun. Sie schaffen eine Oase der Reinigung und Ruhe, in der er regenerieren kann. Ob Sie dieses Ziel erreichen, hängt von Ihnen ab.

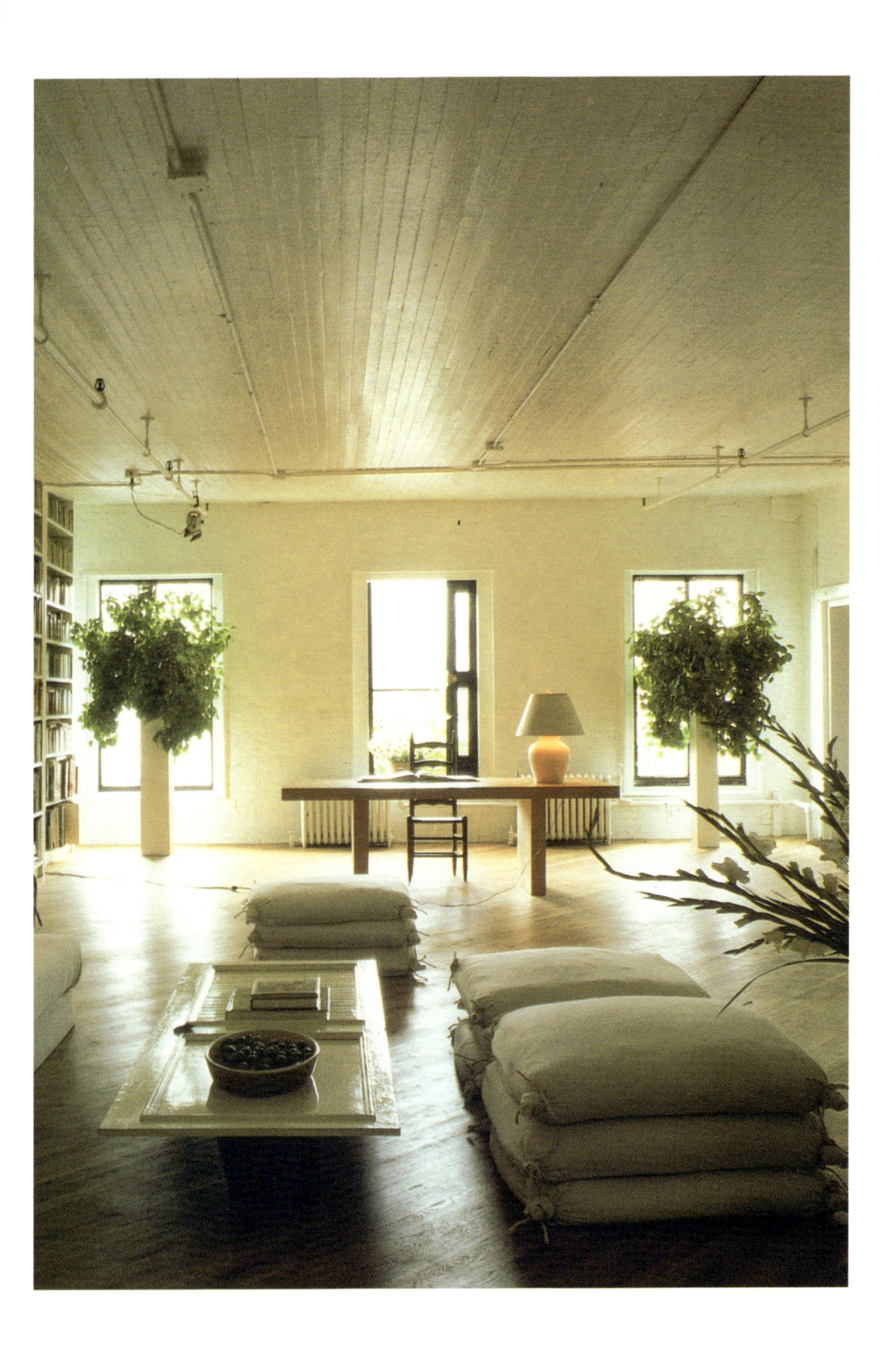

Nebenwirkungen

Während Sie Ihren Körper reinigen, haben die beteiligten Organe mehr zu tun als sonst, und das kann zu einigen harmlosen, aber etwas unangenehmen Symptomen führen. Viele davon sind einfach Anzeichen für den Reinigungsprozeß. Sie können sie aber abschwächen, ohne den Entgiftungsvorgang selbst zu beeinträchtigen. Anzahl und Schwere der Symptome hängen davon ab, wie viele Gifte freigesetzt werden. Wenn der Vergiftungsgrad hoch ist oder eine schnelle Entgiftungsmethode, wie Fasten, gewählt wird, baut der Körper mehr giftige Abfallprodukte ab. Dadurch treten mehr und stärkere Nebenwirkungen auf. Wenn die Schadstoffrückstände sich allmählich reduzieren, verringern sich auch die Symptome, bis sie schließlich ganz verschwinden.

Wenden Sie zur Linderung der Nebenwirkungen die unschädlichen Behandlungsmethoden an, die auf dieser Seite und an anderen Stellen beschrieben sind. Nehmen Sie aber ohne ärztliche Anleitung keine Medikamente ein, auch kein Aspirin, denn während der Reinigung reagiert der Körper auf Medikamente wesentlich heftiger.

Frieren
Weil Sie weniger essen und der größte Teil Ihrer Energie für den Entgiftungsprozeß benötigt wird, frieren Sie schneller als gewöhnlich. Ziehen Sie sich einfach wärmer an, oder heizen Sie mehr. Achten Sie vor allem nach Bewegungsübungen, Hydrotherapie und Bädern oder Duschen darauf, nicht kalt zu werden.

Kopfschmerzen
Zu den häufigsten Nebenwirkungen von Entgiftung und Fasten zählen Kopfschmerzen. Normalerweise treten sie während der ersten 48 Stunden auf. Um sie zu lindern, können Sie Akupressur anwenden (siehe S. 73) und/oder die Massagemethoden (S. 181), und/oder eine kalte Kompresse, und/oder ein Kaffeeklistier (S. 182). Das Kaffeeklistier hilft auch bei »richtigen« Kopfschmerzen und Migräne.

Übelkeit
Vielleicht tritt in den ersten Phasen der Reinigung, vor allem beim Fasten, Übelkeit auf. Eine Untersuchung hat gezeigt, daß man dieses unangenehme Gefühl abschwächen kann, indem man auf einen Punkt oberhalb des Handgelenks drückt (siehe S. 73), und zwar so oft wie nötig jeweils eine Minute lang.

Das Kaffeeklistier wirkt direkt auf die Schadstoffe, die die Übelkeit verursachen (S. 182). Mit seiner Hilfe gelangt der Kaffee direkt zur Leber und regt sie zur Ausscheidung der gifthaltigen Galle an. Das beeinflußt die Leber äußerst positiv und mildert die Symptome. Sie können das Klistier viele Male am Tag anwenden, so lange, bis die Übelkeit nachläßt.

Konzentration
In den frühen Stadien der Entgiftung oder während des Fastens fällt es Ihnen vielleicht schwer, sich längere Zeit zu konzentrieren. Sorgen Sie dafür, daß Sie viel Ruhe haben, hören Sie Musik oder Radio und verbringen Sie wenig Zeit mit Tätigkeiten, die Konzentration erfordern. Fahren Sie vor allem **nicht** Auto, und betätigen Sie keine gefährlichen Maschinen.

■ Verdauung

In den ersten Phasen des Entgiftungsprogramms können bei einigen Menschen Gesundheit und Funktion des Darms beeinträchtigt sein. Machen Sie sich daher keine Sorgen, wenn Sie Durchfall oder Verstopfung bekommen. Nur wenn diese sehr unangenehm werden, sollten Sie etwas dagegen tun und auf diese Weise den Körper zwingen, seinen Anpassungsprozeß zu beschleunigen. Normalerweise wird Ihr homöostatisches System von selbst mit solchen Problemen fertig.

Die regelmäßige Einnahme nützlicher Bakterien, wie *Lactobacillus acidophilus* oder *Bifidusbacterium*, einige Wochen vor Beginn des Entgiftungsprogramms, beugt Reaktionen wie Durchfall oder Verstopfung vor.

■ Verstopfung

Sie kann auftreten, weil der Körper sehr schnell Flüssigkeit verliert (durch Urin oder Schweiß) und die Flüssigkeitszufuhr nicht entsprechend hoch ist, wenn Sie mit der Umstellung Ihrer Ernährungs- und Bewegungsgewohnheiten beginnen. Verstopfung kann aber auch einfach die Folge davon sein, daß Ihr Darm sich an die neue Nahrung gewöhnt.

Folgen Sie den Richtlinien für Flüssigkeitsaufnahme (S. 133), essen Sie langsam, und kauen Sie gründlich. Ihre neue Ernährungsweise sorgt dafür, daß Sie genügend Faserstoffe aufnehmen – und das Problem wird nach wenigen Tagen verschwinden. (Verwenden Sie beim Fasten Klistiere [S. 182].)

■ Durchfall

Es ist nicht ungewöhnlich, daß nach einigen Tagen Reinigung die Verdauung sehr dünn und wäßrig wird. Das sollte Sie nicht beunruhigen, denn es ist normalerweise ein Zeichen für die schnelle Ausscheidung unerwünschter Substanzen. Nehmen Sie zusätzlich Flüssigkeit in Form von Mineralwasser oder Kaliumbrühe (S. 76) zu sich. Wenn der Durchfall länger als drei Tage anhält, sollten Sie einen Arzt konsultieren.

Gewichtsverlust
Wenn Sie weniger Nahrung zu sich nehmen, verlieren Sie wahrscheinlich an Gewicht. In den frühen Stadien wird überschüssige Flüssigkeit ausgeschieden, so daß Sie am ersten Tag mehrere Pfunde auf einmal verlieren können. Danach jedoch nehmen Sie langsamer ab. Während Sie allmählich frei von Giften und gesund werden, pendelt Ihr Gewicht sich so ein, daß es Ihrem Körpertyp, Energieverbrauch und Alter entspricht.

Hautausschläge
Während der Reinigung werden große Mengen von Abfallstoffen über die Haut ausgeschieden. Das kann anfangs zu Flecken und Ausschlägen führen. Gehen Sie mit sorgfältiger Körperpflege dagegen an: Häufiges Baden und Wechseln der Unterwäsche, Abreibungen (S. 66), Salzglut (S. 161), Bäder mit Hafermehl und ätherischen Ölen (S. 162), Moorbäder (S. 163), Gesichtsdampfbäder oder Tonerdemasken (S. 165) helfen, die Haut zu beruhigen und die Poren zu öffnen.

Aminosäuren für Vegetarier

Vegetarier sind insgesamt gesünder als Menschen, die Fleisch essen. Das erreichen sie aber nur, wenn sie sehr sorgfältig darauf achten, daß sie genügend Eiweißgrundstoffe (Aminosäuren) aus Gemüse oder Milchprodukten aufnehmen (siehe S. 85). Vegetarier sind wahrscheinlich nicht so stark durch schädliche Rückstände aus Lebensmitteln belastet, haben aber weniger Reserven an Fett und Eiweiß als Fleischesser. Nehmen Sie daher, wenn Sie Vegetarier sind und normales Gewicht oder leichtes Untergewicht haben, täglich 10 bis 15 Gramm einer ausgewogenen Zusammensetzung des gesamten Spektrums der freien Aminosäuren zu sich. Diese Ergänzungsstoffe sollten mindestens die acht essentiellen Aminosäuren und idealerweise alle zwanzig Aminosäuren enthalten, die der Körper zur Eiweißherstellung benötigt. Nehmen Sie sie zwischen den Mahlzeiten mit Wasser ein.

Grundprogramm

Gleichgültig, welches Diät-Entgiftungsprogramm für Sie angezeigt ist, Sie müssen es vervollständigen, indem Sie mit der Ausübung einiger grundlegender Techniken beginnen. Dazu gehören Atmung (S. 63), Entspannung (S. 64), Hydrotherapie (S. 66), Dehnung (S. 68), Aerobicübungen (S. 70) und Massage (S. 71).

Auf den folgenden Seiten werden diese Methoden in allen Einzelheiten vorgestellt, und es ist sehr wichtig, daß Sie alle sorgfältig anwenden und in jedem Fall den Richtlinien folgen, bevor Sie schließlich zu den fortgeschritteneren Techniken im Erhaltungsprogramm (Teil 3) übergehen. Die Bedeutung dieser miteinander verbundenen Methoden und Verfahren wird um so klarer, je weiter Sie im gesamten Entgiftungsprogramm vorankommen.

In jedem Fall sind körperliche Entgiftungsmethoden, wie Hydrotherapie oder Massage, wertvoll, hauptsächlich als Unterstützung zur Verminderung psychischer und physischer Spannungen, die den Entgiftungsprozeß behindern.

In den meisten Fällen ist zur Vermeidung von übermäßigem körperlichem Streß ein stufenweises Vorgehen angebracht. Um ein Beispiel zu geben: Sie werden merken, daß Sie als Vorbereitung auf die Tiefenentspannung, die selbst wiederum Voraussetzung für die Meditation ist, zuerst lernen müssen, frei und tief zu atmen. So sollten Sie, wenn Sie die Aerobicübungen sowohl für die psychische als auch für die physische Entgiftung nutzen wollen, nicht nur den entsprechenden Anleitungen folgen, sondern auch regelmäßig die angegebenen Dehnungsübungen ausführen.

Ziele der Entgiftung sind Gesundheit und Wohlbefinden. Bereits zu Beginn Ihres Wegs sollten Sie diese Ziele deutlich vor Augen haben. Die Methoden und Übungen des Grundprogramms gehören zu den unerläßlichen ersten Schritten. Aber haben Sie Mut: Der Weg ist gut ausgeschildert, und die Beschreibung halten Sie in der Hand.

Atmung

Wenn Sie lernen, sich auf Ihre Atmung zu konzentrieren, kann Ihnen das in mehrfacher Hinsicht nützen. Atem reichert das Blut mit Sauerstoff an und trägt zur Ausscheidung von Abfallstoffen bei. Er spielt daher eine wichtige Rolle bei der chemischen Entgiftung, hilft aber auch bei der Lösung von emotionalen und durch Streß hervorgerufenen Spannungen.

Wenn die Atmung nicht rhythmisch und langsam vor sich geht, kann man sich nicht entspannen, weder körperlich noch geistig. Die meisten Menschen nutzen nur einen Teil ihrer Atemkapazität, und viele atmen sehr schlecht, was gesundheitliche Probleme nach sich ziehen kann. Die Übungen hier (und die Dehn- und Aerobicübungen auf S. 68 bis 70) fördern die normale Atmung. Sie sind zwar einfach, dienen aber zur Vorbereitung der Übungen im Erhaltungsprogramm und unterstützen die Entspannung.

Versuchen Sie, die Atemübungen regelmäßig durchzuführen, möglichst zweimal am Tag, etwa vor zwei der Mahlzeiten. Auf diese Weise werden sie Teil Ihrer täglichen Routine. Machen Sie die Übungen, wenn irgend möglich, in frischer Luft; wenn Sie im Zimmer sind, öffnen Sie die Fenster. Tragen Sie Kleidung, die nicht einengt, damit Rippen und Brustmuskeln sich ausdehnen können.

Atemübungen
Machen Sie Ihre Atemübungen mindestens einmal, möglichst zweimal täglich, jeweils mindestens fünf Minuten lang. Führen Sie sie in ruhiger Atmosphäre durch, damit Sie neben den Vorteilen der tiefen Atmung auch die Gelegenheit zur Entspannung haben. Atmen Sie immer durch die Nase ein und durch den Mund aus, und wiederholen Sie jede Übung fünfzehnmal. Ruhen Sie sich danach einige Minuten lang aus, damit Ihnen nicht schwindlig wird.

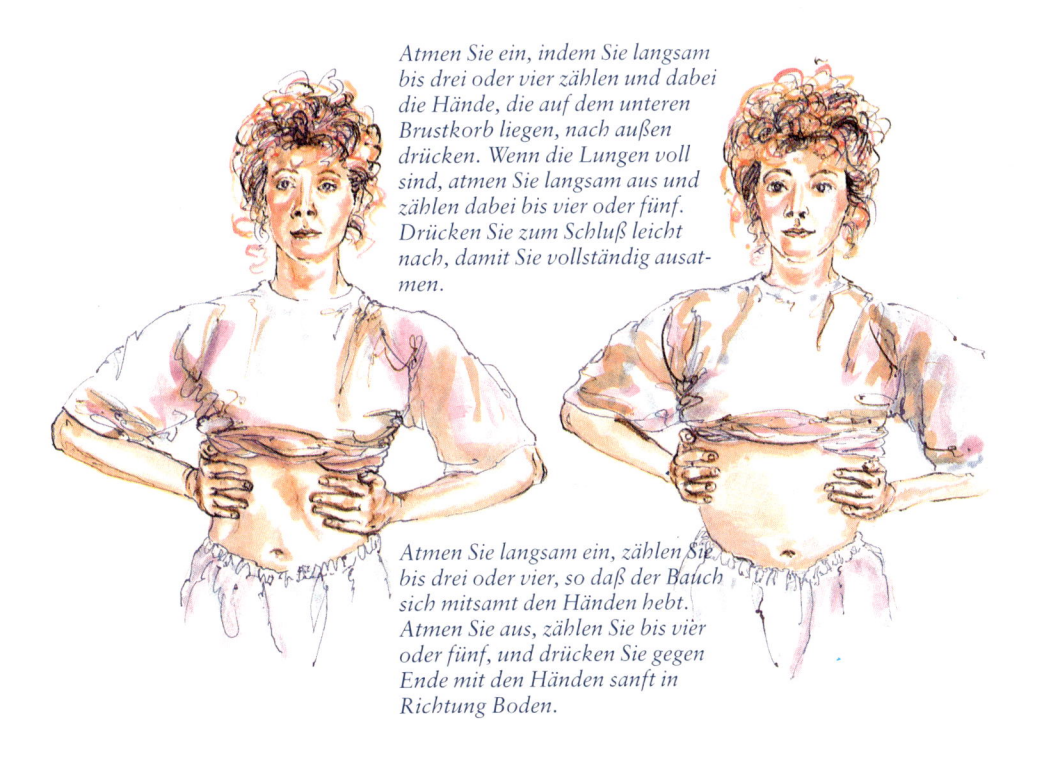

Atmen Sie ein, indem Sie langsam bis drei oder vier zählen und dabei die Hände, die auf dem unteren Brustkorb liegen, nach außen drücken. Wenn die Lungen voll sind, atmen Sie langsam aus und zählen dabei bis vier oder fünf. Drücken Sie zum Schluß leicht nach, damit Sie vollständig ausatmen.

Atmen Sie langsam ein, zählen Sie bis drei oder vier, so daß der Bauch sich mitsamt den Händen hebt. Atmen Sie aus, zählen Sie bis vier oder fünf, und drücken Sie gegen Ende mit den Händen sanft in Richtung Boden.

Entspannung

Wir wissen inzwischen, daß der Geist das Immunsystem, die Abwehrkräfte des Körpers, beherrscht. Um den Körper zu reinigen, ist es nötig, daß auch der Geist ruhig wird. Der erste Schritt dazu ist die Entspannung der Muskeln. Die meisten von uns halten ihre Muskeln unbewußt in einem unnötigen Spannungszustand. Dies verhindert, daß der Geist wirklich zur Ruhe kommt, und weil die Muskeln mehr Energie verbrauchen als jedes andere System des Körpers, entsteht eine große Energieverschwendung, die zu Symptomen wie Müdigkeit, Steifheit und Schmerzen führen kann.

Bei den folgenden Übungen sollen Sie nach und nach alle Bereiche Ihres Körpers erst stark anspannen und dann entspannen und dem Unterschied zwischen diesen beiden Vorgängen nachspüren. Wenn man einen Muskel stark zusammenzieht, ist er aufgrund von Aktivitäten des Nervensystems danach entspannter, als er vor der Kontraktion war. Der Sinn dieser Übungen ist, daß Sie ein Gefühl für tiefe Entspannung bekommen und so lernen, sich in diesen Zustand zu versetzen. Sie dienen auch der Vorbereitung auf die fortgeschrittenen Entspannungstechniken des Erhaltungsprogramms (S. 102).

Fortschreitende Entspannung
Führen Sie diese Übungen jeden Tag zur gleichen Zeit in einem warmen Raum mit ruhiger Atmosphäre durch. Tragen Sie bequeme Kleidung.
Die Bildunterschriften erläutern die Reihenfolge und wie man jeden Bereich anspannt, aber nicht jedesmal die Technik von Spannung und Entspannung.
Diese Technik besteht darin, den beschriebenen Bereich erst fünf Sekunden lang stark anzuspannen, dies dann einige Sekunden lang noch zu verstärken, um dann ganz loszulassen. Genießen Sie anschließend fünf Sekunden lang das Entspannungsgefühl. Diese Technik muß bei jedem Teil der Übungsfolge angewendet werden, immer dann, wenn Sie an einem bestimmten Bereich arbeiten.

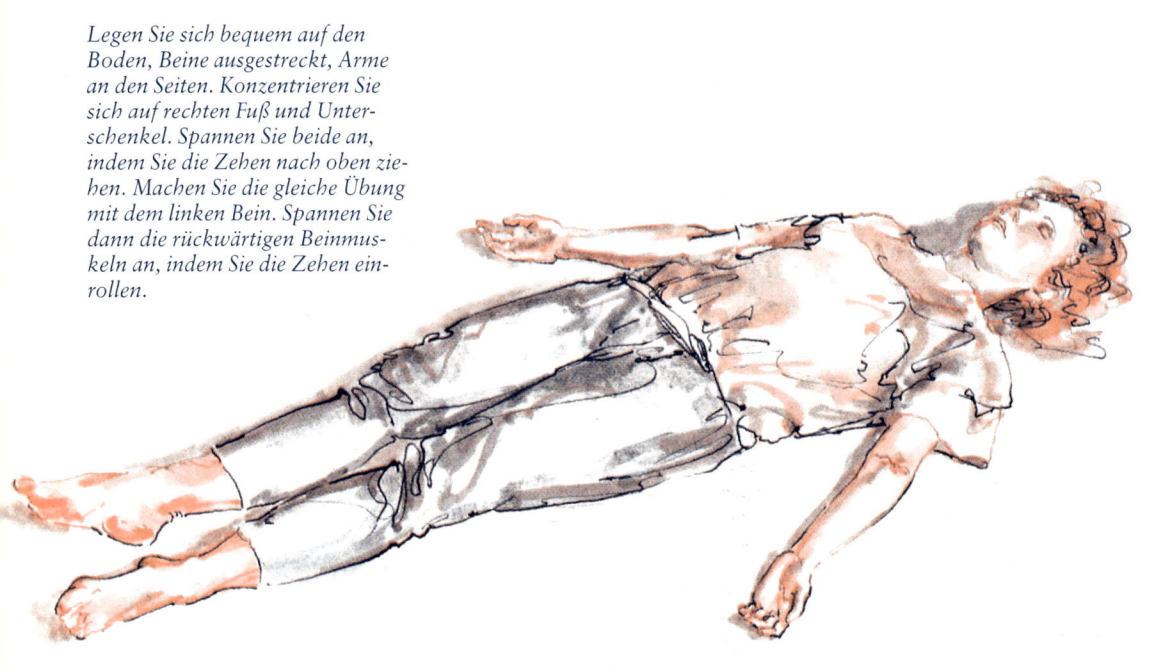

Legen Sie sich bequem auf den Boden, Beine ausgestreckt, Arme an den Seiten. Konzentrieren Sie sich auf rechten Fuß und Unterschenkel. Spannen Sie beide an, indem Sie die Zehen nach oben ziehen. Machen Sie die gleiche Übung mit dem linken Bein. Spannen Sie dann die rückwärtigen Beinmuskeln an, indem Sie die Zehen einrollen.

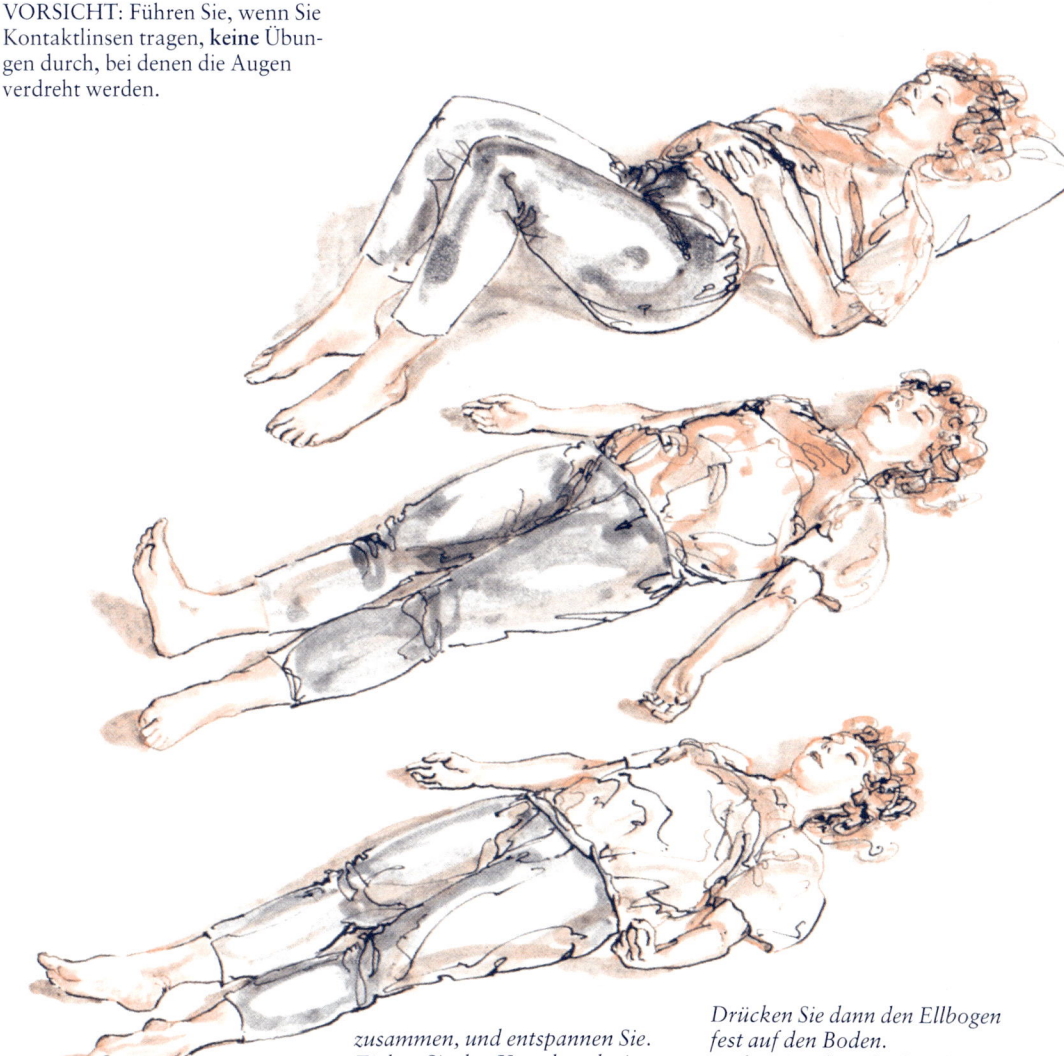

VORSICHT: Führen Sie, wenn Sie Kontaktlinsen tragen, **keine** Übungen durch, bei denen die Augen verdreht werden.

Spannen Sie die Muskeln um die Kniescheibe herum stark an, als wollten Sie sie zur Hüfte hochziehen. Spannen Sie dann die Muskeln hinter dem Knie an, indem Sie es auf den Boden drücken. Machen Sie das mit beiden Beinen.
Ziehen Sie die Gesäß- und Oberschenkelmuskeln, die Ihr Bein zur Hüfte hinziehen, stark an, nacheinander rechts und links. Stoßen Sie dann die Beine von sich fort.
Pressen Sie die Pobacken fest zusammen, und entspannen Sie.
Ziehen Sie den Unterbauch ein, entspannen Sie; drücken Sie ihn nach oben. Pressen Sie den unteren Rücken fest auf den Boden, wölben Sie ihn dann zur Decke hoch. Arbeiten Sie mit dem Oberkörper in gleicher Weise.
Ballen Sie abwechselnd die Hände zu Fäusten. Lösen Sie sie dann, und strecken Sie die Finger so weit wie möglich von sich.
Heben Sie den rechten Ellbogen, spannen Sie den Arm an, und entspannen Sie ihn wieder; dasselbe geschieht mit dem linken Arm.
Drücken Sie dann den Ellbogen fest auf den Boden.
Ziehen Sie abwechselnd die Arme zur Schulter hoch, halten Sie sie steif, steigern Sie die Spannung, und entspannen Sie. Strecken Sie dann die Arme abwechselnd mit gleicher Kraft von sich fort.
Um den Nacken zu lockern, spannen Sie die Muskeln so stark wie möglich an. Zum Schluß entspannen Sie die Gesichtsmuskeln. Pressen Sie die Lippen zusammen, oder öffnen Sie den Mund so weit wie möglich, und wenden Sie auch hier die Technik der Spannung und Entspannung an.

Hydrotherapie

Die Haut ist einer der wichtigsten Transportwege bei der Ausscheidung schädlicher Substanzen. Das Blut führt die Abfallstoffe über Kapillaren an die Oberfläche, von wo aus sie durch die Poren ausgeschieden werden. Die Außenschicht der Haut besteht allerdings aus abgestorbenen Zellen, die zusammen mit Fett und mikroskopisch kleinen Schmutzpartikeln die Hautfunktion beeinträchtigen können. Hydro- oder Wassertherapie fördert die Hautdurchblutung und entfernt Schadstoffe von der Oberfläche. Sie unterstützt die Ausscheidung, indem sie die Anlieferung des Abfalls beschleunigt und die Poren reinigt. Außerdem verbessert sie die Elastizität und den Allgemeinzustand der Haut und hilft dabei, unschöne Ablagerungen von Fett und anderen Abfallstoffen unter der Haut (Zellulitis) zu beseitigen.

Damit die Wassertherapie sich wirklich positiv auf träge Zirkulations- und Ausscheidungsprozesse auswirkt, muß man sie regelmäßig anwenden. Gewöhnen Sie sich an, mindestens jeden zweiten Tag die Haut gut zu bürsten und an den dazwischenliegenden Tagen entweder ein Salzbad zu nehmen oder eine Rumpfpackung zu machen. Streben Sie pro Woche mindestens ein Salzbad und eine Rumpfpackung an, ideal wären sogar zwei, aber nie mehr.

Bürsten
Bürsten Sie sich vor dem Waschen, solange die Haut noch trocken ist. Bürsten oder reiben Sie kräftig, aber nicht so, daß die Haut gereizt wird. Sie soll rot anlaufen und angenehm glühen, als Zeichen für die Reaktion des Kreislaufs. Führen Sie mit einem Luffaschwamm oder einer Bürste wandernde kreisförmige Bewegungen aus, um nicht auf einer Stelle zuviel zu reiben. Wenn Sie ein Handtuch verwenden, rötet sich die Haut nicht so stark, aber empfindliche Bereiche werden auch nicht so sehr gereizt. Behandeln Sie bevorzugt Rücken, Beine und Arme. Beginnen Sie sanft; nach einer Woche ist die Haut weniger empfindlich, und Sie können mehr Druck ausüben.

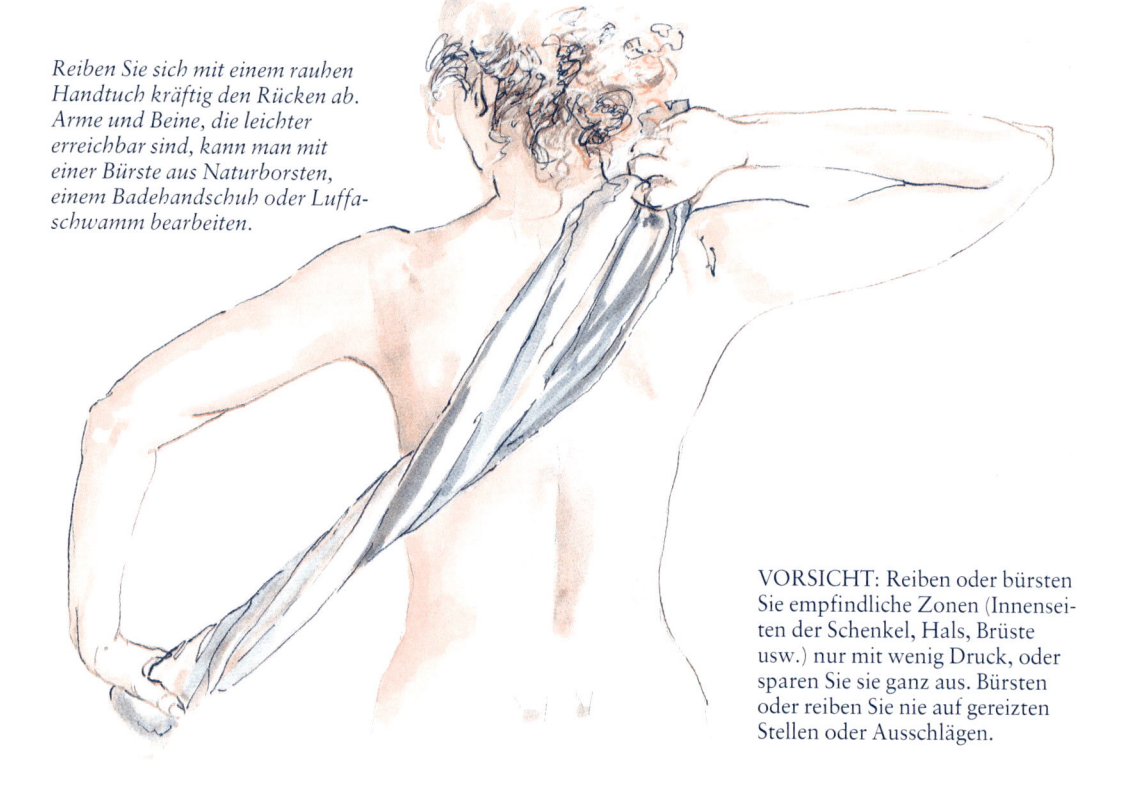

Reiben Sie sich mit einem rauhen Handtuch kräftig den Rücken ab. Arme und Beine, die leichter erreichbar sind, kann man mit einer Bürste aus Naturborsten, einem Badehandschuh oder Luffaschwamm bearbeiten.

VORSICHT: Reiben oder bürsten Sie empfindliche Zonen (Innenseiten der Schenkel, Hals, Brüste usw.) nur mit wenig Druck, oder sparen Sie sie ganz aus. Bürsten oder reiben Sie nie auf gereizten Stellen oder Ausschlägen.

HYDROTHERAPIE 67

Rumpfpackung

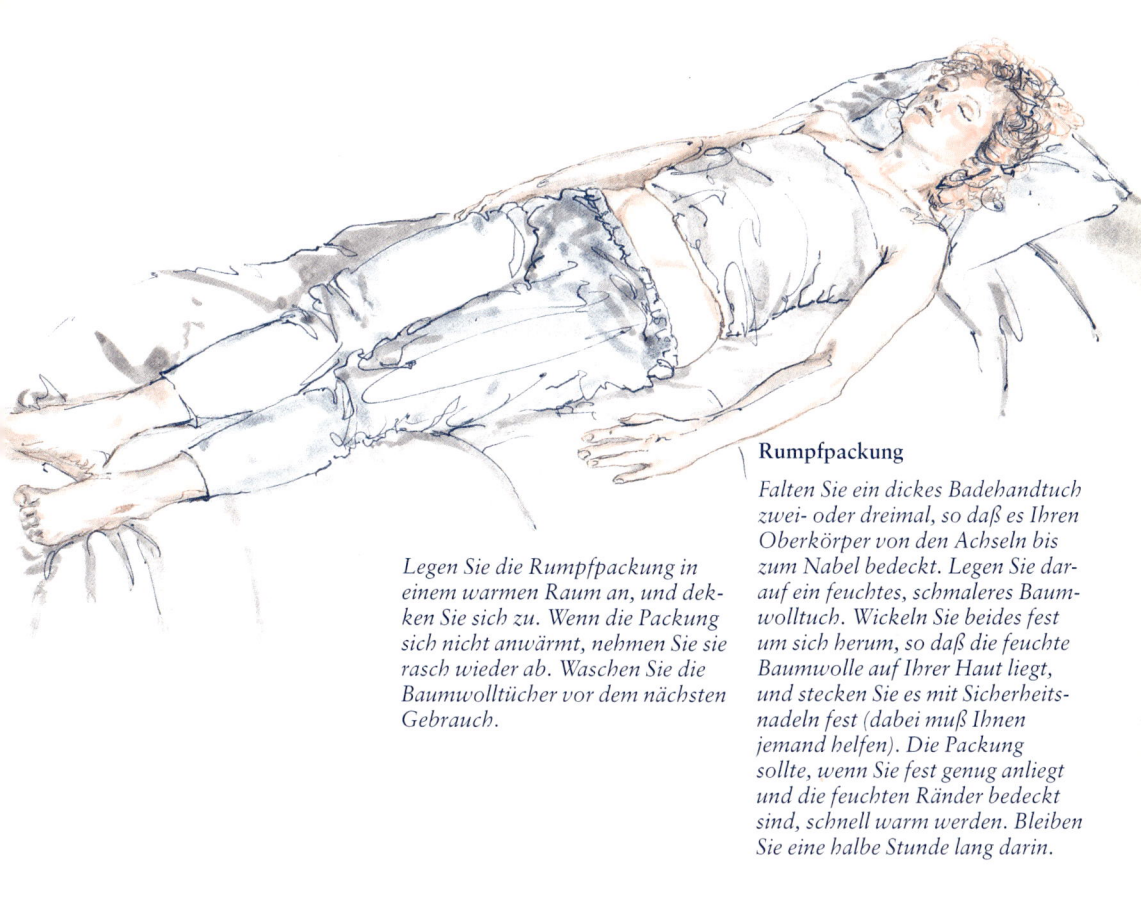

Falten Sie ein dickes Badehandtuch zwei- oder dreimal, so daß es Ihren Oberkörper von den Achseln bis zum Nabel bedeckt. Legen Sie darauf ein feuchtes, schmaleres Baumwolltuch. Wickeln Sie beides fest um sich herum, so daß die feuchte Baumwolle auf Ihrer Haut liegt, und stecken Sie es mit Sicherheitsnadeln fest (dabei muß Ihnen jemand helfen). Die Packung sollte, wenn Sie fest genug anliegt und die feuchten Ränder bedeckt sind, schnell warm werden. Bleiben Sie eine halbe Stunde lang darin.

Legen Sie die Rumpfpackung in einem warmen Raum an, und decken Sie sich zu. Wenn die Packung sich nicht anwärmt, nehmen Sie sie rasch wieder ab. Waschen Sie die Baumwolltücher vor dem nächsten Gebrauch.

Salzbad

Sie können sich zwar nicht darin waschen, aber es regt die Ausscheidung durch die Haut ganz erheblich an. Schütten Sie ein halbes bis ein Pfund Bittersalz (auch Epsomer Bittersalz, Englisches oder Seidschützer Salz, aus der Apotheke) und ein Viertelpfund Meersalz in ein heißes Bad. Bleiben Sie mindestens zehn und höchstens zwanzig Minuten darin liegen, lassen Sie dabei immer wieder heißes Wasser nachlaufen. Trocknen Sie sich dann schnell ab, und legen Sie sich in ein vorgewärmtes Bett. Sie werden stark schwitzen und tief schlafen. Stellen Sie sich Mineralwasser ans Bett, damit Sie die verlorene Flüssigkeit wieder auffüllen. Benutzen Sie am nächsten Morgen eine natürliche Feuchtigkeitslotion.

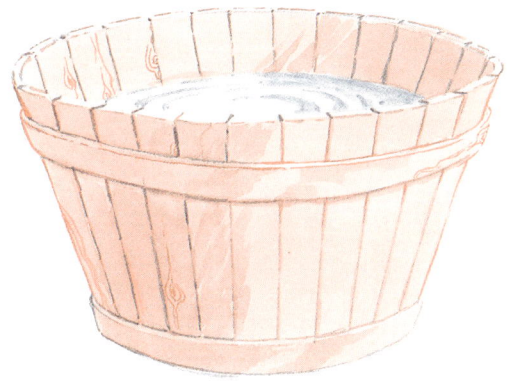

VORSICHT: Salzbäder sind bei Ekzemen oder hohem Blutdruck nicht zu empfehlen.

Strecken und Dehnen

Ihre täglichen Bewegungen bei Arbeit und Sport, Ihre gewohnte Körperhaltung und die Spannungen, die sich aufgrund emotionaler Reaktionen aufbauen, können alle dazu beitragen, den Tonus der Muskeln zu verstärken. Hoher Muskeltonus kann von Vorteil sein, wenn er mit Flexibilität einhergeht, aber bei vielen Erwachsenen ist er unnötig hoch und führt zu einer chronischen Verkürzung der Muskeln und daher zu Problemen, wie etwa der Verlangsamung des Lymphflusses.

Lymphe befördert zelluläre Abfallstoffe, die wiederverwertet oder ausgeschieden werden. Ihr Fluß ist abhängig von der Tätigkeit mehrerer »Körperpumpen«, wie der Atmung, die wechselnden Druck erzeugt, und der Spannung und Entspannung der Muskeln. Deren Wirkung ist geringer, wenn der Muskeltonus durchgehend hoch ist. Außerdem verbrauchen die Muskeln viel Energie, und überflüssige Spannung ist somit Energieverschwendung. Regelmäßige Dehnungsübungen gehen beide Probleme an. Größere Geschmeidigkeit macht Sie außerdem weniger anfällig für Zerrungen und Verstauchungen, wenn Sie mit den aktiveren Übungen beginnen. Versuchen Sie, die Übungen täglich durchzuführen, und zwar immer vor den Aerobicübungen und nie kurz nach dem Essen.

VORSICHT: Wenn Sie Probleme mit dem Rücken oder Arthritis haben, beraten Sie sich mit Ihrem Arzt, bevor Sie diese Übungen ausführen.
Gehen Sie nie bis an die Schmerzgrenze.
Bei Schwangerschaft besteht keine Gegenanzeige.

Rückendehnung
Diese Übung dehnt die Muskeln auf der Rückseite des Körpers vom Hals bis zu den Unterschenkeln. Wenn sie Ihnen so, wie die Zeichnung sie zeigt, zu schwer ist, setzen Sie sich auf die Fersen und strecken sich von da aus nach vorn, Stirn auf dem Boden und Arme ausgestreckt. Die unten dargestellte Methode ist aber wirksamer.

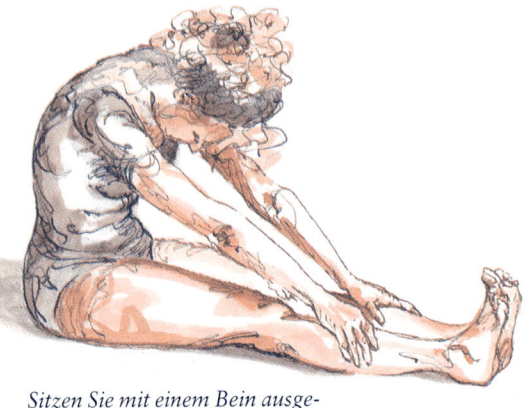

Sitzen Sie mit gestreckten Beinen, die Zehen zeigen in Ihre Richtung. Umfassen Sie die Beine mit den Händen, senken Sie die Stirn auf die Knie. Halten Sie diese Position eine halbe Minute lang. Versuchen Sie, sich beim Ausatmen noch einige Zentimeter weiter zu strecken, und bleiben Sie einige Sekunden lang in dieser Haltung.

Sitzen Sie mit einem Bein ausgestreckt und dem anderen angewinkelt, wie die Zeichnung es zeigt. Lehnen Sie sich beim Ausatmen nach vorn, und umfassen Sie das gestreckte Bein mit beiden Händen. Halten Sie diese Position 30 Sekunden lang, atmen Sie dabei langsam und tief, und strecken Sie sich dann beim Ausatmen noch etwas weiter. Bleiben Sie einige Sekunden lang so, und wechseln Sie dann das Bein.

STRECKEN UND DEHNEN 69

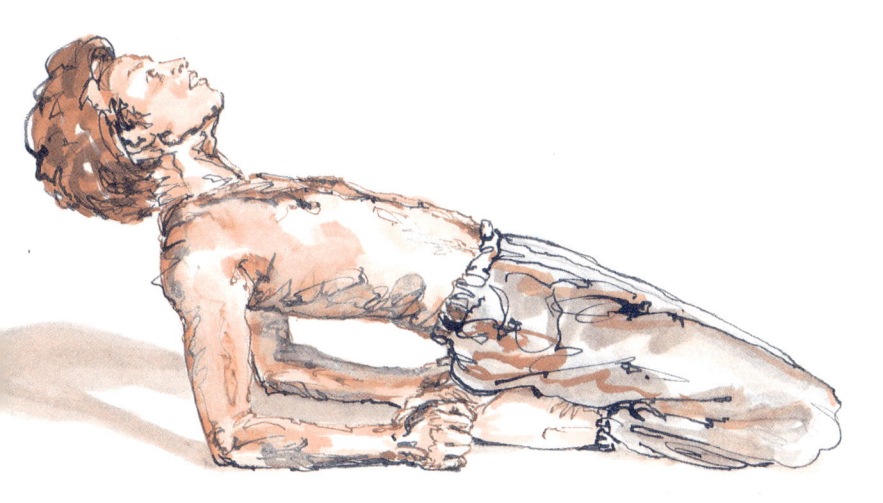

Vordere Dehnung und Rückenwölbung

Diese Übungen dehnen die Vorderseite der Oberschenkel und des Rumpfes und lockern verschiedene Bereiche des Brustkorbs. Dadurch wird die normale Atmung gefördert. Achten Sie, wie bei allen Dehnungsübungen, auch hier darauf, daß Sie beim Ausatmen noch etwas tiefer in die Dehnung hineingehen. Im Abschnitt Erhaltung (S. 154) werden wir Sie noch mit weiteren Dehnungsübungen bekannt machen.

Setzen Sie sich auf die Fersen, Hände hinter sich auf dem Boden. Wölben Sie beim Ausatmen den Rücken, so daß Unterbauch und Becken nach vorn geschoben werden und der Kopf nach hinten. Bleiben Sie so 30 Sekunden lang, atmen Sie dabei tief.

Winkeln Sie nun die Arme an, und legen Sie sich zurück, stützen Sie sich auf die Unterarme. Wölben Sie Rücken und Becken nach oben, nehmen Sie den Kopf zurück, und bleiben Sie drei Atemzüge (eine halbe Minute) in dieser Haltung.

Lassen Sie sich auf Hände und Knie nieder, so daß Ihre Oberschenkel einen rechten Winkel zum Boden bilden. Legen Sie die Hände flach auf, und lassen Sie den Kopf hängen. Wölben Sie beim Ausatmen den Rücken, und ziehen Sie den Bauch ein. Halten Sie diese Position mindestens fünf tiefe Atemzüge lang, versuchen Sie dabei, in den gewölbten Rücken hineinzuatmen. In Nacken, Oberarmen und Rücken sollten Sie ein Ziehen verspüren.

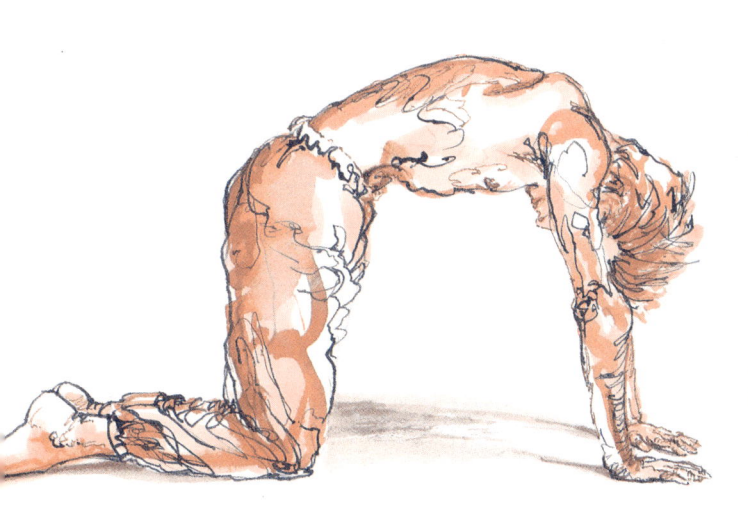

VORSICHT: Nach den tiefen Atemzügen, die in diesen Übungen verlangt werden, ist Ihnen vielleicht schwindlig. Setzen Sie sich daher, bevor Sie aufstehen, etwa eine Minute lang ruhig hin, und atmen Sie dabei normal.

Aerobicübungen

Unter Aerobic kann man jede körperliche Aktivität verstehen, die den Pulsschlag über den normalen Wert hinaus steigert und mindestens zwanzig Minuten lang oben hält. Indem Sie diesen Zustand wiederholt erreichen, trainieren Sie Herz und Kreislauf, so daß Sie nach und nach immer größere Anstrengungen brauchen, um Ihre Herzfrequenz (Pulsschlag) auf das erforderliche Niveau zu bringen. Mit der Verbesserung von Kreislauffunktion und Sauerstoffzufuhr nehmen Ihre Selbstreinigungskräfte zu.

Anzahl und Intensität der Übungen, die man benötigt, um aerobische Wirkung zu erzielen, sind bei jedem Menschen verschieden und ändern sich, je durchtrainierter man ist. Sie müssen daher zuerst Ihre individuellen Pulswerte feststellen und diese Daten dann in bestimmten Abständen überprüfen.

Einziges Kriterium für die Auswahl der Bewegungsart ist, ob sie Ihren Puls auf das richtige Niveau bringt und ihn lange genug oben hält. Schnelles Gehen ist dafür geeignet und ungefährlicher als Laufen, da dieses die gewichttragenden Gelenke belastet. Tragen Sie gute Turnschuhe und einen Jogginganzug oder ein Sweatshirt. Um einen Trainingseffekt zu erzielen, sollte man aerobische Übungen dreimal pro Woche durchführen (siehe auch S. 150 und 156).

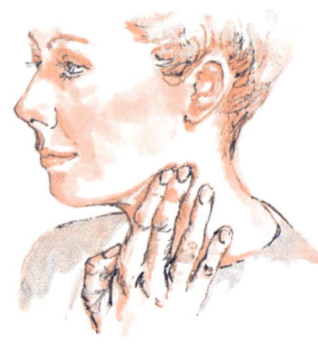

Mögliche Bewegungsarten
Wählen Sie eine Bewegungsart, die Ihren Puls über den Grundwert (siehe unten) hinaus erhöht. Dazu zählen Radfahren, Schwimmen (obwohl es schwer ist, damit einen aerobischen Effekt zu erzielen), Laufen (Vorsicht mit Knien und Knöcheln), Trampolin, Seilspringen, Tanzen und natürlich Aerobic. Am sichersten ist Gehen.

Pulsmessen

Handgelenk: Sie finden Ihren Puls ungefähr drei Zentimeter unterhalb der Handgelenke auf der Daumenseite innen.
Arterienpuls: Sie fühlen ihn, wenn Sie die Finger direkt vor dem Muskel, der vom Ohr zum Schlüsselbein verläuft, etwa vier Zentimeter unterhalb des Unterkiefers, auflegen.

Messen Sie Ihren Puls mit ein oder zwei Fingern am Handgelenk oder am Hals. Zählen Sie 30 Sekunden lang, und nehmen Sie das Ergebnis mal zwei, um so Ihre Pulsfrequenz zu errechnen.

Berechnung des Pulswerts

Messen Sie drei Tage lang nach dem Aufwachen den Puls, und ermitteln Sie den Durchschnitt (z. B. 72 + 68 + 70 = 210; 210 : 3 = 70). Addieren Sie zu dieser Zahl Ihr Alter, und ziehen Sie das Ergebnis von 220 ab (220 – 70 + z. B. 40 = 110). Nehmen Sie von diesem Ergebnis 60 und 80 Prozent (= 66 und 88). Addieren Sie noch einmal den Morgenpuls (66 + 70 = 136; 88 + 70 = 158). Sie erhalten zwei sehr wichtige, nur für Sie geltende Zahlen, die sich mit Alter und Pulsfrequenz ändern.

Um aerobische Wirkung zu erzielen, müssen Sie Ihren Puls über die kleinere Zahl (in unserem Beispiel 136) hinaus erhöhen, und zwar dreimal pro Woche mindestens 20 Minuten lang, ihn aber unter der größeren Zahl (158) halten, damit Ihr Herz nicht überanstrengt wird. Überprüfen Sie die Pulsfrequenz regelmäßig während der Übungen. Wenn Sie fitter und älter werden, sinkt Ihr Morgenpuls, so daß Sie die Zahlen neu errechnen und mit den neuen Werten arbeiten müssen.

Massage

Massage kann sowohl entspannen als auch äußerst hilfreich bei der Reinigung sein. Eine gute Massage bewegt auf mechanische Weise Lymphe und Blut in den Muskeln. So steigert sie die Wirksamkeit aller anderen Methoden, die Sie anwenden, um diese Funktionen zu verbessern (wie Dehnungsübungen, Hydrotherapie und Aerobic). Eine professionelle Massage läßt sich nicht ersetzen, aber die Grundgriffe, die hier und auf Seite 171 beschrieben werden, sind recht einfach zu erlernen. Sie und Ihr Partner können sich dann gegenseitig massieren, was besonders während des Entgiftungsprozesses und in Streßzeiten sehr angenehm ist.

Man braucht dazu nur einen warmen Raum und eine Unterlage, wie einen Futon oder eine Matratze; dann Zeit, um die Massage in Ruhe zu geben oder zu empfangen (mindestens eine halbe, besser aber eine ganze Stunde) und ein Gefühl von Fürsorge und Zuneigung. Diese innere Haltung ist mindestens genauso wichtig wie die Technik selbst. Besorgen Sie Massageöl, -lotion oder -creme aus Bioladen, Reformhaus, Drogerie oder Apotheke. Wählen Sie eines aus natürlichen Bestandteilen. Die Entscheidung zwischen Öl und Lotion ist Geschmackssache und ändert nichts an der Wirksamkeit der Massage (Lotion ist nicht so glatt und läßt mehr Kontrolle zu). Einige Massageöle enthalten inzwischen ätherische Öle, die angenehm duften und Kreislauf- und Herzfunktion unterstützen. Lassen Sie sich – wenn möglich – mindestens einmal, besser aber zwei- oder dreimal pro Woche massieren.

Wie massiert man?
Ihre Hände sollen entspannt, warm und bestimmt sein. Vermeiden Sie hastige, ziellose Bewegungen. Passen Sie Ihre Hände dem Bereich an, den Sie berühren, und denken Sie daran, daß Sie helfen, entspannen und geben wollen. Variieren Sie den Druck je nach Sensibilität des Partners (er sollte keinen Schmerz verspüren) und je nachdem, was Sie erreichen wollen. Verwenden Sie soviel Lotion oder Öl, daß Ihre Hände ohne Reibungswiderstand über die Haut gleiten, Sie aber die Kontrolle über die Griffe nicht verlieren.

Die Partien zwischen Nacken und Schultern, das Gesäß, der untere Rücken, Unterschenkel und Armmuskeln können durch wringende Griffe entspannt und gedehnt werden. Fassen Sie mit einer Hand sanft einen Muskel, und heben Sie ihn an.

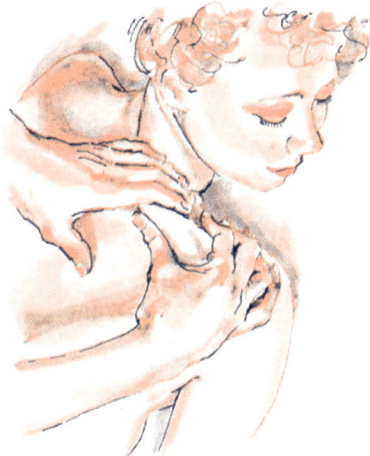

Ziehen Sie ihn auf sich zu, während Sie ihn mit der anderen Hand von sich fortdrücken. Wechseln Sie dann die Richtung der Hände, und bewegen Sie sie weiter gegeneinander, bis der Bereich entspannt ist.

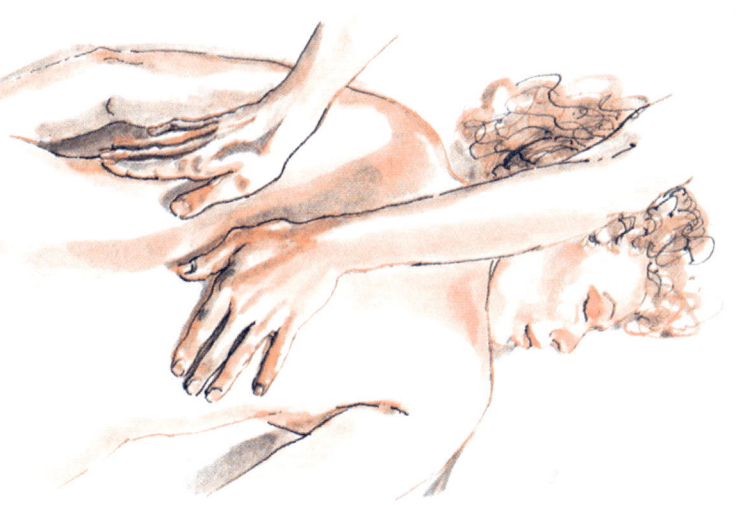

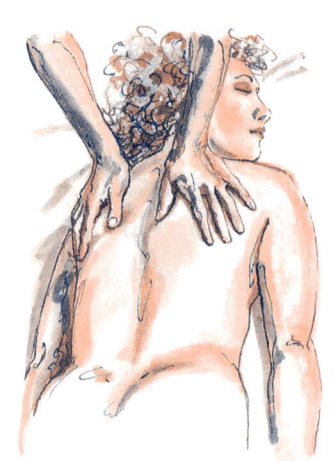

Beginnen Sie am Nackenansatz und streichen Sie mit den Handballen am Rückgrat entlang, die Finger zeigen dabei nach unten und leicht nach außen. Bewegen Sie die Hände dann ein wenig nach außen, vom Rückgrat fort, und wiederholen Sie das Streichen, bis der obere Rücken sich warm und entspannt anfühlt.

Streichender Griff: Passen Sie Ihre Hände dem Körper an, und streichen sie symmetrisch von sich fort. Nach dreißig Zentimetern streichen Sie fächerförmig nach außen und gehen zum Ausgangspunkt zurück. Wiederholen Sie den Griff. Die Berührung erfolgt hauptsächlich mit Handflächen und Handballen.

Beginnen Sie nun mit dem streichenden Griff dort, wo die vorherigen Striche endeten, und gehen Sie in Höhe der Taille mit den Händen in einer kreisenden Bewegung nach außen. Behandeln Sie auf diese Art alle Muskeln seitlich des Rückgrats.

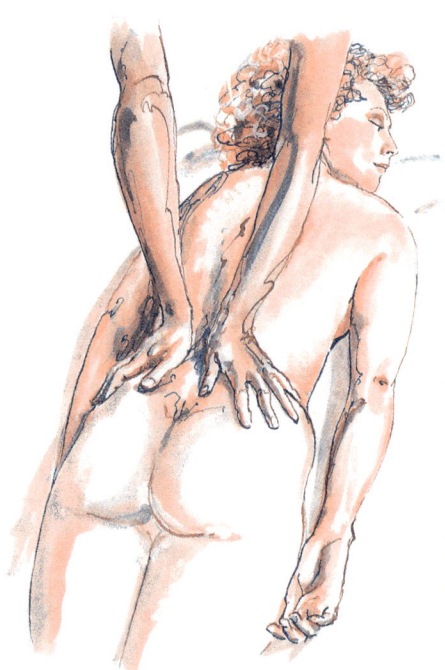

Wenden Sie den gleichen streichenden Griff von der Taille abwärts zum Gesäß an. Streichen Sie dort mit den Händen fächerförmig nach außen und an den Seiten abwärts zu den Hüften.

Wenn der untere Rücken sich warm anfühlt, massieren Sie Pobacken und Schultern mit sanften, wringenden Griffen. Schließen Sie mit leichten, streichelnden Bewegungen ab, um alle Bereiche, an denen Sie gearbeitet haben, zu entspannen.

Akupressur
Durch Druck auf Reflexzonen der Körperoberfläche kann man erstaunliche Wirkung erzielen. Die dargestellten Punkte sind während der Reinigung nützlich, vor allem um Übelkeit, einschließlich morgendlicher Übelkeit und Seekrankheit, abzuschwächen. Man drückt die Punkte etwa 30 bis 60 Sekunden lang fest mit dem Daumen. Das sollte aber niemals weh tun. Wenn nötig, kann man dies – wie beim Übelkeitspunkt – mehrmals am Tag tun.

Der Punkt Pericardium 6 liegt auf der Innenseite des Unterarms, zwei Daumenbreit von der Handgelenksfalte auf den Ellbogen zu, zwischen den Sehnen. Drücken Sie ihn bis zu einer Minute lang, immer wenn Ihnen schlecht ist; Übelkeit tritt in den ersten Stadien der Reinigung häufig auf. Das Pressen dieses Punkts wird inzwischen in großen Krankenhäusern in England zur Selbstbehandlung von morgendlichem Unwohlsein empfohlen.

Den Punkt Magen 36 benutzt man, um Verdauungs- und Ausscheidungsfunktionen zu regulieren und die Energie zu verstärken. Man findet ihn drei Fingerbreit unter dem unteren Rand der Kniescheibe, in einer Mulde direkt vor dem oberen Rand des Wadenbeinköpfchens (dem kleinen Knochen an der Außenseite des Unterschenkels). Drücken Sie ihn einige Zeit vor den Hauptmahlzeiten an jedem Bein bis zu einer Minute lang.

Der große Darmpunkt 4 liegt in dem fleischigen Bereich zwischen Daumen und Zeigefinger. Beim Tasten mit dem anderen Daumen spüren Sie ihn als besonders empfindlichen Bereich. Drücken Sie ihn sanft bis zu einer Minute lang kurz vor den Hauptmahlzeiten. Das hilft auch gegen Kopfschmerzen.

Zehn-Tage-Diät-Entgiftungsprogramm

Wenn Sie sich für die schnelle Entgiftung entschieden haben, überprüfen Sie, ob diese Wahl von Ihrer Punktzahl her günstig ist (die allgemeinen Richtlinien finden Sie auf S. 56 f.).

Das Zehn-Tage-Programm unterscheidet sich vom Dreißig-Tage- oder vom Eingeschränkten Programm durch eine strengere Diät. Alle anderen Elemente, wie Entspannungsmethoden, Massage, Hydrotherapie und Bewegungsübungen, sind unabhängig vom Diät-Programm im Grundprogramm (S. 62 bis 73) enthalten. Nach dem Zehn-Tage-Entgiftungsprogramm sollten Sie daher die Körperarbeit des Grundprogramms fortführen, so lange, bis Sie genügend Fortschritte gemacht haben, um zum Erhaltungsprogramm (Teil 3) übergehen zu können.

Bevor Sie beginnen
Lesen Sie die Hinweise auf Seite 58 über die Vorbereitung auf ein Reinigungsprogramm. Bereiten Sie außerdem einen Raum für Entspannung und Massage vor. Essen Sie am Abend zuvor nur einen leichten Salat oder eine Suppe.

Neubewertung
Gehen Sie die Fragebogen in gleichmäßigen Abständen wieder durch, um festzustellen, ob Sie Fortschritte gemacht haben oder ob Sie erneut entgiften müssen. Wenn ja, können Sie zwischen dem Zehn-Tage- und dem Dreißig-Tage-Entgiftungsprogramm wählen.

Vom zwanzigsten Tag an

Wenn Sie die Entspannungsübungen regelmäßig ausgeführt haben, sollten Sie jetzt in der Lage sein, mit autogenem Training, Meditation und Visualisierung zu beginnen, wie auf den Seiten 102 und 107 bis 110 beschrieben. Alle anderen Elemente des Erhaltungsprogramms müßten inzwischen integriert sein. Durch diese erste Reinigung sollten Energie und Wohlbefinden beträchtlich zugenommen haben.

Elfter bis zwanzigster Tag

Sie sollten sich jetzt so ernähren, wie im Erhaltungsprogramm auf Seite 131 bis 139 vorgesehen, und auch mit Körperübungen daraus beginnen. Behalten Sie Ihre Entspannungsübungen aber mindestens noch zehn Tage lang bei. Sie können sich vielleicht noch nicht tief genug entspannen, um die fortgeschritteneren Methoden anzuwenden.

Aminosäuren
Wenn Sie Vegetarier sind, beachten Sie die Anmerkung auf Seite 61 über die zusätzliche Einnahme von Aminosäuren. Nehmen Sie sie während des Zehn-Tage-Programms ein und auch dann, wenn Sie keine Milchprodukte essen und die richtige Nahrungsmittelkombination nicht einhalten können (siehe S. 85).

ZEHN-TAGE-DIÄT-ENTGIFTUNGSPROGRAMM

Erster und zweiter Tag

Beginnen Sie dieses Programm mit einer der drei Fastenarten, wie sie auf Seite 76 beschrieben sind, und außerdem mit dem Grundprogramm, aber vermeiden Sie übermäßige Anstrengungen. Wenden Sie vor allem die Hydrotherapiemethoden an. Ruhen sie sich möglichst viel aus. Lesen Sie Seite 60 und 61 zur Information über die Nebenwirkungen der Reinigung.

Dritter bis achter Tag

Nehmen Sie in diesen Tagen hauptsächlich rohe Nahrung zu sich (S. 77). Wenden Sie alle Methoden des Grundprogramms an, aber überanstrengen Sie sich nicht. Nehmen Sie Zusatzstoffe ein, wie auf Seite 76 empfohlen, und – wenn Sie Vegetarier sind – außerdem Aminosäuren (siehe Hinweis auf dieser Seite). Gehen Sie sparsam mit Ihrer Energie um.

Neunter Tag

Nehmen Sie am neunten Tag komplexere, eiweißhaltigere Mahlzeiten zu sich (siehe S. 78 f.). Kauen Sie gründlich. Lesen Sie bei empfindlicher Verdauung auf Seite 79 die Information über Nahrungsmittelkombinationen, und richten Sie Ihre künftige Auswahl danach. Fahren Sie mit der Körperarbeit des Grundprogramms fort.

Zehnter Tag

Erhöhen Sie den Eiweißanteil Ihrer Hauptmahlzeiten, und nehmen Sie das gleiche Frühstück wie am neunten Tag zu sich (siehe S. 78 f.). Bald gehen Sie zum Erhaltungsprogramm über. Beziehen Sie weiterhin alle Elemente des Grundprogramms mit ein.

Vorsicht bei Schwangerschaft
Viele schwangere Frauen haben aus den beschriebenen Reinigungsmethoden Gewinn gezogen. Trotzdem sollte man ein derartiges Programm mit dem Arzt abklären und nur durchführen, wenn entsprechende Betreuung gewährleistet ist.

Diät:
Erster und zweiter Tag

■ **Speiseplan**

Wählen Sie an den ersten beiden Tagen zwischen:

☐ Wasserfasten – zweifellos die wirksamste Methode, die aber auch mit der größten Wahrscheinlichkeit vorübergehend Nebenwirkungen hervorruft (siehe Anmerkung unten). Verwenden Sie nur natriumarmes Mineralwasser.

☐ Obstfasten – es entgiftet, aber nicht so wirksam wie das Wasserfasten.

☐ Fasten mit Kaliumbrühe (Rezept siehe unten) – hier wird stark mineralhaltiges Wasser verwendet; entgiftet wirksam und schmeckt gut.

Welche Fastenart Sie auch wählen, nehmen Sie am Vorabend nur eine leichte Mahlzeit zu sich, etwa einen Salat, etwas lebendes Joghurt, einen Teller Gemüsesuppe oder nur Obst.

Trinken Sie beim Wasser- oder Brühefasten mindestens zwei und höchstens vier Liter pro Tag. Nehmen Sie alle zwei Stunden, oder immer wenn Sie Durst haben, etwas Flüssigkeit zu sich. Versuchen Sie, die Flüssigkeit zu »kauen«, indem Sie sie einige Sekunden lang im Mund behalten. Wählen Sie für das Obstfasten Früchte wie Äpfel, Birnen, Weintrauben oder Pfirsiche. Wenn Sie daraus Saft machen, verdünnen Sie ihn zur Hälfte mit Mineralwasser. Trinken Sie schlückchenweise. Vermeiden Sie Zitrusfrüchte wegen allergischer Reaktionen.

HINWEIS: Geben Sie zu Wasser oder Obstsaft pro halbem Liter einen viertel Teelöffel Vitamin C (Askorbinsäure aus der Apotheke).

Essen Sie beim Obstfasten immer ein wenig, wenn Sie hungrig sind, aber nicht mehr als drei Pfund Früchte pro Tag. Kauen Sie gut und langsam, und trinken Sie täglich mindestens einen Liter Wasser oder Brühe.

Wenden Sie eine der folgenden Methoden an, um eine gute Darmentleerung sicherzustellen, gleichgültig, ob Sie an dem Tag normalen Stuhlgang hatten oder nicht.

☐ Ein Warmwasserklistier (siehe S. 182);

☐ gemahlene Flohsamen (keine Schoten, erhältlich z. B. in Gesundheitsläden); mischen Sie davon einen Eßlöffel im Mixer zusammen mit einem halben Liter Wasser, und trinken Sie es. Der Samen wird nicht vom Magen verdaut, gewährleistet aber eine gute Reinigung des Darms.

HINWEIS: Nehmen Sie während des Zehn-Tage-Programms täglich ein Multimineral- und ein Multivitaminpräparat.

Kaliumbrühe
Kochen Sie vier Tassen gehacktes, gemischtes Gemüse in zweieinhalb Litern Wasser auf kleiner Flamme eine halbe Stunde lang in einem Topf aus Edelstahl oder Jenaer Glas. Verwenden Sie keine Gewürze. Sieben Sie die Flüssigkeit ab, und stellen Sie sie kalt.

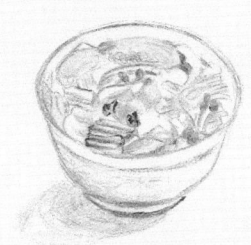

HINWEIS: Auf Seite 60 wird erklärt, warum Symptome nicht immer unerwünscht sind. Auf den Seiten 141 bis 142 werden die besonderen Symptome erläutert, die oft beim Fasten/Reinigen auftreten. Akupressurmethoden gegen die Symptome finden Sie auf Seite 73.

Dritter bis achter Tag

■ **Essensvorbereitung**
Während dieser intensiven Entgiftungstage sollten Sie nicht zuviel Zeit in der Küche verbringen. Bereiten Sie Obst und Salat vor, und bewahren Sie beides, gewaschen und abgetropft, eingewickelt im Kühlschrank auf, so daß Sie es jederzeit essen können. Zum Dünsten hängen Sie das Gemüse über kochendes Wasser, bis es anfängt, weich zu werden (drei oder vier Minuten). Zum Pfannenrühren pinseln Sie die Pfanne mit Öl aus und rühren das Gemüse einige Minuten lang ständig mit einem hölzernen Kochlöffel, damit es weich wird, aber nicht zerkocht (siehe S. 134).

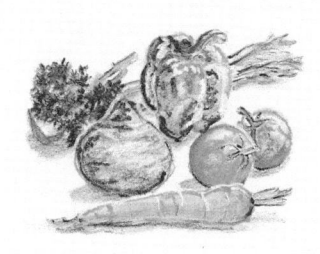

■ **Speiseplan**
Wählen Sie zum Frühstück
☐ jeweils zwei oder drei Äpfel, Birnen, Weintrauben, Pfirsiche, Papayas, Mangos, Melonen, Kiwis, Erdbeeren, Heidelbeeren, Himbeeren oder andere Beeren, Apfelsinen, Pampelmusen oder andere Zitrusfrüchte. Vermeiden Sie Bananen und Avocados bei dieser Mahlzeit; und
☐ **entweder** 30 bis 60 Gramm Sonnenblumen- oder Kürbiskerne **oder** 30 bis 60 Gramm frischgehackte Walnüsse, Pekanüsse, Haselnüsse oder Mandeln; und
☐ trinken Sie **entweder** eine Tasse ungesüßten Kräutertee (siehe Liste S. 139) **oder** etwas Zitronensaft mit heißem Wasser und bis zu einem halben Teelöffel Honig.
Wählen Sie zum Mittagessen und Abendbrot
☐ **entweder** einen gemischten Rohkostsalat mit mindestens vier verschiedenen Gemüsen und einer Apfelsine. Er sollte rote Gemüse (rote Bete, Möhren, Tomaten, rote Paprika) und geraspelte grüne Zutaten enthalten. Geben Sie auch Petersilie, Sellerie oder Kresse für den Mineralstoffgehalt hinzu;
☐ **oder** gemischtes, pfannengerührtes oder gedämpftes Gemüse (wenn Sie Rohkost nicht vertragen und an jedem zweiten Tag im Wechsel mit Salat zum Abendbrot). Kombinieren Sie mit einer der Speisen unten.
Wählen Sie zu einer der Hauptmahlzeiten
☐ eine gebackene Kartoffel (mit Olivenöl als Dressing)
☐ eine Tasse ungeschälten, gekochten Reis oder Hirse (für mehr Geschmack mit einer Zwiebel gekocht)
☐ eine oder zwei Bananen
Und wählen Sie zu der anderen Hauptmahlzeit
☐ eine Avocado
☐ 50 Gramm Hüttenkäse
☐ ein gekochtes Ei
☐ pfannengerührten oder einfachen Tofu (Sojakäse aus Bioläden)
HINWEIS: Vermeiden Sie Mischungen aus konzentrierten Kohlehydraten und Eiweißen: Essen Sie zu einer Mahlzeit nicht die Kohlehydrate aus dem ersten Block zusammen mit den Eiweißen aus dem zweiten Block (also z.B. nicht Kartoffel und Käse oder Banane und Ei zusammen).

Zum Nachtisch: Etwas lebendes, ungesüßtes Joghurt oder einen Apfel, oder eine Birne.

Gesunde Salatsoße
Vermeiden Sie Essig und Fertigdressings. Verwenden Sie reines Olivenöl und Zitronensaft; oder nehmen Sie statt dessen lebendes Joghurt (mit etwas zerdrücktem Knoblauch, wenn Sie mögen). Wenn Sie die Salatschüssel mit einer angeschnittenen Knoblauchzehe ausreiben, erhalten Sie einen feinen Geschmack. Pfefferminzblätter geben zusätzliches Aroma.

Flüssigkeit
Trinken Sie mindestens einen Liter Flüssigkeit pro Tag. Das kann Mineralwasser sein oder zur Hälfte mit Wasser verdünnter Fruchtsaft oder eines der oben erwähnten Getränke.

Neunter und zehnter Tag

Sie nähern sich dem Ende dieses Reinigungsprogramms und sollen nun vielfältigere Speisen, vor allem Eiweiße, zu sich nehmen. Damit schlagen Sie eine Brücke zur normaleren Ernährung im Erhaltungsprogramm und zum Alltagsleben, das Sie für die Zeit der intensiven Reinigung einstweilen beiseite geschoben haben. Denken Sie daran, gründlich zu kauen, langsam zu essen und so den höchsten Nährwert aus Ihrer Nahrung zu erhalten. Gutes Kauen gibt Ihnen auch ein besseres Gefühl dafür, wann Sie genug gegessen haben und satt sind. Wenn Sie das Essen hinunterschlingen, spüren Sie das nicht.

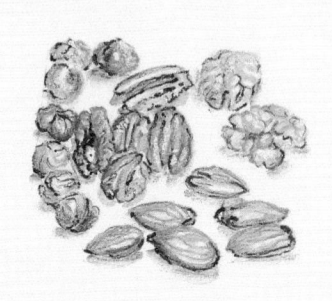

■ Speiseplan

Wählen Sie zum Frühstück

☐ **entweder** selbstgemachtes Müsli; es sollte je ein bis zwei Eßlöffel Haferflocken, Sonnenblumenkerne, Sesam, kernlose Rosinen oder gehacktes Trockenobst und Leinsamen enthalten. Weichen Sie die Zutaten über Nacht ein, und fügen Sie vor dem Essen einen Eßlöffel Weizenkeime und einen geraspelten Apfel oder eine kleingeschnittene Banane oder Papaya hinzu;

☐ **oder** gleiche Anteile an Hirse und Buchweizen (je ein bis zwei Eßlöffel) und einen Eßlöffel Leinsamen, entweder über Nacht in Wasser eingeweicht oder in der Küchenmaschine oder einer Nußmühle gemahlen; dazu frisches Obst von der Liste auf Seite 77;

☐ **oder** je einen Eßlöffel von mindestens vier der folgenden Zutaten, in Küchenmaschine oder Nußmühle gemahlen: Weizen, Gerste, ungeschälter Reis, Hafer, Roggen, Leinsamen, Sonnenblumen- oder Kürbiskerne. Kochen Sie knapp 100 Gramm der Mischung in zwei Tassen Wasser, bis sie dick wird. Verzehren Sie den Brei warm und mit Obst.

Und essen Sie die obigen Speisen mit

☐ 100 bis 200 Gramm lebendem Joghurt und zusätzlich frischem Obst, wenn Sie mögen.

Zum Mittagessen oder Abendbrot

Essen Sie zu einer dieser Mahlzeiten weiterhin Rohkostsalat oder gedämpftes oder pfannengerührtes Gemüse und eine gebackene Kartoffel, Reis oder eine Banane (siehe vorhergehende Seite). Zusätzlich können Sie ein oder zwei Scheiben Vollkorn- oder Roggenbrot mit etwas Butter verzehren; zum Nachtisch frisches Obst.

Wählen Sie für die andere Hauptmahlzeit zwischen

☐ mindestens 100 Gramm Fisch (gegrillt, gedünstet oder gebacken, aber **nicht** gebraten);

☐ **oder** mindestens 150 Gramm eines vegetarischen Gerichts (Mischung aus Getreide, Hülsenfrüchten oder Samen, siehe S. 85);

☐ **oder** ein einfaches Omelett aus zwei Eiern, oder zwei gekochte Eier;

☐ **oder** 100 Gramm Huhn (ohne Haut);

☐ **oder** Fisch-, Hühner- oder vegetarische Suppe (etwa mit Linsen oder Bohnen in richtiger Zusammenstellung, siehe S. 85).

Essen Sie die obigen Speisen mit verschiedenen Gemüsen, gedämpft, pfannengerührt, gedünstet oder in Olivenöl im Ofen gebacken. Verwenden Sie zur geschmacklichen Verfeinerung Olivenöl und Zitronensaft.

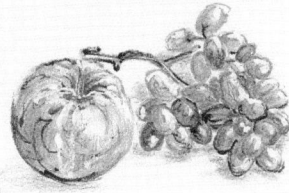

Zum Nachtisch

Wählen Sie entweder leicht gedünstetes Obst, mit ganz wenig Honig gesüßt, oder einen Bratapfel, oder frisches Obst.

■ Ausgewogene Ernährung

Die folgenden Informationen zeigen, wie die Nährstoffe zusammengestellt sein müssen, damit der Körper möglichst gesund bleibt und optimal funktioniert. Um den Reinigungsprozeß in Gang zu halten, genügt es nicht, den Körper nur mit den Rohstoffen zu versorgen, die er zur Herstellung von gesundem Gewebe braucht; man muß sie ihm auch ausgewogen zuführen.

Lesen Sie auf den Seiten 132 und 133, welche Nahrungsmittel sich schwer zusammen verdauen lassen und welche Zusammenstellung günstig ist. Auf Seite 136 wird erläutert, wie man Nahrungsmittel abwechselnd verwendet, um allergische Reaktionen zu vermeiden.

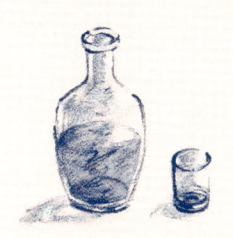

■ Fett

Fette sollten nur etwa 25 bis 30 Prozent Ihrer täglichen Kalorienaufnahme ausmachen. Wenn Sie dem Speiseplan auf Seite 133 folgen, werden Sie Ausgewogenheit erreichen. Fisch und Wild eignen sich besser als Fleisch von Stalltieren wie Rind oder Schwein.

■ Kohlehydrate

Komplexe Kohlehydrate (Körner, Hülsenfrüchte, Obst und Gemüse) sind die Grundlage einer gesunden Ernährung. Sie enthalten Mineralien, Vitamine, Enzyme und andere wichtige Nährstoffe (obwohl viele Menschen diese heute zusätzlich einnehmen müssen). Verarbeitete Kohlehydrate (weißes Mehl und Zucker) sind nicht erwünscht, obwohl kleine Mengen bei einer grundsätzlich gesunden Ernährung wenig schaden.

■ Roh oder gekocht

Idealerweise sollten Sie mindestens die Hälfte Ihrer Nahrung roh zu sich nehmen. Essen Sie jeden Tag frisches Obst und Salat und zu jeder gekochten Mahlzeit Salat als Beilage. Ziehen Sie bei der Nachspeise frisches Obst gekochtem vor. Lesen Sie Seite 133 – es ist leichter, als Sie glauben.

■ Eiweiß

Man unterscheidet zwischen tierischem und pflanzlichem Eiweiß. Fisch, Wild und Geflügel sind als Quellen für tierisches Eiweiß am besten geeignet: Sie brauchen täglich zwischen 50 und 250 Gramm. Vegetarier benötigen für eine ausgewogene Ernährung etwa doppelt soviel und müssen die Nahrungsmittel richtig auswählen, um das ganze Spektrum der Aminosäuren abzudecken (siehe S. 85).

Bewertung

Das Zehn-Tage-Diät-Entgiftungsprogramm ist beendet, und Ihr Gesundheitszustand sollte sich inzwischen merklich gebessert haben. Sie können jetzt die Ernährung des Erhaltungsprogramms übernehmen (S. 131). Machen Sie die Entspannungs- und Aerobicübungen weitere zehn Tage lang nach dem Grundprogramm; integrieren Sie die Versionen aus dem Erhaltungsprogramm nach und nach in Ihren Tagesablauf. Benutzen Sie das Erhaltungsprogramm als Anleitung dafür, wie Sie essen und leben können, um Ihre neugewonnene Gesundheit zu erhalten.

Kontrollieren Sie alle sechs Monate anhand der Fragebogen Ihre Punktzahl. Möglicherweise zeigen die Ergebnisse, daß Sie wieder ein Diät-Entgiftungsprogramm benötigen. Sie können dann entweder das Zehn-Tage-Programm wiederholen oder statt dessen das langsamere Dreißig-Tage-Programm wählen. Führen Sie die Übungen und anderen Methoden aus dem Erhaltungsprogramm während der intensiven Entgiftungsphase weiter durch.

Dreißig-Tage-Diät-Entgiftungsprogramm

Wenn Sie langsamer und sanfter entgiften wollen, als es mit dem Zehn-Tage-Programm der Fall wäre, etwa, um während des Reinigungsprozesses weiterhin arbeiten zu können, und wenn Ihre Punktzahl aus den Fragebogen anzeigt, daß das angemessen für Sie ist (siehe S. 56), dann ist das Dreißig-Tage-Programm für Sie richtig. Während der ersten drei Wochen sollten Sie alle Methoden des Grundprogramms anwenden: Massage, Entspannungsübungen, Hydrotherapie, Dehnungs- und Aerobicübungen. Gegen Ende des Programms sollten die fortgeschritteneren Übungen und Methoden, die im Erhaltungsprogramm beschrieben werden, in angemessener Form eingeführt werden.

Erstes Wochenende

Beginnen Sie mit einer intensiven Entgiftung – entweder mit Fasten oder einer Monodiät (siehe S. 82 f.) – und mit den Übungen im Grundprogramm und anderen Entgiftungsmethoden, die nicht zu anstrengend sind. Ruhen Sie sich möglichst viel aus. Behandeln Sie etwaige Entgiftungssymptome mit den Methoden, wie sie auf Seite 60 und 61 beschrieben sind. Fahren Sie während dieser beiden Tage nicht Auto.

Fünftes Wochenende

Dies ist das letzte Wochenende des Dreißig-Tage-Programms. Strengen Sie sich zum letztenmal an, um sich durch Fasten oder Monodiät zu reinigen (S. 82 f.). Wenden Sie dabei Hydrotherapie und Massage als Hilfe an, und stellen Sie sich vor, wie Sie nach den Zwängen des Programms mit der Freiheit in der ersten Woche des Erhaltungsprogramms umgehen werden. Bearbeiten Sie noch mal die Fragebogen, um festzustellen, ob Fortschritte eingetreten sind. Lesen Sie die Hinweise zum Zehn-Tage-Programm, und überlegen Sie, ob dies beim nächstenmal geeigneter für Sie ist.

Vierte Woche

Im wesentlichen gleicht sie der dritten Woche. Experimentieren Sie mit den fortgeschrittenen Hydrotherapiemethoden (S. 159 bis 165), und wenden Sie die isometrischen Übungen (S. 156 f.) an allen Stellen an, wo Sie sich steif fühlen. Widerstehen Sie der Versuchung, Dinge zu übertreiben; dies ist der richtige Zeitpunkt, um Streß – und wie Sie damit fertig werden – zu überprüfen (lesen Sie S. 100).

Viertes Wochenende

Folgen Sie dem gleichen Diätplan wie am dritten Wochenende. Jetzt sollten weniger Nebenwirkungen auftreten. Lassen Sie sich täglich massieren, und machen Sie jeden Tag ein Salzbad oder eine Ganzkörperpackung (S. 67 und 165 ff.), um die Ausscheidung durch die Haut anzuregen. Führen Sie mindestens einmal am Tag die Entspannungs-, Meditations- und Visualisierungsübungen durch. Fahren Sie nicht Auto!

Lymphdrainage

Sie wird auf den Seiten 179 und 180 beschrieben. Wenden Sie sie immer an, wenn Sie sich mitten in der intensiven Reinigung befinden. Die Lymphkanäle (dargestellt auf S. 180) können nämlich in Zeiten sehr aktiver Ausscheidung überlastet sein. Die Massage fördert den Lymphabfluß. Wenn niemand da ist, der Ihnen bei dieser speziellen Massage helfen kann, massieren Sie sich so gut wie möglich selbst.

Erste Woche

Die Schwierigkeit bei der Dreißig-Tage-Diät liegt darin, genau die richtige Nahrungsmenge zu finden, die es Ihnen erlaubt, ungehindert Ihrer Arbeit nachzugehen und den Entgiftungsprozeß nicht zu unterbrechen. Folgen Sie dem Diätplan auf Seite 84 und 85, und richten Sie sich weiterhin nach dem Grundprogramm, alle Bewegungsübungen (S. 62 bis 70) mit eingeschlossen.

Zweites Wochenende

Nehmen Sie am Abend vor dem zweiten Wochenende eine leichte Mahlzeit (Obst oder Salat) ein, und probieren Sie dann einen der Wochenendpläne auf Seite 82 und 83 aus. Führen Sie weiterhin das Grundprogramm durch, und ruhen Sie sich möglichst viel aus. Sorgen Sie am Sonntagabend für eine vernünftige Abendmahlzeit.

Zweite Woche

Folgen Sie dem gleichen Schema wie in der ersten Woche. Inzwischen sollten Sie positive Wirkungen spüren, nämlich mehr Energie und einen klareren Kopf haben. Bei Hautreizungen und Übelkeit wenden Sie die Methoden auf Seite 60 und 61 an. Sie sollten täglich normale Verdauung haben; wenn nicht, nehmen Sie ein Klistier (S. 182) oder ein pflanzliches Abführmittel (Flohsamen).

Drittes Wochenende

Fahren Sie mit der Form der schnellen Entgiftungsdiät fort, die Ihnen am meisten zusagt. Sie können jetzt mit den fortgeschrittenen Massagemethoden beginnen, darunter Lymphdrainage (S. 179 f.), und mit den Meditationsübungen auf den Seiten 102 bis 103 und 107 bis 110. Mentale Harmonie reguliert die Reinigung des Körpers. Und denken Sie daran: Am Wochenende kein Autofahren.

Dritte Woche

Der Ablauf des Entgiftungsprogramms während der Woche sollte jetzt gut eingespielt sein. Lassen Sie sich alle zwei Tage massieren (S. 172), einschließlich Lymphdrainage (S. 179 f.), wenn nötig. Wenden Sie an mehreren Tagen in der Woche geeignete Hydrotherapiemethoden an, und integrieren Sie Meditation und autogenes Training (S. 102) in Ihren Übungsablauf. Ihr Energieniveau ist jetzt höher, und die Symptome sind verschwunden.

VORSICHT: Vermeiden Sie während der Wochenenden jegliche Anstrengung, fahren Sie vor allem nicht Auto. In dieser Zeit der Ruhe soll die Energie für die reinigenden und regenerativen Prozesse bereitstehen, die Körper und Geist jetzt brauchen.

Wahlmöglichkeiten und Ergebnisse

Wählen Sie für die intensive Reinigung am Wochenende zwischen einem Fastentag und anschließend einem Rohkosttag oder zwei Tagen Monodiät (gegenüber). Denken Sie daran, daß auch kurzes Fasten oder Monodiät Entgiftungssymptome hervorrufen können (siehe S. 37 und 141 f.).

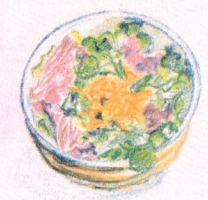

■ Samstag

Ruhen Sie sich beim eintägigen Wasserfasten aus, und halten Sie sich warm; Sie werden leichter frieren als sonst. Die erste Erfahrung mit der Reinigung durch Fasten erfordert den festen Willen, trotz benebeltem Kopf und pelziger Zunge weiterzumachen. Wenn Sie nach einiger Zeit nicht mehr so vergiftet sind, werden auch die Symptome nachlassen (siehe S. 141 f.). Geben Sie nicht beim ersten Hindernis auf; diese unangenehmen Erscheinungen sind nichts weiter als der Beweis für den Reinigungsprozeß.

Weil Sie das langsamere Dreißig-Tage-Entgiftungsprogramm gewählt haben, ist es wichtig, daß Sie die Wochenenden gut nutzen. Das Fasten ist der erste Schritt. Trinken Sie mindestens zwei und höchstens vier Liter Wasser pro Tag. Sie können es mit einem Spritzer Zitronensaft geschmacklich verbessern. Trinken Sie nur Mineralwasser oder gut gereinigtes Leitungswasser (siehe S. 116 f.).

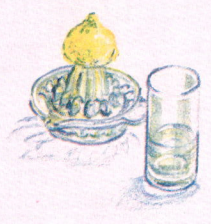

Trinken Sie das Wasser schlückchenweise und immer dann, wenn Sie Durst haben oder Ihren Mund ausspülen wollen.

■ Sonntag

Wählen Sie am zweiten Tag zwischen Rohkost, oder, wenn Sie eine empfindliche Verdauung haben, leicht gedünstetem Obst und Gemüse.

Wenn Sie sich für Rohkost entschieden haben, essen Sie zum Frühstück Obst, wie Apfel, Weintrauben oder Papaya. Kauen Sie jeden Bissen äußerst gründlich. Essen Sie als Mittags- und Abendmahlzeit entweder wieder Obst oder rohes Gemüse. Wählen Sie das Gemüse so aus, daß mindestens eine, möglichst aber zwei Sorten aus der Gruppe der rot-orangen Gemüse stammen (Möhren, rote Bete, Rotkohl, rote Paprika, Tomaten) und die anderen aus der großen Gruppe der grünen Salatgemüse und -kräuter.

Bei empfindlicher Verdauung (und nur dann) essen Sie statt dessen gekochtes Obst und Gemüse. Obst kann man im Herd backen oder im eigenen Saft oder mit etwas Wasser andünsten; die Gemüse (die gleichen wie für den Salat) kann man pfannenrühren oder dämpfen (siehe S. 134).

Trinken Sie an diesem Tag mindestens einen und höchstens zwei Liter Wasser oder Kaliumbrühe (Rezept S. 76).

Rezept für Bratapfel oder Bratbirne
Durchstechen Sie an mehreren Stellen die Schale der Frucht, damit sie nicht explodiert. Backen Sie das Obst bei mittlerer Hitze. Wenn die Schale sich goldbraun färbt, nehmen Sie es aus dem Ofen, schneiden es auf und beträufeln es mit Zitronen- und/oder frischem Apfelsaft. Lassen Sie es abkühlen, und essen Sie langsam.

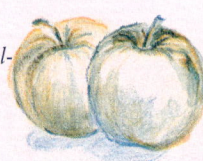

Monodiät

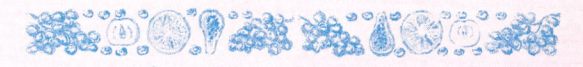

Mit dieser Wahl beschränken Sie sich für zwei Tage auf den Verzehr eines einzigen Nahrungsmittels (siehe S. 137). Damit reinigen Sie Ihren Körper ebenso wirksam wie mit Fasten- oder Rohkosttagen. Auf den Seiten 141 und 142 finden Sie Hinweise für den Umgang mit möglicherweise auftretenden Symptomen.

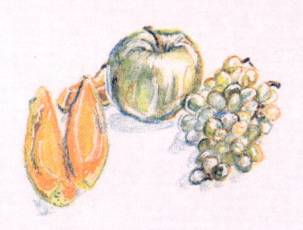

Alternativen Wählen Sie **entweder** rohes Obst: Sie können pro Tag bis zu drei Pfund davon essen (bei Candida sollten Sie vorher den Hinweis auf dieser Seite lesen); **oder** gekochte Nahrung: Sie können pro Tag entweder ein Pfund (Trockengewicht) des Getreides Ihrer Wahl essen oder zwei bis drei Pfund Kartoffeln.

Sie sollten diese Lebensmittel in Wasser ohne Salz kochen; verwenden Sie etwas Kaliumchlorid (ein Salzersatz, den man in Apotheken und Bioläden erhält). Trinken Sie zusätzlich soviel Mineralwasser, wie Sie mögen.

Essen Sie langsam, und kauen Sie sehr gründlich. Monodiäten aus den hier aufgeführten gekochten Nahrungsmitteln sind besonders gut für Menschen mit hohem Blutdruck und Cholesterinspiegel. Man kann sie kalt oder warm essen. Zu den bekanntesten und wirksamsten Monodiäten gehören:

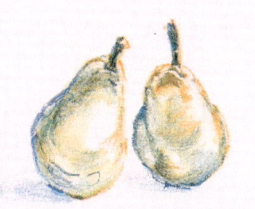

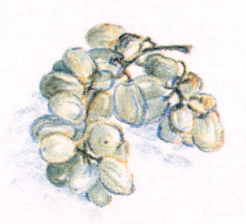

Rohes Obst
☐ Weintrauben (vorzugsweise mit Schale)
☐ Äpfel (vorzugsweise mit Schale)
☐ Birnen (besonders wirksam bei Allergien)
☐ Papaya (besonders bei empfindlicher Verdauung)
Gekochte Nahrungsmittel (gekocht und gegessen, wann immer man will)
☐ Naturreis
☐ Buchweizen
☐ Hirse
☐ Pellkartoffeln (sehr gut gewaschen)

Mit Olivenöl und Zitrone kann man Reis und ähnliche Nahrungsmittel schmackhafter und interessanter machen.

Waschen Sie den Reis gründlich, und bringen Sie ihn in einem Topf mit der doppelten Menge Wasser zum Kochen. Lassen Sie ihn köcheln, bis er weich ist (er sollte alles Wasser absorbiert haben). Wenn er abgekühlt ist, geben Sie zu jeder Portion einen halben Eßlöffel Olivenöl und den Saft einer Zitrone.

Gekochter Reis ist ohne solche Zutaten nicht sehr schmackhaft. Mit Buchweizen, Hirse und Kartoffeln können Sie ähnlich verfahren.

HINWEIS: Nehmen Sie während der Monodiät täglich ein Multimineral- und ein Multivitaminpräparat ein.

VORSICHT: Bei Candidabefall (siehe S. 52) sollte man die Obst-Monodiät vermeiden, zumindest bis der Hefepilz unter Kontrolle ist.

Speisepläne für die Woche

Wählen Sie zum Frühstück

☐ selbstgemachtes Müsli aus je ein bis zwei Eßlöffeln Haferflocken, Sonnenblumenkernen, Sesam, Rosinen oder gehackten Trockenfrüchten und Leinsamen. Weichen Sie diese Zutaten über Nacht in Wasser ein, und fügen Sie vor dem Verzehr einen Eßlöffel Weizenkeime und frisches Obst hinzu. Essen Sie 100 bis 200 Gramm lebendes Joghurt dazu.

☐ einen bis zwei Eßlöffel Hirse und Buchweizen und einen Eßlöffel Leinsamen. Weichen Sie es über Nacht ein, oder mahlen Sie es in Küchenmaschine oder Nußmühle. Essen Sie lebendes Joghurt und frisches Obst dazu.

☐ mindestens vier der folgenden Zutaten, in Nußmühle oder Küchenmaschine gemahlen: Weizen, Gerste, Naturreis, Hafer, Roggen, Leinsamen, Sonnenblumen- oder Kürbiskerne, Sesam. Kochen Sie etwa 100 Gramm der Mischung in zwei Tassen Wasser, bis sie eindickt. Essen Sie den Brei mit lebendem Joghurt und frischem Obst.

☐ Obstfrühstück mit lebendem Joghurt. Trinken Sie Kräutertee oder heiße Zitrone mit einem halben Teelöffel Honig.

Wählen Sie zum Mittagessen
entweder einen großen gemischten Salat mit gebackener Kartoffel oder Naturreis (mit Olivenöl, ohne Butter) und entweder etwa 100 Gramm Tofu (Sojakäse), Hüttenkäse, Magerkäse oder Nüsse und Samen;
oder pfannengerührtes oder gedämpftes Gemüse mit gebackener Kartoffel, oder Reis und entweder Hüttenkäse oder Magerkäse, oder Nüsse und Samen.

Zum Abendbrot
Wechseln Sie bei Mittag- und Abendessen zwischen gekochtem und rohem Gemüse ab. Wenn Sie zu Mittag gekochtes Gemüse hatten, essen Sie zum Abendbrot Salat, und umgekehrt. Wenn Sie allerdings lieber zu beiden Mahlzeiten Salat essen, tun Sie das ohne Bedenken.

Dazu können Sie, wie mittags, Tofu, Käse oder Nüsse und Samen essen. Jeden zweiten Tag allerdings sollten Sie die Käsebeilage austauschen gegen 100 Gramm Fisch, Wild oder Huhn. Das kann gegrillt, gedämpft, gekocht oder gebacken sein. Wenn Sie Vegetarier sind, wählen Sie eine Zusammenstellung aus Hülsenfrüchten und Getreide, die eine ausgewogene Eiweißkombination bietet (Einzelheiten siehe S. 85).

Zum Nachtisch
Frisches oder nur leicht gedünstetes Obst (träufeln Sie Apfel- oder Zitronensaft darüber, aber nehmen Sie keinen Zucker), oder lebendes Joghurt.

Ergänzungsstoffe
Nehmen Sie während des ganzen Dreißig-Tage-Entgiftungsprogramms täglich ein Multivitamin- und ein Multimineralpräparat ein. Vegetarier sollten außerdem täglich 15 Gramm des gesamten Spektrums der Aminosäuren in Form von Tabletten oder Kapseln zwischen den Mahlzeiten mit Wasser einnehmen.

Kräutertees
Manche Kräutertees sind bekömmlicher als andere. Einige enthalten soviel Tannin wie schwarzer Tee. Am besten sind Lindenblüten, Kamille, Eisenkraut, Salbei und Pfefferminze. Trinken Sie sie zwischen den Mahlzeiten, damit die Verdauung nicht behindert wird.

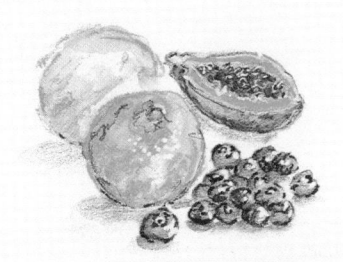

■ Vegetarier und Proteine

Acht Aminosäuren kann der Körper nicht selbst produzieren. Sie müssen ihm täglich zugeführt werden, damit er die Körperproteine bilden kann, die für Wachstum und Erneuerung des Gewebes und den Molekülaufbau nötig sind.

Diese essentiellen Aminosäuren müssen für die Proteinsynthese gleichzeitig und im richtigen Verhältnis vorhanden sein. Wenn bestimmte Aminosäuren fehlen oder nicht ausreichen, werden einige der vorhandenen verschwendet oder für andere Zwecke, wie Energieherstellung, verwendet. Das Bedürfnis nach ihnen wächst dann, damit kein Defizit entsteht.

Tierisches Eiweiß ist in hohem Maß verwertbar, wobei Milch, Käse und Fisch sogar noch vor dem Fleisch kommen und Sojabohnen und Naturreis nicht weit dahinter. Nüsse und Hülsenfrüchte sind nur zu 40 bis 60 Prozent verwertbar; wegen des »Abfalls« muß man also mehr davon essen, um die nötige Eiweißmenge zu erhalten.

Vegetarier sollten solche Proteine zu sich zu nehmen, deren Aminosäuremuster sich gegenseitig ergänzen, so daß der Gesamtwert des Proteins einer Mahlzeit größer ist als der aller Mahlzeiten zusammengenommen. Die besten Kombinationen sind: Hülsenfrüchte und Getreide; z. B. Bohnen mit Brot oder Reis und Linsen; Hülsenfrüchte und Nüsse und Samen.

Wieviel Eiweiß Ihr Körper braucht, ist individuell verschieden und hängt unter anderem vom Energieverbrauch ab. Für eine durchschnittlich aktive Frau zwischen 35 und 65 Jahren wird ein Minimum von täglich 55 Gramm empfohlen, für einen Mann 85 Gramm. Die Zahl mag Ihnen niedrig erscheinen, aber bedenken Sie, daß man mehr als dieses Quantum an eiweißhaltiger Nahrung zu sich nehmen muß, um schließlich die empfohlene Menge an Protein in der richtigen Zusammensetzung zu erhalten. Während Fisch- und Fleischesser ihren täglichen Eiweißbedarf mit 115 Gramm Fisch oder Fleisch abdecken können, braucht ein Vegetarier 225 Gramm Hülsenfrüchte und Getreide. Aus diesem Grund wird während der Entgiftungszeit und ihrer eingeschränkten Ernährung die zusätzliche Einnahme von Aminosäuren empfohlen. Joghurt und Hüttenkäse sind eine gute Absicherung gegen Proteinmangel.

■ Neubewertung

Nachdem Sie das Dreißig-Tage-Diät-Entgiftungsprogramm beendet haben, arbeiten Sie die Fragebogen wieder durch, um zu sehen, was sich verändert hat. Gehen Sie dann zum Erhaltungsprogramm über. Überlegen Sie sich nach dem Lesen das Zehn-Tage-Entgiftungsprogramm, ob Sie bei anderer Gelegenheit lieber diese schnellere und intensivere Methode anwenden möchten.

Was Sie tun sollten

Langsam essen
Gründlich kauen
Täglich mindestens einen Liter Flüssigkeit trinken
Regelmäßig Multivitaminpräparate nehmen

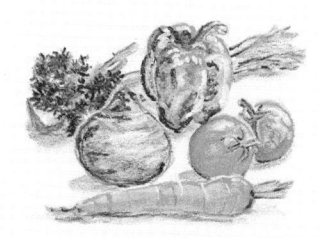

Was Sie nicht tun sollten

Mahlzeiten überspringen
Hastig essen
Beim Essen trinken
Zwischen den Mahlzeiten essen

Eingeschränktes Programm

Wenn Ihre Gesamtpunktzahl über 135 lag, sind Sie hier am richtigen Ausgangspunkt für Ihre Reinigung. Folgen Sie vier Wochen lang dem Ernährungsplan auf Seite 88 bis 92. Er sorgt für strikte Diät an Wochenenden, läßt aber unter der Woche eine großzügigere, trotzdem noch reinigende Ernährung zu. Begleiten Sie die Diät mit Übungen und Techniken. Beginnen Sie mit dem Grundprogramm auf Seite 62 bis 73. Nach und nach fügen Sie dann die fortgeschrittenen Übungen und Techniken aus dem Erhaltungsprogramm ein.

Wenn die vier Wochen vorbei sind, wird Ihre neue Punktzahl Ihnen den weiteren Weg weisen. Aber welchen Rat Sie auch immer für Ihre Ernährung bekommen, fahren Sie mit den Techniken der Körperarbeit aus dem Erhaltungsprogramm fort (S. 149 bis 157).

Vierte Woche

Bleiben Sie bei der Diät, die Sie bis jetzt befolgt haben, erweitern Sie aber die unterstützenden Reinigungsmaßnahmen, wie im Erhaltungsprogramm (S. 149 bis 181) beschrieben. Gehen Sie während der Woche noch einmal die Fragebogen durch. Wenn Sie jetzt weniger als 135 Punkte haben, können Sie mit dem Zehn-Tage- oder dem Dreißig-Tage-Diät-Entgiftungsprogramm beginnen. Wenn Sie noch darüber liegen, sollten Sie das Eingeschränkte Programm wiederholen.

Schwangerschaft

Im allgemeinen ist das Eingeschränkte Entgiftungsprogramm bei Schwangerschaft in keiner Weise kontraindiziert. Wenn Ihre Punktzahl so hoch war, daß Sie auf das Eingeschränkte Programm verwiesen wurden, ist Ihr Gesundheitszustand allerdings nicht besonders gut. Vielleicht haben Sie spezifische Probleme, die behandelt werden müssen. Ziehen Sie daher einen Arzt zu Rate, bevor Sie ein Reinigungsprogramm beginnen.

Viertes Wochenende

Dieses Wochenende ist die letzte Gelegenheit, sich intensiv mit der Reinigung zu befassen. Schöpfen Sie Ihre Möglichkeiten voll aus. Halten Sie auf der Grundlage des Rohkostprinzips (S. 88 f.) so streng wie möglich Diät. Machen Sie Hydrotherapie, und lassen Sie sich täglich eine Lymphdrainage geben. Praktizieren Sie zweimal täglich die tieferen Entspannungsübungen, und beginnen Sie mit der Visualisierung (S. 110 f.), um innere Ruhe zu gewinnen.

Dritte Woche

Führen Sie weiterhin täglich die tieferen Entspannungsübungen (S. 107 ff.) durch, und fügen Sie nun die Lymphdrainage (S. 170) in Ihren Massageablauf ein. Sie sollten sie ab jetzt bis zum Ende des Programms mindestens jeden zweiten Tag erhalten. Die Ernährung bleibt gleich. Inzwischen werden Sie spüren, daß Ihr Allgemeinzustand sich gebessert hat. Bleiben Sie bei der Stange; Sie sind fast am Ziel!

EINGESCHRÄNKTES PROGRAMM 87

Erstes Wochenende

Folgen Sie dem Plan auf Seite 88 bis 89: Streben Sie mindestens 60 Prozent Rohkost an. Beginnen Sie mit den Körperarbeitsmethoden des Grundprogramms. Nehmen Sie sicherheitshalber Vitamin C und Zystein zusätzlich ein (siehe S. 88 f.), ebenso Multivitamin- und Multimineralpräparate. Vielleicht treten leichte Entgiftungserscheinungen auf; lesen Sie daher noch einmal Seite 60 und 61.

Erste Woche

Ob Sie das Eingeschränkte Programm zu Hause durchführen oder dabei weiter Ihrer Arbeit nachgehen: integrieren Sie alle Bestandteile des Reinigungsprozesses in Ihren Tagesablauf. Die Diät auf Seite 90 bis 92 ist nicht schwierig einzuhalten und läßt während der Woche fortlaufend eine leichte Entgiftung zu. Vernachlässigen Sie trotzdem das Grundprogramm nicht, es verstärkt die Wirksamkeit. Nehmen Sie weiterhin die Ergänzungsstoffe zu sich, die auf den Seiten 88 und 89 vorgeschlagen werden.

Zweites Wochenende

Es sollte im Grunde dem ersten Wochenende gleichen. Nutzen Sie die freie Zeit am Wochenende intensiv für Hydrotherapiemethoden wie Ganzkörperpackungen und Salzbäder (S. 166). Lassen Sie sich jeden Tag massieren; fahren Sie mit den Übungen des Grundprogramms fort. Die unangenehmsten Nebenwirkungen treten wahrscheinlich an diesem Wochenende auf, lesen Sie daher sorgfältig Seite 60 und 61, und halten Sie Hilfen bereit, wie etwa das Kaffeeklistier. Ab jetzt sollten Verbesserungen eintreten.

Zweite Woche

Folgen Sie dem gleichen Ernährungs- und Übungsplan wie in der ersten Woche, erweitern Sie aber die Entspannungs- und Massagetechniken. Übertreiben Sie nichts. Schlafen und ruhen Sie so viel wie möglich, ohne aber die unterstützenden Maßnahmen (Hydrotherapie und Bewegung) des Grundprogramms zu vernachlässigen. Lesen Sie Seite 103 bis 111 und 179 bis 189 zur Information über das, was Sie erwartet.

Drittes Wochenende

Intensivieren Sie die Reinigung, indem Sie jeden Tag entweder ein Salzbad, eine Rumpfpackung oder ein Moorbad nehmen. Erweitern Sie Ihre Entspannungstechniken um autogenes Training (S. 102) und tiefere Meditation (S. 107). Lesen Sie sorgfältig die Anleitungen, und machen Sie die Übungen täglich. Wenn Sie allgemeine Unterstützung brauchen, können Adaptogene helfen (S. 145).

Speisepläne für die Wochenenden

Das Eingeschränkte Entgiftungsprogramm ist für Menschen gedacht, die langsam vorgehen müssen, weil das Ausmaß ihrer Vergiftung groß ist. Das Programm enthält weder Fasten noch Monodiäten, es zielt auf eine vor allem durch Rohkost bestimmte Ernährung ab. Wenn dadurch Verdauungsprobleme entstehen, gehen Sie zu leicht gegarter Nahrung (gedämpft oder pfannengerührt) über. Bei Auftreten unangenehmer Symptome lesen Sie die Seiten 37 und 141 bis 142 über häufige Nebenwirkungen und deren Bedeutung. Auf Seite 60 bis 61 finden Sie Behandlungsmethoden.

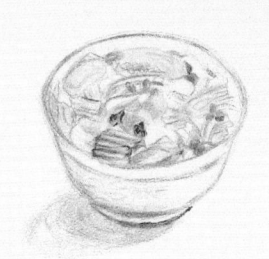

■ **Speiseplan**
Wählen Sie zum Frühstück entweder
☐ eins der drei Rezepte auf Seite 78 für Müsli, Saatmischung oder gekochtes, gemahlenes Getreide, dazu 100 bis 200 Gramm lebendes Joghurt und ein Stück frisches (ideal wäre Papaya) oder gedünstetes, oder gebackenes Obst (Apfel, Birne). **Oder**
☐ Haferflockenbrei, dazu lieber Joghurt als Milch, mit frischem oder leicht gegartem Obst, wie oben.
Essen Sie zum Mittagessen
☐ gemischten Rohkostsalat als Hauptgang. Der Salat sollte sowohl grüne als auch gelbrote (Möhren, Paprika, rote Bete, Rotkohl, Kürbis, Tomaten) Zutaten enthalten, **und**
☐ eine gebackene Kartoffel **oder** Naturreis (mit Zwiebel und Knoblauch als Geschmacksverbesserer), **außerdem**
☐ 60 bis 90 Gramm Hütten- oder Magerkäse.

Wählen Sie zum Abendessen
☐ gekochtes, gemischtes Gemüse (gekocht, gebacken, gedämpft oder pfannengerührt, aber **nicht** fritiert) mit einer der folgenden Speisen: Omelett (ein Ei), Fisch, Wild, Geflügel (ohne Haut), oder ein vegetarisches Gericht. Als Beilage Salat. **Oder**
☐ eine Fisch-, Geflügel- oder vegetarische Suppe. Die vegetarische Suppe sollte Nahrungsmittel mit hochwertigem Eiweiß, wie Linsen, enthalten. Dazu Vollkorn- oder Roggenbrot und Salat.

Zum Nachtisch entweder
☐ Bratapfel oder -birne, oder leicht gedünsteten Apfel oder Birne, **oder**
☐ frische Papaya, **oder**
☐ Naturjoghurt.

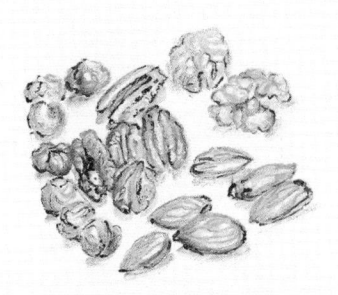

VORSICHT: Wenn Sie unter Hypoglykämie leiden (siehe S. 52), nehmen Sie lieber fünf kleine als drei große Mahlzeiten ein. Essen Sie die gleichen Mengen, aber anders verteilt.
   Beraten Sie sich bei Schwangerschaft oder Diabetes mit Ihrem Arzt, bevor Sie ein Reinigungsprogramm beginnen. Ideal wäre eine Entgiftung vor der Empfängnis.

Zusatzstoffe
Nehmen Sie während des Eingeschränkten Programms folgende Zusatzstoffe ein: ein Multimineral- und ein Multivitaminpräparat täglich; ein bis zwei Gramm Vitamin C auf Portionen verteilt zu den Mahlzeiten; ein Gramm der Aminosäure L-Zystein mit Wasser, mindestens eine Stunde vor oder anderthalb Stunden nach jeder Mahlzeit.

■ **Besonderer Hinweis für Allergiker**
Bei der Zusammenstellung Ihrer Diät sollten Sie besondere Rücksicht auf einige Tatsachen nehmen, die vielleicht auch auf Ihren speziellen Fall zutreffen.

Wenn Sie gegen bestimmte Nahrungsmittel allergisch sind, ist es wichtig, daß Sie auch andere Nahrungsmittel der gleichen biologischen Familie (siehe S. 136) vermeiden oder nach dem Rotationsprinzip (höchstens einmal in fünf Tagen) zu sich nehmen. Zum Beispiel kann eine Kartoffelallergie bedeuten, daß Sie auf die anderen Mitglieder der Familie der Nachtschattengewächse (*Solanaceae:* Tomaten, Pfefferschoten, Paprika) auch empfindlich reagieren.

Eine Allergie gegen ein Mitglied der Familie der Rosengewächse *(Rosaceae)* kann auch andere Mitglieder betreffen: Äpfel, Aprikosen, Birnen, Hagebutten, Kirschen, Mandeln, Nektarinen, Pfirsiche, Pflaumen, Schlehen, Quitten.

Viele dieser Früchte enthalten Salizylsäure (Aspirin), auf die viele Menschen empfindlich, allergisch oder mit Vergiftungserscheinungen reagieren. Salizylatüberempfindlichkeit ist mit Hyperaktivität bei Kindern in Zusammenhang gebracht worden. Wenn Sie jemals empfindlich auf Aspirin reagiert haben, sollten Sie vorsichtig sein bei Äpfeln, Aprikosen, Brombeeren, Erdbeeren, Gurken, Himbeeren, Johannisbeeren, Kirschen, Mandeln, Orangen, Pfirsichen, Pflaumen, Rosinen, Stachelbeeren, Tomaten, Trauben. Spuren findet man auch in Bananen, Kaffee, Ananas und Kartoffeln.

Allergien treten auch gegen folgende Familien auf:
- Doldenblütler *(Umbelliferae)*: Kreuzkümmel, Dill, Engelwurz, Fenchel, Kerbel, Koriander, Möhren, Pastinaken, Petersilie, Sellerie
- Korbblütler *(Compositae)*: Artischocken, Bocksbart, Endivien, Estragon, Färberdistel, Kamille, Kopfsalat, Löwenzahn, Sonnenblume, Zichorie
- Kürbisgewächse *(Cucurbitaceae)*: Gurken, Kürbis, Wasser- und Zuckermelonen, Zucchini
- Gräser *(Graminae)*: Bambussprossen, Gerste, Hafer, Hirse, Mais, Reis, Roggen, Sorghum, Weizen, Zuckerrohr
- Lorbeergewächse *(Lauraceae)*: Avocado, Lorbeer, Sassafras, Zimt
- Liliengewächse *(Liliaceae)*: Knoblauch, Lauch, Schalotten, Schnittlauch, Spargel, Zwiebeln
- Kreuzblütler *(Cruciferae)*, Gattung Kohl: Blumenkohl, Broccoli, Chinakohl, Grünkohl, Kohlrabi, Kresse, Meerrettich, Rettich, Rosenkohl, Rüben, Senf

Wenn Sie eine Allergie gegen Kuhmilch haben – neben der gegen Gräser (Weizen) vielleicht die häufigste –, dann reagieren Sie vielleicht auch auf Rindfleisch, können aber mit fünfzigprozentiger Wahrscheinlichkeit Schaf- und Ziegenmilch vertragen.

Häufig ist auch eine Glutenallergie oder Allergie gegen Weizen, der Gluten enthält. Gluten ist ein Eiweißkomplex, der in Weizen und Roggen vorkommt und Vergiftungserscheinungen in Form von schweren Verdauungsstörungen hervorrufen kann.

Das ist aber nicht das gleiche wie Weizenallergie. Menschen, die gegen diese Nahrungsmittel allergisch sind, haben eher Immunreaktionen als Vergiftungserscheinungen. Wenn ein Nahrungsmittel glutenfrei ist, bedeutet das nicht, daß es auch weizenfrei ist, da Gluten dem Weizen entzogen werden kann. Die meisten Menschen, die gegen Weizen empfindlich sind, reagieren auch allergisch auf Gluten, aber Menschen, die nur gegen Gluten allergisch sind, reagieren normalerweise nicht auf glutenfreien Weizen.

Es gibt Produkte, die sowohl gluten- als auch weizenfrei sind. Studieren Sie genau die Etiketten. Alles, was Glutamat enthält, ist für Menschen mit Gluten- oder Weizenallergie ungeeignet. Vorsicht: »Harmlose« Mehle, wie Reismehl, können Weizen enthalten.

Speisepläne für Wochentage

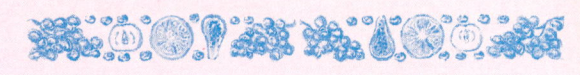

Das Eingeschränkte Diät-Programm läßt sich leicht einhalten, weil es mehr Wahlmöglichkeiten bietet als die intensiveren Zehn- und Dreißig-Tage-Programme. Es hat viel Ähnlichkeit mit dem Plan, den wir zur Erhaltung der Gesundheit empfehlen. Versuchen Sie, nicht in alte Eßgewohnheiten zurückzufallen. Halten Sie sich so weit wie möglich an die Richtlinien, und der Erfolg wird Ihnen sicher sein.

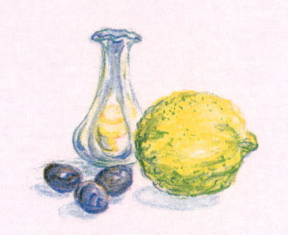

■ Plan eins

Essen Sie zum Frühstück
☐ selbstgemachtes Müsli oder gemahlene Samen (siehe S. 78) mit 100 bis 200 Gramm lebendem Joghurt **und**
☐ ein bis zwei frische oder gedünstete Früchte (siehe Liste S. 77). Nehmen Sie zum Süßen Apfelsaft.

Als Vormittagsgetränk
☐ Kräutertee **oder**
☐ zur Hälfte mit Wasser verdünnten Apfelsaft, warm oder kalt **oder**
☐ heiße Zitrone mit einem halben Teelöffel Honig

Zum Mittag- und Abendessen entweder
☐ einen großen gemischten Salat mit Pellkartoffel oder Naturreis (mit Olivenöl statt Butter) und etwa 100 Gramm Tofu (Sojakäse), Hüttenkäse, oder Nüsse und Samen. Wenn Sie Rohkost schlecht vertragen, essen Sie das gleiche, aber dämpfen und pfannenrühren Sie die Gemüse. Als Dressing Olivenöl und Zitrone verwenden. **Oder**
☐ eine gekochte Mahlzeit mit gedämpftem, pfannengerührtem Gemüse und Fisch oder Huhn (gegrillt, gedämpft, gebacken), oder Omelett, oder einem vegetarischen Gericht

Zum Nachtisch
☐ frisches oder leicht gedünstetes Obst **oder**
☐ Naturjoghurt

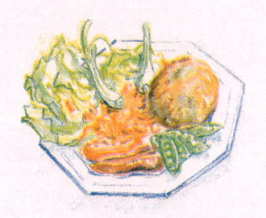

Flüssigkeit
Während des Reinigungsprozesses müssen Sie mindestens einen Liter Flüssigkeit am Tag trinken (die Gemüse und Salate, die Sie essen werden, enthalten sowieso viel Flüssigkeit).
Trinken Sie Mineralwasser, Kräutertees (siehe S. 84) oder verdünnten Zitronensaft (mit Wasser halb und halb) oder heiße Zitrone mit einem viertel Teelöffel Honig oder Kaliumbrühe (siehe S. 76).

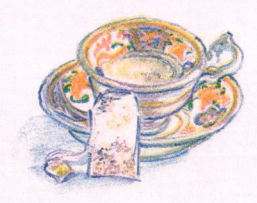

Empfehlungen
Bestimmtes Obst, wie Äpfel und Birnen, ruft nach klinischen Erfahrungen weniger leicht Allergien hervor.
Zitrusfrüchte lösen zwar eher Allergien aus, werden aber während des Fastens empfohlen.
Papayas gehören zu den Früchten, die sich am leichtesten verdauen lassen. Mit den zerquetschten Samen wird gekochtes Fleisch zarter.
Frisches Obst enthält nützliche, aktive Enzyme; durch Kochen werden sie zerstört.
Andererseits bricht das Kochen im

Plan zwei

Wählen Sie zum Frühstück
☐ gekochte Samen- und Körnermischung (siehe S. 78) oder Haferbrei mit 100 bis 200 Gramm Naturjoghurt **oder**
☐ ein bis zwei frische oder angedünstete Früchte (Papaya, Birne, Pfirsich usw.). Verwenden Sie zum Süßen Apfelsaft.

Als Vormittagsgetränk
☐ Kräutertee
☐ verdünnten Apfelsaft, warm oder kalt
☐ heiße Zitrone mit einem halben Teelöffel Honig

Essen Sie zu Mittag entweder
☐ einen großen gemischten Salat mit Pellkartoffel oder Naturreis (mit Olivenöl statt Butter) und etwa 100 Gramm Tofu oder Hütten- oder Magerkäse, oder Nüsse und Samen. **Oder**
☐ wenn Sie Rohkost schlecht vertragen, essen Sie das gleiche, aber mit leicht gegartem Gemüse (gedämpft oder pfannengerührt), mit Olivenöl und Zitrone als Soße. **Oder** (am besten)
☐ Mahlzeit aus Obst, Samen (Sonnenblumen-, Kürbiskerne) und Nüssen (frische Walnüsse, Mandeln) mit lebendem Joghurt

Essen Sie zum Abendbrot
☐ ein Gericht aus gekochtem, gedämpftem oder pfannengerührtem Gemüse mit einer vegetarischen Kombination aus Hülsenfrüchten (Linsen, Sojaprotein, Tofu, Kichererbsen) und Getreide (Vollweizen, Naturreis oder Hirse). **Oder**, wenn Sie zu Mittag nicht die Obst- und Samenmahlzeit gegessen haben,
☐ eine Mahlzeit aus Obst, Nüssen und Samen mit Naturjoghurt (siehe oben)

Zum Nachtisch
☐ frisches oder leicht gedünstetes Obst **oder**
☐ lebendes Joghurt

Gemüse Faserstrukturen auf, die sonst schwer verdaulich wären, und setzt die darin eingelagerten Nährstoffe frei.
Lebendes, nicht wärmebehandeltes Joghurt wird gewählt, weil die nützlichen Bakterien *(Bulgaricus* und *Thermophilus)* durch den Sterilisationsprozeß abgetötet werden. Geflügelhaut ist immer reich an gesättigten Fettsäuren und keinesfalls zu empfehlen.
Leitungswasser enthält giftige Substanzen und Schwermetalle. Bei Mineralwasser ist das weniger wahrscheinlich. Glasflaschen sind sauberer als solche aus Plastik.

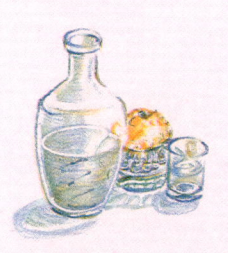

Zusatzstoffe
Denken Sie jeden Tag an die Zusatzstoffe auf Seite 89. Während des Entgiftungsprogramms ist die Unterstützung durch die Nährstoffe aus den Multivitamin- und Multimineralpräparaten sehr wichtig. Vitamin C und die L-Zysteine haben spezifische Entgiftungseigenschaften, die den Körper in seinem Bemühen um Selbstreinigung unterstützen.

■ Plan drei
Zum Frühstück
☐ Obst, Samen und Nüsse mit natürlichem Joghurt. Essen Sie langsam, und genießen Sie den frischen, reichhaltigen Geschmack. Papaya ist am bekömmlichsten und hilft bei der Verdauung anderer Nahrung. Lebendes Joghurt unterstützt die Verdauung ebenfalls, und sein eigenes Eiweiß wird von den nützlichen Bakterienkulturen, die es produzieren, bereits vorverdaut (siehe S. 144).

Trinken Sie am Vormittag
☐ Kräutertee **oder**
☐ verdünnten warmen oder kalten Apfelsaft, **oder**
☐ heiße Zitrone mit einem halben Teelöffel Honig

Essen Sie zu Mittag entweder
☐ einen großen gemischten Rohkostsalat mit Pellkartoffel oder Naturreis (mit Olivenöl) und etwa 100 Gramm Tofu, Hüttenkäse oder Nüsse und Samen. **Oder**, wenn Sie Rohkost schlecht vertragen,
☐ das gleiche mit leicht gekochtem Gemüse (gleiche Auswahl wie für den Salat). Pfannenrühren oder dämpfen Sie das Gemüse, und nehmen Sie lieber Olivenöl und Zitrone als Butter dazu.

Wählen Sie zum Abendbrot zwischen
☐ Fisch oder Huhn (ohne Haut), gekocht, gedämpft, pfannengerührt oder gebacken, mit leicht gegartem Gemüse, oder das Gemüse und ein Omelett. Sie können Mittag- und Abendessen austauschen, wenn Ihnen das lieber ist.

Zum Nachtisch
☐ frisches oder gekochtes Obst **oder**
☐ natürliches, lebendes Joghurt

Neubewertung

Wenn Sie einen Monat lang das Eingeschränkte Entgiftungsprogramm durchgeführt haben, gehen Sie **alle** Fragebogen wieder durch. Wenn Ihre Punktzahl jetzt unter 135 liegt, sollten Sie entweder mit dem Zehn-Tage- oder dem Dreißig-Tage-Diät-Programm beginnen und dann zum Erhaltungsprogramm übergehen. Wenn Sie noch mehr als 135 Punkte haben, bleiben Sie am besten einen weiteren Monat lang beim Eingeschränkten Entgiftungsprogramm.

TEIL DREI

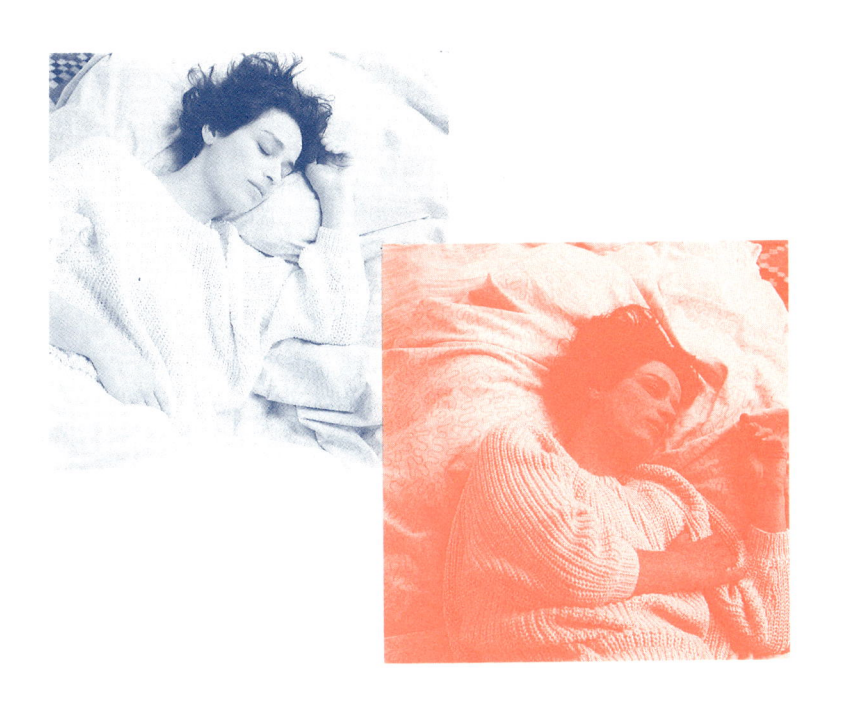

ERHALTUNG

Erhaltung

■ **Einführung**

Das Leben ist vor allem dazu da, gelebt zu werden, und so wichtig die regelmäßigen Perioden der intensiven Entgiftung auch sind, sie können tägliche Gewohnheiten, die Sie gesund und frei von Giften halten, nicht ersetzen.

Es ist ziemlich kurzsichtig zu glauben, daß hin und wieder ein Entgiftungsprogramm genügt und ansonsten die übliche Lebensweise durch die Sie sich vergiften, beibehalten werden kann.

Wenn eine Maschine, ein Auto zum Beispiel, gut funktionieren soll, sind Wartung und regelmäßige Inspektion unumgänglich. Wenn Sie das Fahrzeug zwischen den Inspektionen schlecht behandeln, etwa im falschen Gang fahren oder gar falschen Treibstoff benutzen, wird seine Lebensdauer beträchtlich verkürzt. Durch die Inspektionen fährt es zwar länger, als wenn Sie gar nichts täten, aber über seine Lebensdauer entscheidet letztendlich die Art, wie Sie täglich mit ihm umgehen und wie Sie es pflegen.

Die wunderbare »Maschine«, in der wir leben, unterscheidet sich in einem ganz wichtigen Punkt von der Maschine eines Autos: Der Körper hat die Fähigkeit, sich selbst zu reparieren – wenn er die Gelegenheit dazu erhält. Entgiftungsperioden sind solche Gelegenheiten. Aber Ihr Verhalten in den Zeiten dazwischen entscheidet darüber, wie gut und wie lange Ihre »Maschine« funktioniert. Hier beeinflussen die Wahl des »Treibstoffs«, die gute oder schlechte Behandlung und der Kontakt mit schädlichen oder giftigen Substanzen Ihr Wohlbefinden.

Der folgende Lebensplan ist ein Führer zu einem relativ giftfreien Leben. Er berücksichtigt Körper und Geist, denn geistiger Streß ist ebenso schädlich (vielleicht noch schädlicher) wie irgendein Gift in Luft, Wasser oder Nahrung.

Während Sie diese Seiten lesen, sollten Sie sich auch noch einmal Teil Eins ins Bewußtsein rufen und sich daran erinnern, wogegen Sie kämpfen. Mit dem Lebensplan bekommen Sie ein Instrument in die Hand, das Ihnen bei richtigem Einsatz zu Gesundheit und Lebenskraft verhilft.

HINWEIS: Beginnen Sie nicht mit dem Erhaltungsprogramm, bevor Sie das Zehn- oder Dreißig-Tage-Diät-Entgiftungsprogramm durchgeführt haben. Die verschiedenen Programme bauen nämlich aufeinander auf. Wenn Sie bis jetzt nur das Eingeschränkte Programm kennen, müssen Sie nun entweder zum Zehn-Tage- (S. 74) oder zum Dreißig-Tage-Diät-Entgiftungsprogramm (S. 80) übergehen, bevor Sie mit dem Erhaltungsprogramm beginnen können.

Lebensplan

Die verschiedenen Elemente des Erhaltungsprogramms, die Sie in den folgenden Kapiteln finden, passen zusammen wie die Teile eines Puzzles: Zusammengelegt schaffen Sie das Bild »Gesundheit«, aber man muß bestimmte Teile häufiger verwenden als andere. Damit zum Beispiel Aerobic einen Langzeiteffekt hat, müssen Sie, nach den Aufwärmübungen, mindestens dreimal pro Woche trainieren. Mindestens einmal pro Woche, möglichst aber zweimal, sollten Sie alle Dehnungsübungen des Grund- und Erhaltungsprogramms durchführen, um den Körper zu lockern. Ein- oder zweimal wöchentlich ist eine Ganzkörpermassage anzuraten, möglichst in Verbindung mit einer der Wasseranwendungen. Erhöhen Sie die Anzahl von Hydrotherapie und Massage auf eine täglich in Zeiten, in denen Sie besonders stark Giften ausgesetzt sind, oder wenn Erkältung oder Grippe drohen.

Die Entspannungsatmung, die zu Meditation und Visualisierung führt, sollte Teil Ihres täglichen Lebens sein, und zwar mindestens 20 Minuten lang (manche halten zweimal pro Tag für optimal). In Streßzeiten werden diese Übungen länger oder häufiger ausgeführt. Versuchen Sie, sich an die allgemeinen Ernährungsrichtlinien auf Seite 131 bis 147 zu halten, und planen sie regelmäßige Entgiftungsphasen ein.

Sie können ein zweitägiges oder Wochenend-Fasten etwa alle sechs Wochen in Verbindung mit einer Zehn- oder Dreißig-Tage-Diät-Entgiftung einmal im Jahr erwägen (nachdem Sie Ihre Punktzahl überprüft haben, falls das Eingeschränkte Programm noch durchgeführt werden muß). Das wäre ideal. Sie können sich aber auch für einen Rohkosttag einmal pro Woche oder alle vierzehn Tage entscheiden, verbunden mit einer jährlichen »Frühjahrsentschlackung« (wobei die Jahreszeit keine Rolle spielt).

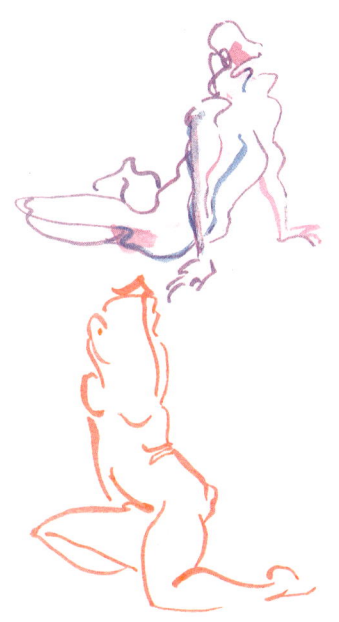

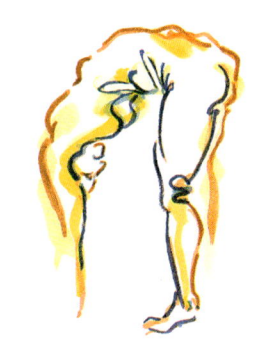

Montag, Mittwoch, Freitag
Aufstehen 6.30 Uhr
20 Minuten Atmung/Entspannung
Meditation
10 Minuten Yoga
Nach der Arbeit 18.30 Uhr
5 Minuten Aufwärmübungen
25 bis 30 Minuten schnelles Gehen, Seilspringen oder Radfahren
Vor Bad oder Dusche Abreibung des ganzen Körpers

Dienstag, Donnerstag
Aufstehen 6.30 Uhr
20 Minuten Atmung/Entspannung/Visualisierung
10 Minuten Yoga
Anderthalb Stunden nach dem Abendessen
Ganzkörpermassage, anschließend Salzbad

Samstag
Aufstehen 8.30
30 Minuten Atmung/Entspannung/Visualisierung
10 Minuten Yoga
Am späten Nachmittag oder abends
Ganzkörpermassage oder Massage von Bereichen, die es nötig haben, anschließend
Ganzkörper- oder Rumpfpackung, oder Sitzbad

Sonntag
Aufstehen 8.30 Uhr
30 Minuten Atmung/Entspannung/Meditation/Visualisierung
10 Minuten Yoga
Vormittags
5 Minuten Aufwärmübungen
25 bis 30 Minuten schnelles Gehen, Seilspringen oder Radfahren

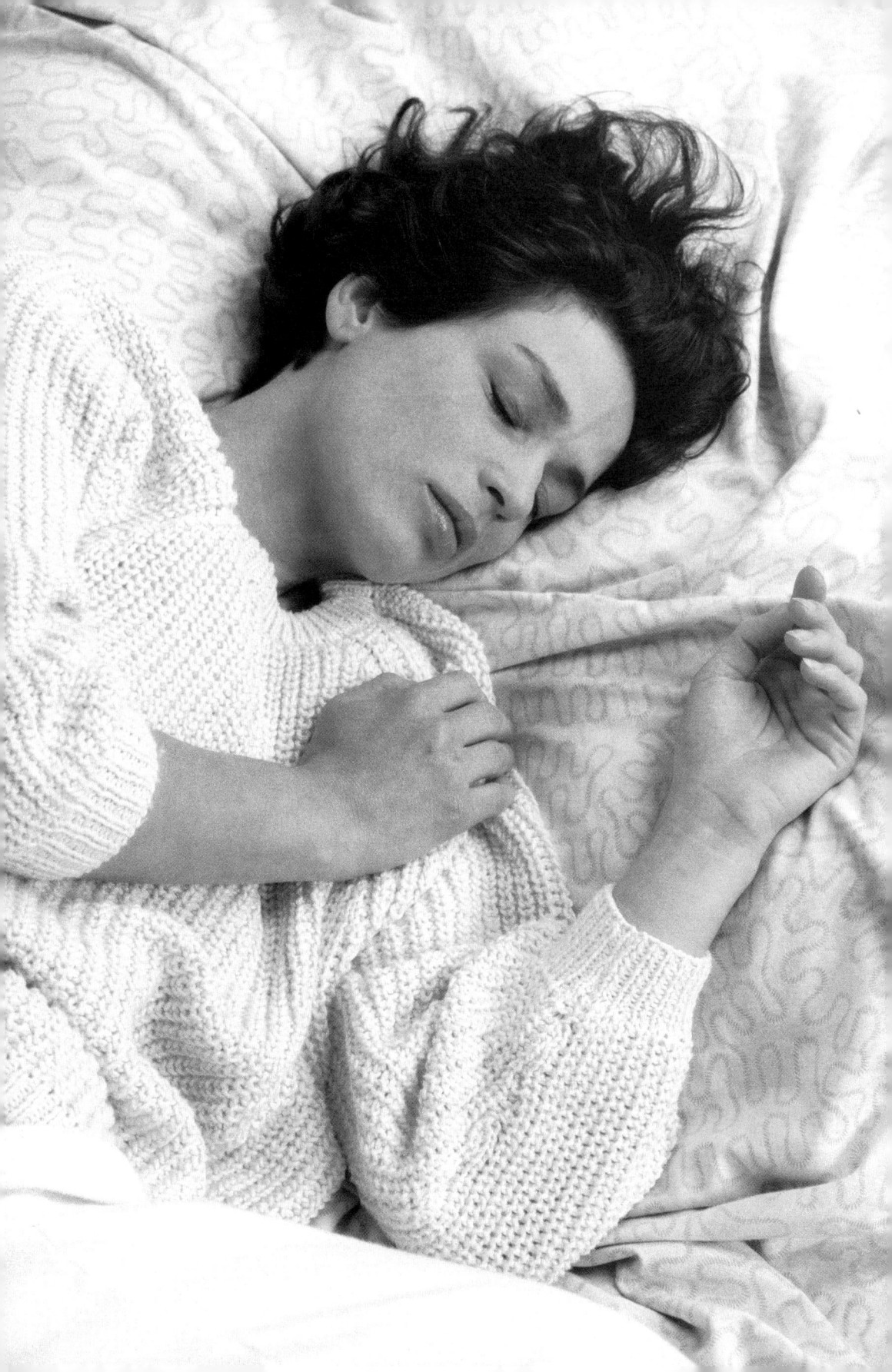

Reinigung des Denkens

Sie wundern sich vielleicht, daß wir von Reinigung des Denkens sprechen, wo es doch offensichtlich so notwendig ist, die Umwelt und den Körper zu entgiften. Aber letztendlich werden wir von unserem Denken geleitet, und dieses wunderbare Instrument ist leider bei den meisten von uns vergiftet – durch Zweifel, verdrehte Gedanken, negative Einstellungen und durch die ewige Litanei in unserem Kopf, die uns eintrichtert: **du kannst nicht, du darfst nicht, es gehört sich nicht, du sollst und du mußt.**

Außerdem bringen wir die empfindliche Biochemie des Gehirns immer wieder aus dem Gleichgewicht, weil wir aus der verseuchten Nahrungskette eine ganze Reihe höchst gefährlicher Substanzen aufnehmen, wie Verunreinigungen, Zusätze und Gifte – ganz zu schweigen von Drogen, Alkohol und chemischen Stoffen.

Erkrankungen »passieren« nicht einfach. Sogar ein gewöhnlicher Schnupfen läßt sich auf Probleme oder Streß zurückführen. Für alle Veränderungen in unserem Körper gibt es Gründe, und viele dieser Gründe liegen in unserem Denken. Wenn Sie eine harmonischere, ausgeglichenere Lebensweise anstreben, dann ist dies jetzt der richtige Zeitpunkt für Sie, Ihre natürlichen Heilkräfte wiederzubeleben.

Positiv denkende Menschen reagieren auf Streß anders als Menschen, die sich kraftlos und bedrückt fühlen. Wenn man emotional ausgeglichen ist, sieht man Probleme als Herausforderungen an, die es zu bewältigen gilt, und kann den Streßfaktor positiv nutzen. Im anderen Fall ist man für Krankheiten anfälliger, und Gefühle und Verstand geraten leichter aus dem Gleichgewicht.

Negative Reaktionen auf Streß werden durch negative Emotionen, Haltungen und Einstellungen verursacht und verdrängen die dem Menschen innewohnenden heilenden Kräfte. Heilung beginnt daher mit der Reinigung von Gedanken und Emotionen. Zuerst aber wollen wir sehen, warum die Vergiftung des Denkens mit negativer Reaktion auf Streß gleichgesetzt werden kann.

Manche Einstellungen und Gefühle, wie Furcht, Haß, Eifersucht, Ärger, Rache oder Macht, wirken ebenso zerstörerisch wie die Gifte, auf deren Bekämpfung wir soviel Zeit und Mühe verwenden. Sie wirken deshalb selbstzerstörerisch, weil sie gezielten und weitreichenden Einfluß auf die Gesundheit haben. Wenn wir sie abzubauen versuchen, entsteht Raum für positive Gefühle, die unserer Gesundheit nützen und Wohlbefinden hervorrufen.

Dieses Kapitel soll Ihnen helfen, Abhängigkeiten zu verstehen, Einstellungen und negative Gefühle zu ändern und die Energie, die durch Streß entsteht, wieder in produktive Bahnen zu lenken. Es stellt Ihnen die fortgeschrittenen Methoden der Entspannung, Meditation und Visualisierung vor. Dabei baut es auf dem Grundprogramm auf. Indem Sie diese Techniken anwenden, setzen Sie bislang eingeschlossene Energien frei, fördern Wohlbefinden und Selbstwertgefühl und unterstützen die Zusammenarbeit von Körper und Geist auf dem Weg zu echter Gesundheit.

Lesen Sie jetzt bitte noch einmal die Fragen auf Seite 46 und 47 und Ihre Antworten dazu.

Einstellungen und Emotionen

Einstellungen kann man als Glaubenssätze bezeichnen, die durch Programmierung entstanden sind. Sie schreiben uns Handlungsweisen, Gefühle und Gedanken vor. Wir übernehmen sie von Eltern, Schule und Kirche, Freunden und Verwandten. Als Kinder akzeptieren wir normalerweise einfach die Einstellungen, die uns vermittelt werden. Später machen wir dann unsere eigenen Erfahrungen. Zum Glück sind Einstellungen erworben, man kann sie also ändern. Wenn Sie negative oder selbstzerstörerische Einstellungen erworben haben, sollten Sie versuchen, gegen diese anzugehen. Dazu gehört, daß Sie sich ihrer bewußt werden, daß Sie bereit sind, andere Haltungen kennenlernen zu wollen und die alten in Frage zu stellen; daß Sie sich fragen, welche Einstellungen Sie ändern müssen, damit es Ihnen besser geht, und daß Sie die neuen, positiven Lebenserfahrungen einsetzen.

Mit den Einstellungen ändern sich auch die Gefühle, denn Gefühle entstehen durch Gedanken. Ihre Gefühle spiegeln Ihr Denken wider. Beide können miteinander in einem Teufelskreis verflochten sein, der zu Depression, Funktionsstörungen und körperlichen Beeinträchtigungen führt. Sobald Sie aber diesen Mechanismus durchschauen, wird es möglich sein, mit Hilfe positiver Einstellungen auch gesunde, positive Gefühle zu entwickeln.

Obwohl Gefühle und Gedanken verbunden sind, hat es wenig Sinn, zu versuchen, sich selbst ein bestimmtes Gefühl auszureden. Das läßt sich am besten am Beispiel der Phobie erklären. Phobien entstehen im Kopf, und zwar durch negative Erlebnisse. Sie werden von den Emotionen übernommen, verstärken sich dort und geraten außer Kontrolle, wie eine Krebserkrankung. Einem Menschen, der unter einer Phobie leidet, kann man nur durch Aufdeckung des ursprünglichen traumatischen Ereignisses helfen.

Wenn Sie »positives Denken« bereits versucht haben und keinen Erfolg hatten, haben Sie vielleicht den wichtigsten Punkt nicht berücksichtigt: Es reicht nicht, die negativen Gefühle einfach mit einer Schicht positiver Gedanken zuzudecken. So bleiben die ursprünglichen, unangenehmen Gefühle und die ihnen zugrundeliegenden, machtvollen Einstellungen erhalten. Dazu kommt dann noch das Gefühl des Versagens.

Sie können diesen Teufelskreis durchbrechen, indem Sie versuchen, Ihren inneren Gedankenablauf zu verstehen. Das ist der Weg, der zur Veränderung der Einstellungen führt. Es ist viel Arbeit, aber es lohnt sich.

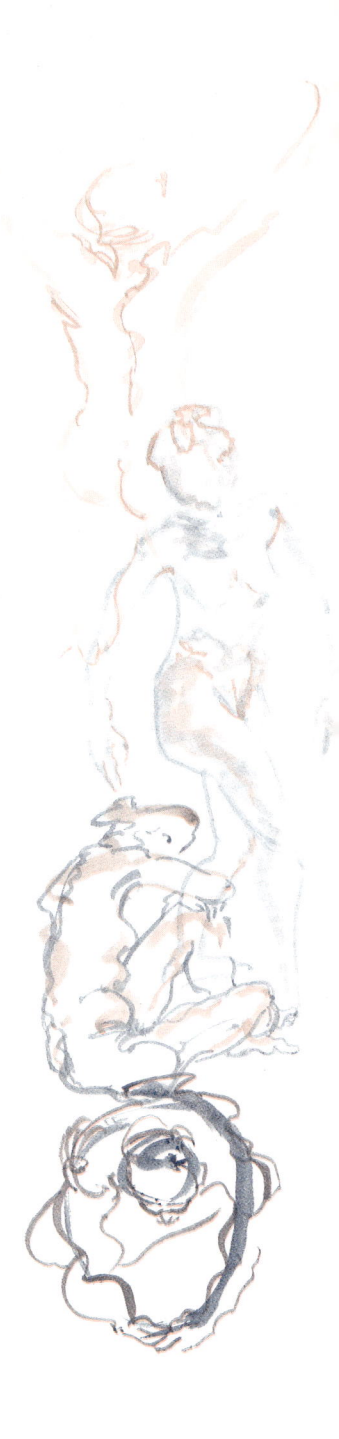

Sucht

Die meisten Menschen sind der Meinung, daß all unsere Schwierigkeiten von außen kommen. Und die Gesellschaft hat uns gelehrt, daß auch die Heilmittel von außen kommen, nämlich in Form von Medikamenten, Alkohol, Nahrung, Sex und so weiter. Was würde es für Ihre Probleme und Störungen bedeuten, wenn Sie Ihr Leben selbst in die Hand nehmen, Ihre Einstellungen ändern, die Verantwortung für Ihre Gefühle übernehmen, sich von **allen** Abhängigkeiten befreien und Ihre Streßreaktionen effektiv nutzen würden?

Sucht ist ein schwieriges Thema, auf das sich die meisten Menschen lieber nicht näher einlassen. Es ist deshalb schwierig, weil Sucht so viele Formen annehmen kann und selbst die Experten sich nicht über ihre Ursachen einig sind. Man kann sie als physische und/oder psychische Abhängigkeit von einer Substanz oder einem Verhalten bezeichnen, die zum Zentrum des Lebens wird. Unter »Sucht« versteht man inzwischen nicht mehr nur die Abhängigkeit von Drogen oder Alkohol, sondern auch die Abhängigkeit von Essen, Sexualität, Glücksspiel, Ladendiebstahl, Geldausgeben oder Arbeit. Auch Beziehungen können abhängig machen und zerstören. Allen Süchten liegt die Sehnsucht nach einem besseren Zustand oder der Wunsch, unangenehme Gefühle zu unterdrücken, zugrunde.

Die Substanz abzusetzen oder das Verhalten abzulegen, ist nur ein Anfang. Beides allein reicht nicht aus, weil der Süchtige vielleicht nach etwas anderem greift. Solange **irgendein** abhängiges Verhalten besteht, bleibt die Persönlichkeit gestört. Für die meisten ist die totale Abstinenz, etwa von Alkohol, die notwendige Voraussetzung für eine Genesung, aber wirkliche Genesung beinhaltet auch die Wiederherstellung einer vollständigen und ausgeglichenen Persönlichkeit und Lebensweise. Das wiederum setzt Resozialisierung, Wissen über die Mechanismen von Sucht, Gespräche mit anderen, die eine Entziehung machen, und grundlegende Veränderungen im Denken und Fühlen voraus. Selbsthilfegruppen, wie die Anonymen Alkoholiker oder die Anonymen Spieler, können dabei sehr hilfreich sein.

Wenn Sie im Abschnitt »weiche« Drogen eine hohe Punktzahl hatten, sollten Sie überprüfen, welche Substanzen Sie verwenden, um Ihre Stimmung zu beeinflussen. Auf die Dauer schädigen Sie damit die Nebennieren. Probieren Sie Karob statt Schokolade, Kräutertees, Obst- und Gemüsesäfte statt Cola und koffeinfreie Getränke.

Wenn Sie im Abschnitt »Medikamente« eine hohe Punktzahl hatten, sollten Sie einen Arzt oder Heilpraktiker aufsuchen, denn eigenmächtiges Absetzen von Medikamenten kann gefährliche Folgen haben.

Wenn Ihre Gesamtpunktzahl in diesem Abschnitt hoch war (S. 48), dürfen Sie nicht mit dem Grundprogramm beginnen. Arbeiten Sie mit dem Eingeschränkten Programm (S. 86), bis Ihre Punktzahl entsprechend gesunken ist.

Streß

Streß ist ein ganz normaler Zustand, den wir zum Überleben brauchen. Wenn in früheren Zeiten die Menschen vor Raubtieren flüchteten, war das ein Beispiel für die richtige Funktion von Streß. Wenn Streß aber nicht richtig funktioniert, verbrauchen wir Energie, und unsere Gesundheit ist bedroht. Da Streß eine natürliche Reaktion auf Situationen ist, die Energie und Aufmerksamkeit erfordern, können und sollten wir lernen, richtig mit ihm umzugehen und ihn positiv zu nutzen. Veränderungen sind als Aufgaben und nicht als Bedrohungen zu betrachten, und Erfahrungen, die uns sonst schaden würden, können uns weiterbringen.

Warum ist es manchen Menschen möglich, besser mit Streß fertig zu werden als anderen? Ein Aspekt sind Bindungen, die Fähigkeit und Bereitschaft, sich an dem, was um uns herum geschieht, zu beteiligen. Das Gegenteil wäre Angst und Rückzug vor sozialen Kontakten. Ein weiterer Aspekt ist die Lenkung, das Gefühl, die Ereignisse durch eine bestimmte Art des Fühlens, Denkens und Handelns beeinflussen zu können. Das Gegenteil davon ist das Gefühl, von äußeren Ereignissen oder anderen Menschen gelenkt zu werden. Der dritte Aspekt ist die Herausforderung; damit ist die Haltung gemeint, mit Veränderungen zu rechnen und sie auch zu begrüßen, da sie persönliche Entwicklung ermöglichen. Das Gegenteil davon sind Furcht vor und Abneigung gegen jegliche Veränderung. Solche negativen Reaktionen erzeugen eine Starrheit, die zu zwanghaften Charakterzügen führt.

Wenn Sie eines dieser negativen Gefühle in sich tragen, wird die durch Streß erzeugte Energie Ihnen vielleicht schaden. Das Entgiftungsprogramm hilft Ihnen, sich »streßsicher« zu machen. Indem Sie Atmung, Meditation und geistige wie körperliche Entspannung lernen, werden Sie fähig, Ihre Einstellungen und schließlich Ihr Verhalten zu ändern. Sie werden lernen, auf Situationen wirklich einzugehen, anstatt einfach nur zu reagieren. So gewinnen Sie schließlich eine Selbstbeherrschung, die der effektiven Nutzung einer nie versiegenden Energiequelle gleichkommt.

■ Änderung von Verhaltensmustern

Rauchen Rauchen erzeugt sowohl psychische als auch physische Abhängigkeit; beide müssen berücksichtigt werden, wenn man den Entschluß gefaßt hat, aufzuhören. Wenn Sie sich das Rauchen abgewöhnen wollen, ist das Wichtigste, daß Sie dazu den ernsthaften Wunsch haben. Wenn Sie aber weiterrauchen wollen, können Sie sich selbst und die Menschen, die mit Ihnen leben, durch Diäten und Zusatzprogramme, die in diesem Buch beschrieben sind, etwas schützen.

Hohe Punktzahl im Streß-Fragebogen

Machen Sie die Übungen zur Tiefatmung, Seite 63, zur fortschreitenden Entspannung, Seite 64, autogenes Training, Seite 102, Meditation, Seite 107, Visualisierung, Seite 110, mindestens einmal, möglichst aber zweimal täglich 20 bis 30 Minuten lang. Verstärken Sie außerdem bewußt die nebenstehend beschriebenen Aspekte von Bindung, Lenkung und Herausforderung, um den Streß besser zu bewältigen.

Wenn Sie mit Streß konfrontiert oder während des Entzugs nervös werden, atmen Sie durch die Nase ein und füllen Sie die Lungen in zwei bis drei Sekunden. Halten Sie eine Sekunde lang den Atem an, atmen Sie dann aus, indem Sie bis sieben oder acht zählen. Wiederholen Sie den Vorgang, bis die Erregung abklingt. Atmen Sie dann eine Weile normal, bevor Sie weiterarbeiten.

Untersuchungen haben gezeigt, daß man mit dieser alten Yoga-Atemübung Panikanfälle und Hyperventilation bekämpfen kann.

Wenn Sie aufhören möchten, sollten Sie folgende Hinweise beachten:
☐ Nehmen Sie in den ersten vier bis sechs Wochen täglich zum Essen eine Vitamin-B-Komplex-Tablette (mindestens 50 Milligramm von jedem der wichtigsten B-Vitamine) und dazu 500 Milligramm der B-Vitamine Niacinamid und Panthothensäure. Wenn Ihr Urin davon grünlich wird, braucht Sie das nicht zu irritieren.
☐ Akupressur mit dem Daumennagel, mehrmals täglich bis zu einer Minute lang, verringert viele Entzugserscheinungen. Die Punkte sind auf Seite 73 abgebildet. Nehmen Sie den Punkt auf der Hand gegen Kopfschmerzen, Unruhe, Husten und Engegefühl in der Brust, den Beinpunkt gegen Verdauungsstörungen und Übelkeit, ebenso auch den Übelkeitspunkt am Unterarm.
☐ Entspannungs- und Atemtechniken finden Sie auf Seite 63 bis 65.

Alkohol Je mehr Sie trinken, um so wahrscheinlicher ist es, daß Ihnen Eiweiß und folglich Aminosäuren fehlen:
☐ Nehmen Sie eine Kombination aller Aminosäuren in ihrer freien Form (buchstäblich vorverdaut) in einer Dosis von 500 bis 1000 Milligramm dreimal täglich und Vitamin B (100 Milligramm) eine Stunde vor den Mahlzeiten auf nüchternen Magen ein. Dazu außerhalb der Mahlzeiten täglich dreimal 500 bis 1000 Milligramm der Aminosäure L-Glutamin. Sie dämpfen damit das Verlangen nach Alkohol und verbessern Ihren Ernährungszustand.
☐ Benutzen Sie gegen die Entzugserscheinungen die gleichen Akupressurpunkte wie beim Rauchen.
☐ Auch Meditation hilft (S. 107).

Zeit Wenn Sie auf Seite 44 eine hohe Punktzahl erreicht haben, sollten Sie darüber nachdenken, wie Sie Ihre Zeit anders einteilen können.
Planen Sie täglich Zeit ein für Hobbys, Meditation, Bewegung und Geselligkeit. Machen Sie sich einen Jahresplan mit regelmäßigen freien Wochenenden und längeren Ferien. Planen Sie Ausflüge, Hobbys, Sport und Faulenzen jeweils für den Zeitraum von einer Woche.
Sorgen Sie aber vor allem für genügend Schlaf, entweder sieben bis acht Stunden pro Nacht, oder, wenn Sie nachts weniger schlafen, zusätzlich einen Mittagsschlaf. Wir brauchen tiefen Schlaf und Träume, um uns körperlich und geistig zu regenerieren. Im Schlaf findet ein Großteil der Entgiftung statt.

Schlaftabletten verhindern normalerweise den Traumvorgang und führen sehr schnell zu Abhängigkeit. Eine Kombination von einem Gramm der Aminosäure Tryptophan und 50 Milligramm Vitamin B 6, auf nüchternen Magen vor dem Schlafengehen genommen, macht weder abhängig, noch stört sie die Traumphasen (siehe S. 111).

Autogenes Training

Die Anordnung der Entspannungsübungen in diesem Programm führt Sie von der Atmung über die Entspannung der Muskeln zur Meditation. Die Verbindung zwischen der rein mentalen Technik der Meditation und der körperlichen Aktivität der Muskelentspannung wird durch das sogenannte autogene Training hergestellt. Dabei lernen Sie, sich nach vorgegebenem Muster auf bestimmte Bereiche Ihres Körpers zu konzentrieren. Es ist bereits eine Form der Meditation, weil man sich dabei auf eine bestimmte Sache konzentriert.

Die Übungen, die hier beschrieben werden, fördern die körperliche Entspannung und lehren Sie, Ihre Aufmerksamkeit zu sammeln. Sie dienen als Vorübung für die Meditationstechniken, die sich auf Seite 107 anschließen.

Um autogenes Training durchzuführen, legen Sie sich etwa eine Stunde nach der letzten Mahlzeit und zu einer Zeit, in der Sie nicht gestört werden und unter Zeitdruck stehen, auf eine Couch oder ein Bett. Sie sollen es warm und gemütlich haben (lockere Kleidung, keine ablenkenden Geräusche). Nach einigen entspannenden Atemzügen richten Sie die Aufmerksamkeit auf Ihre rechte (bei Linkshändern die linke) Hand oder den rechten Arm. Stellen Sie sich vor, daß Hand oder Arm ganz schwer sind (oder werden). Sagen Sie sich dann: »Mein Arm ist (wird) schwer.« Beobachten Sie nach dieser Affirmation 10 bis 15 Sekunden lang den Arm, spüren Sie seine Schwere und wie er in den Fußboden einsinkt. Wiederholen Sie die Affirmation ein- oder zweimal, und schließen Sie jedesmal eine Phase der Beobachtung, Konzentration und des Nachspürens an.

Wenn es Ihnen hilft, können Sie den Text auf der gegenüberliegenden Seite, so oder in abgewandelter Form, auf Band sprechen, so daß Ihre eigene Stimme in bestimmten Abständen die Affirmationen gibt.

Wandern Sie nun im Geist um den Körper herum – zum anderen Arm, einem Bein, dann dem anderen Bein – und beginnen Sie wieder beim rechten Arm. Verwenden Sie diesmal die Affirmation »Mein Arm ist (wird) warm«, und gehen Sie in der gleichen Reihenfolge vor wie beim erstenmal. Konzentrieren Sie sich zum Schluß auf die Stirn und sagen Sie sich: »Sie ist kühl.« Nach etwa einer Minute sagen Sie sich: »Ich fühle mich erfrischt und entspannt.« Strecken und dehnen Sie sich, setzen Sie sich langsam auf, damit Ihnen nicht schwindlig wird, und gehen Sie mit neuem Elan wieder an die Arbeit.

Ob Sie die Schwere spüren oder nicht, Sie lernen jedenfalls, Ihre Aufmerksamkeit auf eine Stelle zu richten. Anfangs werden Sie vermutlich in andere Gedankengänge abgleiten. Len-

Wie oft?
Führen Sie diese Übung anfangs jeden zweiten Tag im Wechsel mit der fortschreitenden Muskelentspannung auf Seite 64 aus, und beginnen Sie immer mit einer entspannenden Atemübung, Seite 63. Hören Sie nach einigen Wochen mit der Muskelentspannung auf, und machen Sie das autogene Training täglich.

ken Sie Ihren Geist dann sanft wieder zum Arm oder zur Hand zurück.

Wenn sie irgendwann dann wirklich das Gefühl von Schwere oder Wärme haben, bleiben Sie dabei, lassen Sie es sich ausbreiten, und spüren Sie die tiefe Entspannung, die darauf folgt. Interessanterweise läßt sich an den jeweiligen Gliedmaßen eine erhöhte Hauttemperatur messen. Die Muskeln entspannen sich und lassen bessere Durchblutung zu.

Die Zeiten können variieren, aber machen Sie es sich zur Regel, auf die vier Gliedmaßen (Arme und Beine) pro Affirmation (warm und schwer) jeweils eine Minute zu verwenden sowie eine letzte Minute auf die Stirn. Zusammen mit der vorbereitenden Atmung kommen Sie dann auf eine Zeitspanne von zehn Minuten.

HINWEIS: Sie sollten mit dieser Übung erst beginnen, wenn Sie einige Wochen lang die Atemübungen auf Seite 63 und die Entspannungsübungen auf Seite 64 ausgeführt haben.

■ Text zur Bandaufnahme

»Mein rechter Arm (Hand) ist (wird) schwer.« 15 Sekunden Pause zum Nachspüren. Ein- oder zweimal wiederholen.
   »Mein linker Arm ist schwer.« Pause. Wiederholung.
   »Mein linkes Bein ist schwer.« Pause. Wiederholung.
   »Mein rechtes Bein ist schwer.« Pause. Wiederholung.
   »Mein rechter Arm (Hand) ist (wird) warm.« Pause, spüren Sie die kribbelnde Wärme. Wiederholen Sie Satz und Pause ein- oder zweimal.
   »Mein linker Arm ist warm.« Pause. Wiederholung.
   »Mein linkes Bein ist warm.« Pause. Wiederholung.
   »Mein rechtes Bein ist warm.« Pause. Wiederholung.
   »Meine Stirn ist kühl.« Pause. Wiederholung.

Legen Sie sich ein kleines Kissen unter den Kopf und ein anderes als Stütze unter die Kniekehlen, damit der untere Rücken bei dieser Übung völlig entspannt ist.

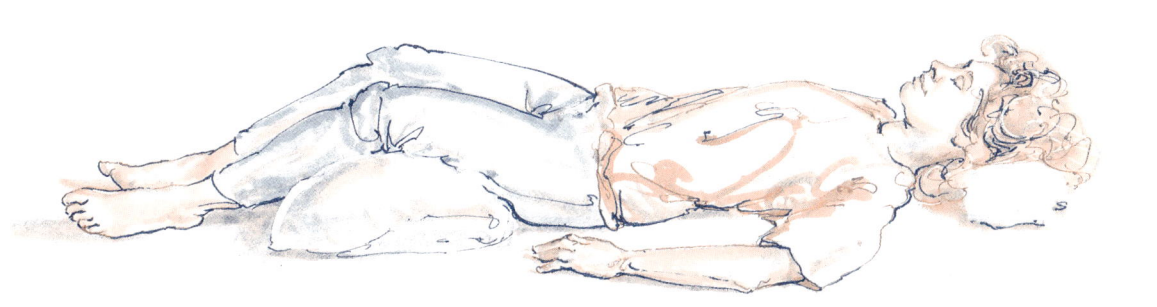

Isometrische Übungen

Die Muskeln verbrauchen mehr Energie als alle anderen Teile des Körpers. Meistens spannen wir sie stärker an, als eigentlich nötig ist. Dadurch verschwenden wir viel Kraft, und mit der Zeit läßt ihre Elastizität nach, und sie werden faseriger. Ständig angespannte Muskeln behindern auch die Entschlakkung des Gewebes durch Lymphe und Blutkreislauf. Die Auflösung unnötiger Spannung ist daher nicht nur der Energieeinsparung wegen sinnvoll. Während des Entgiftungsprogramms entspannen wir durch Bewegung, Entspannungsübungen, Massage und Dehnung.

Ob Spannungen in den Muskeln emotionalen Ursprungs (Angst und Furcht erhöhen den Muskeltonus) oder durch Körperhaltung oder andere Anspannungen bedingt sind, man kann lernen, sich wirksam und schmerzlos zu entspannen. Wir wissen, daß auch der Geist erst wirklich zur Ruhe kommt, wenn die Muskelverspannungen sich lösen. Wenn wir lernen, die Muskeln zu entspannen, kommt der Geist in der anschließenden Meditation am besten zur Ruhe.

Die Osteopathiemedizin hat eine einfache Methode erfunden, verspannte Muskeln durch isometrische Kontraktion zu entspannen. Eine isometrische Kontraktion findet statt, wenn ein Muskel sich, während er angespannt wird, nicht bewegt. Wenn man einen Muskel sieben bis zehn Sekunden lang auf diese Weise hält, kann er sich anschließend besser entspannen und ist weiter dehnbar. Man nennt dieses physiologische Prinzip post-isometrische Entspannung.

Ein zweites Prinzip leitet sich aus der Tatsache ab, daß alle Muskeln Antagonisten haben, die die gegenteilige Arbeit verrichten. Aufgrund der wechselseitigen Hemmung entspannt sich nach einer isometrischen Kontraktion der Gegenspieler des angespannten Muskels ebenfalls stärker und kann anschließend auch leichter gedehnt werden.

Dehnen Sie nach einer isometrischen Kontraktion den Muskel schmerzlos und ohne Gewalt zu seiner neuen Länge, und wiederholen Sie die Kontraktion, indem Sie entweder den verspannten Muskel selbst oder seinen Antagonisten anspannen, um Entspannung zu bewirken. Dehnen Sie ihn anschließend noch etwas weiter.

Wenden Sie diese Technik an, um Muskeln zu entspannen, die trotz fortschreitender Muskelentspannung, Seite 64, oder autogenem Training, Seite 102, verspannt geblieben sind.

Wenn der Hauptmuskel eines Oberarms (Bizeps) verspannt ist, halten Sie mit der Hand des anderen Arms den Unterarm in seiner Stellung fest und versuchen gleichzeitig, ihn anzuwinkeln; das Ergebnis ist eine isometrische Kontraktion. Nach zehn Sekunden mäßiger Anstrengung ist der Muskel entspannt und leichter dehnbar. Als Alternative können Sie der anderen Seite des Unterarms Widerstand entgegensetzen, so daß Sie den Arm nicht ausstrecken können. Dadurch beeinflussen Sie den Antagonisten (Trizeps).

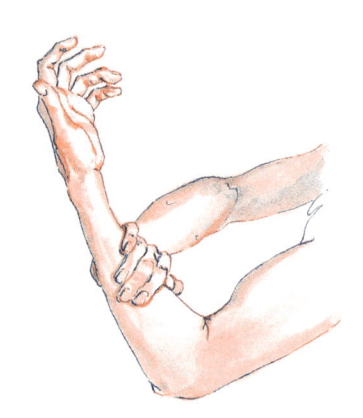

VORSICHT: Setzen Sie bei den Kontraktionen nur wenig Kraft ein (etwa 20 Prozent), und führen Sie die Übungen mit Gliedmaßen, bei denen Probleme mit den Gelenken auftreten (z. B. arthritischer Nakken), nur nach vorheriger Absprache mit Arzt oder Heilpraktiker durch.

ISOMETRISCHE ÜBUNGEN

Diese Folge von Dehnungsübungen fördert einen ausgeglichenen Muskeltonus im Nacken und sorgt so für besseren Abfluß von Lymphe und Blut im Kopfbereich und dadurch für bessere Durchblutung des Kopfes.

Wenn Sie Probleme mit dem Nacken haben, holen Sie sich die Zustimmung Ihres Arztes oder Heilpraktikers, bevor Sie mit diesen Übungen beginnen. Wenden Sie dabei niemals mehr als etwa 20 Prozent Ihrer verfügbaren Kraft auf, und beenden Sie sowohl die Kontraktion als auch den Widerstand langsam. Dehnen Sie danach den Hals sanft in die Richtung, in die Sie den Kopf gedrückt haben. Wiederholen Sie die Übungen mehrmals, bis keine Verbesserungen mehr spürbar sind.

Um einen steifen Nacken zu entspannen, setzen Sie sich breitbeinig auf einen Hocker in die Dusche, neigen sich nach vorn, falten die Hände hinter dem Kopf und ziehen ihn sanft nach unten. Dabei lassen Sie warmes Wasser über Nacken und oberen Rücken fließen. Verstärken Sie Entspannung und Dehnung durch isometrische Kontraktionen mit Kopf und Nacken gegen die Hände und anschließendes weiteres Dehnen.

Stützen Sie die Ellbogen auf den Tisch, vor dem Sie sitzen, und falten Sie die Hände hinter dem bequem nach vorn geneigten Kopf. Versuchen Sie, den Kopf zu heben, indem Sie ihn leicht gegen die gefalteten Hände drücken. Entspannen Sie nach 10 Sekunden langsam. Beugen Sie dann den Kopf tiefer nach vorn, und bleiben Sie 10 Sekunden in dieser Haltung.

Stützen Sie den Kopf in die Hände, und drücken Sie ihn nach vorn, wobei die Hände Widerstand leisten. Nach 10 Sekunden entspannen Sie. Legen Sie den Kopf vorsichtig zurück, und halten Sie ihn einige Sekunden lang so. Wiederholen Sie die Übung.

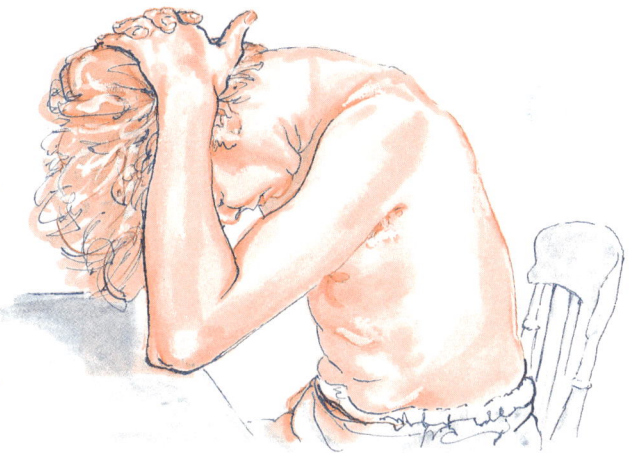

Legen Sie die linke Hand auf den Kopf, so daß die Finger auf der rechten Seite liegen und den Kopf halten, während Sie versuchen, ihn gegen die rechte Schulter zu neigen. Halten Sie ihn 10 Sekunden lang, entspannen Sie und dehnen Sie den Hals zur linken Schulter hin. Wiederholen Sie die Übung zur anderen Seite.

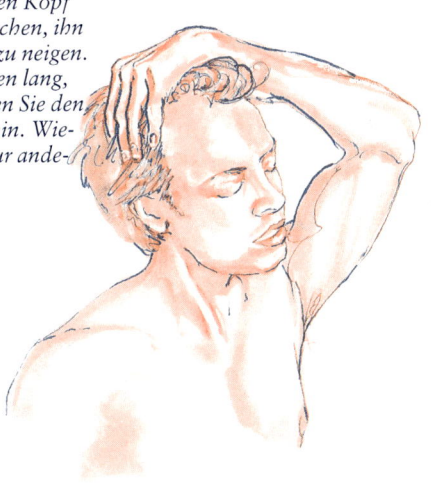

Mit dieser isometrischen Übung dehnen und entspannen Sie die vielen kleinen Muskeln des Rückgrats und fördern Beweglichkeit und Elastizität. Hier arbeiten Sie nicht mit dem Druck der Hände wie bei den Nackenübungen, sondern Sie benutzen zur Dehnung der Muskeln die Schwerkraft. Führen Sie diese Übung immer dann durch, wenn Sie sich im Rücken steif fühlen und in jedem Fall ein- oder zweimal die Woche zur allgemeinen Dehnung. Wenn Sie den Anweisungen folgen, ist sie ungefährlich.

Legen Sie sich auf der linken Seite an den Bettrand. Heben Sie das rechte Bein, und drehen Sie den Unterkörper, so daß das Bein über den Rand hängt und der Fuß es zu Boden zieht. Das linke Bein bleibt gestreckt. Halten Sie sich mit dem rechten Arm am rechten Bettrand fest, und drehen Sie den Kopf nach rechts. So drehen Sie den Oberkörper nach rechts, den Unterkörper nach links.

Heben Sie das rechte Bein etwas an, so daß die Muskeln des unteren Rückens sich leicht anspannen. Bleiben Sie 10 Sekunden in dieser Haltung; entspannen Sie sich langsam, und lassen Sie das Bein auf den Boden hängen und so die Rückenmuskeln dehnen. Bleiben Sie 30 Sekunden so, wechseln Sie dann die Seite.

Verändern Sie den Winkel des Beins (zeigen Sie damit mehr oder weniger zum Fußende hin), um andere Rückenmuskeln zu dehnen.

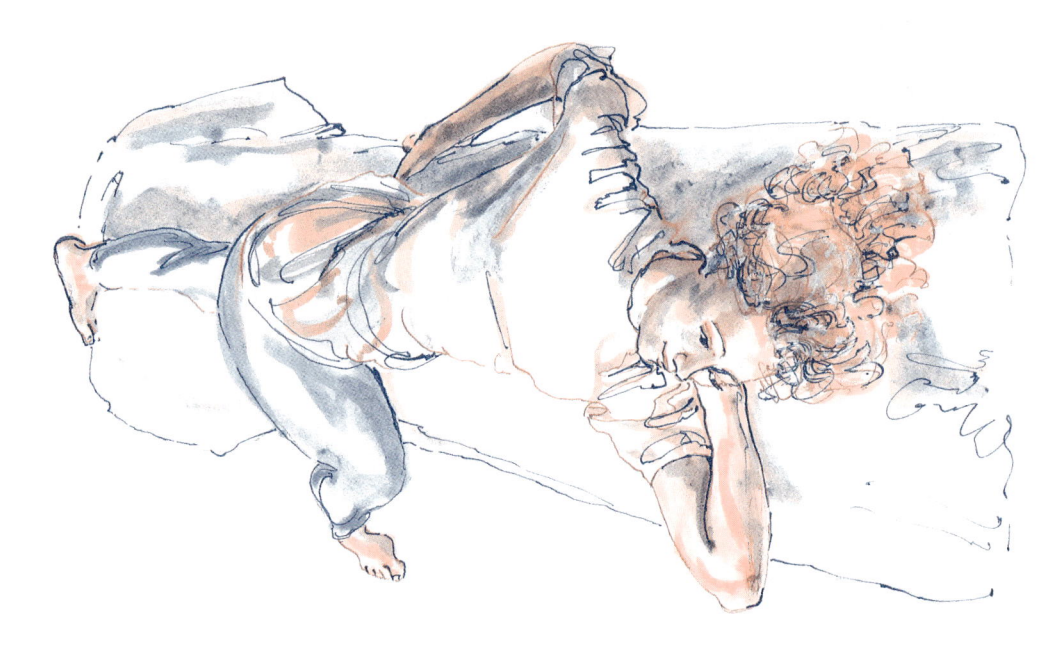

VORSICHT: Wenn Sie Rückenprobleme oder Arthritis in den Hüften haben, dürfen Sie diese Übung nur mit Erlaubnis Ihres Arztes durchführen.

Meditation

Allen Meditationsformen ist gemeinsam, daß sie versuchen, den Geist auf einen Gegenstand zu konzentrieren. Das kann ein Laut oder ein Bild sein, ein Satz oder ein Wort, ein Gedanke oder eine Handlung. Während der Meditation verändert sich das Muster der elektrischen Wellen im Gehirn. Dabei bilden sich die zutiefst beruhigenden Alpha- und Thetawellen, die zu einem wachen Ruhezustand führen. Als Folge davon finden eine Reihe sehr wohltuender physiologischer Veränderungen statt, unter anderem werden Spannung und Streß abgebaut, und viele streßabhängige Symptome, wie hoher Blutdruck, Verdauungsstörungen und Schlaflosigkeit, verschwinden.

Außerdem können sich in diesem Zustand der Ruhe Verhaltensmuster ändern, die mit Abhängigkeit in Verbindung stehen. Meditation erleichtert den Entzug. Wer das Rauchen aufgibt oder im Alkohol- oder Drogenentzug steht, findet in der Meditation eine kraftvolle Unterstützung.

Geeignete Meditationsformen führen, wenn sie regelmäßig angewendet werden (täglich), beinahe immer zu größerer Gelassenheit, geringerer Reizbarkeit, höherer Konzentrationsfähigkeit und mehr Energie. Bei vielen Menschen führt Meditation außerdem zu spirituellem Erwachen und Bewußtseinserweiterung.

Man kann den meditativen Zustand erst erreichen, wenn man gelernt hat, sich zu entspannen. Aus diesem Grund haben wir Sie gebeten, Atemübungen, Entspannungsübungen und autogenes Training der Reihe nach zu praktizieren.

Meditieren ist angesichts der Streßfaktoren, die das moderne Leben uns beschert, ein ausgezeichneter Weg, eine ruhige und gesunde Geistesverfassung zu bewahren. Man kann sie als das elementare Werkzeug zur mentalen Entgiftung ansehen, und ihre nachgewiesene positive Wirkung auf physiologische Prozesse macht sie auch für die anderen Formen der Reinigung unverzichtbar.

Auf Seite 108 finden Sie fünf verschiedene Meditationsformen. Probieren Sie jede einige Tage lang aus, und bleiben Sie dann bei der, die Ihnen am meisten zusagt. Zu Anfang werden Sie feststellen, daß Ihre Gedanken noch umherwandern und mit »Dazwischenreden« die Ruhe stören, die Sie sich wünschen. Lassen Sie sich davon nicht beunruhigen; es ist ganz normal. Ersetzen Sie die eindringenden Gedanken jedesmal sanft durch den Gegenstand Ihrer Meditation, und mit der Zeit und einiger Übung werden Sie die Fähigkeit entwickeln, während der gesamten Übungszeit ruhig, wach und konzentriert zu bleiben.

Wie oft?
Je vertrauter Sie mit den Meditationen werden, desto weniger sind Atem- und Entspannungsübungen nötig. Trotzdem können einige Minuten Atem- oder Entspannungsübungen Sie langsam in die Meditation hineinführen. Ihr Ziel sollte es sein, täglich mindestens 10, möglichst aber 20 Minuten zu meditieren (bei großem Streß zweimal täglich).

Meditationsformen

Suchen Sie sich für 20 bis 30 ungestörte Minuten einen ruhigen Ort mit angenehmer Beleuchtung. Wählen Sie einen Gegenstand, auf den Sie sich konzentrieren. Entspannen Sie sich ein paar Minuten lang mit tiefen Atemzügen; lassen Sie die Atmung ihren eigenen Rhythmus finden. Nehmen Sie eine der auf der gegenüberliegenden Seite dargestellten Haltungen ein. Vielleicht hilft es Ihnen auch, wenn Sie mit offenen Lidern die Augäpfel nach oben rollen, bis es etwas unbehaglich wird. Bleiben Sie einige Sekunden lang so, schließen Sie dann langsam die Lider, die Augäpfel bleiben nach oben gedreht.

Bildmeditation   Konzentrieren Sie sich auf einen vorgestellten Gegenstand: ein Kreuz, eine Flamme oder einen Lichtkranz. Wenn Ihre Aufmerksamkeit nachläßt und sich anderen Gedanken zuwendet, kehren Sie geduldig zu Ihrem Gegenstand zurück. Allmählich werden Sie lernen, sich 10 bis 20 Minuten lang darauf zu konzentrieren.

Lautmeditation   Stellen Sie sich einen Laut vor. Der Laut wird nicht ausgesprochen. In der östlichen Tradition wählt ein Lehrer diesen Laut, Mantra genannt, aus. Es kann ein heiliges Wort sein, wie OM oder RAAM, aber Untersuchungen haben gezeigt, daß man mit jeder Lautwiederholung den meditativen Zustand erreichen kann. Der Philosoph Krishnamurti meinte sogar, daß »Coca-Cola« oder »Banane« ebensogut funktionieren wie mystische Laute. Löschen Sie mit der Wiederholung des gewählten Lautes die Gedanken aus, die weiterhin einzudringen versuchen. Allmählich verschwimmt der Laut und wird zu einem summenden Klang. Das Wesentliche ist die **Konzentration** auf den Laut.

Meditation auf einen Satz oder einen Gedanken   Anstelle eines Lautes können Sie im Geist einen Satz oder einen Gedanken wiederholen, wie etwa: »Gott ist die Liebe«, oder auch einen allgemeineren Begriff wie Liebe, Wahrheit oder Frieden. Begriff, Satz oder Gedanke dienen dazu, den Geist von den ständig kreisenden Gedanken zu befreien.

Farbmeditation   Sie können sich auch vorstellen, daß ein Strom farbigen Lichts in Ihren Körper hinein oder durch Ihren Körper hindurchfließt. Sehen Sie, wie zuerst orangefarbenes, rotes und gelbes Licht nacheinander langsam aufwärts in Ihren Solarplexus fließen. Sehen Sie dann einen grünen Lichtfluß, der aus dem gleichen Bereich direkt vor Ihnen entspringt. Verwenden Sie ein bis zwei Minuten auf jede Farbe. Visualisieren Sie Blau, Indigo und Violett, die von oben herabfließen und von Ihnen eingeatmet werden. Sehen Sie sich zum Schluß in blauem Licht baden, und fühlen Sie die tiefe Ruhe, die sich ausbreitet.

Berührungsmeditation Im Mittleren Osten verwendet man gegen Streß Perlen auf einer Schnur. Die wiederholte Bewegung der Perlen auf der Kette, die Berührung des Materials und das leise Geräusch führen zu einem meditativen Zustand. Man kann auch Kieselsteine benutzen: Fühlen Sie Oberfläche, Form und Temperatur, während Sie sie von einer Hand in die andere gleiten lassen oder mit den Fingern umschmeicheln. Die Konzentration auf die Wahrnehmungen des Tastsinns setzt den meditativen Prozeß in Gang.

Wählen Sie zum Meditieren eine bequeme Haltung, so daß Sie sich ungehindert konzentrieren können. Setzen Sie sich ganz normal auf einen Stuhl, oder probieren Sie die hier gezeigten Haltungen aus. Das Rückgrat sollte immer gerade sein, damit Sie nicht durch Muskelverspannungen irritiert werden.

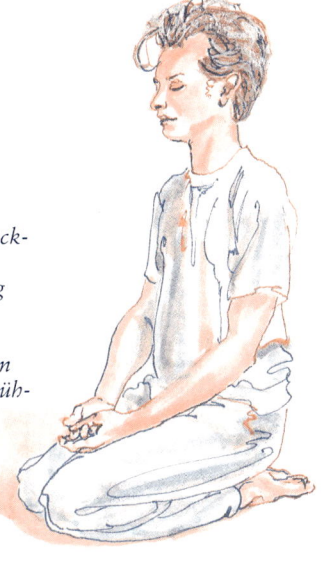

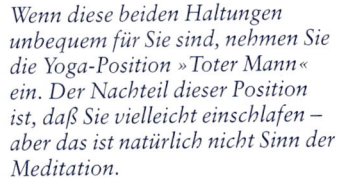

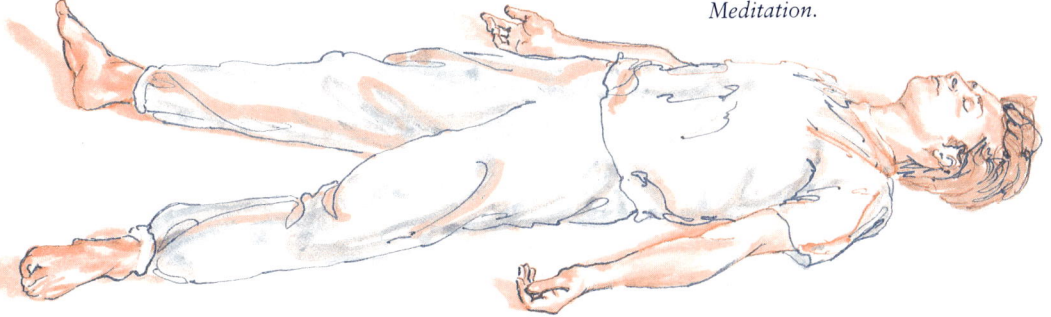

Den echten Lotussitz beherrschen nur Yoga-Anhänger, deren Muskeln entsprechend gedehnt sind. In der hier gezeigten, abgeänderten Haltung können die meisten Menschen aber bequem sitzen.

Im Fersensitz können Sie das Rückgrat aufrecht halten, so daß der Brustkorb Raum für die Atmung hat. Die Hände ruhen auf den Oberschenkeln, die Spitzen von Zeigefinger und Daumen können sich dabei, wie im Lotussitz, berühren.

Wenn diese beiden Haltungen unbequem für Sie sind, nehmen Sie die Yoga-Position »Toter Mann« ein. Der Nachteil dieser Position ist, daß Sie vielleicht einschlafen – aber das ist natürlich nicht Sinn der Meditation.

Visualisierung

Man kann seinen Geist dazu bringen, Heilungsprozesse zu unterstützen. Eine Technik, mit der man das erreichen kann, ist die Visualisierung. Visualisieren heißt »Sehen«. Sie »sehen«, wie Ihr Körper sich selbst bei der Heilung hilft. Bei so verschiedenen Krankheiten wie Rheuma, Krebs, AIDS und Akne hat ständiges Visualisieren oder »geführtes Bildsehen« unterschiedliche Erfolge erzielt. Diese Methoden finden immer mehr Anhänger und werden als Ergänzungsprogramm zusammen mit schulmedizinischen Verfahren angewendet, und zwar über die ganze Welt verbreitet, zum Beispiel in London im Charing Cross Hospital und in der Harvard Medical School in Massachusetts.

Wenn man die grundlegenden Techniken der Entspannung und Meditation beherrscht, hat man mit der Visualisierung den größten Erfolg. Daher war es notwendig, daß Sie zuerst einige Wochen lang diese ersten Schritte übten.

■ **Sicherer Hafen**
Gehen Sie die Atem-, Entspannungs- und Meditationsübungen durch, und visualisieren Sie dabei einen sicheren Hafen. Sehen Sie sich mehrere Minuten lang in einer angenehmen, sicheren Situation. Sie kann wirklich sein oder erdacht. Dabei sollte sie möglichst viele sinnliche Wahrnehmungen enthalten. Wenn Sie sich also vorstellen, wie Sie an einem Flußufer sitzen, sollten Sie das Bild nicht nur »sehen«, sondern das Rauschen des Wassers und den Vogelgesang auch »hören«, den Blumenduft »riechen« und das weiche Gras, die Weidenzweige, die über Ihr Gesicht streichen, und die warmen Sonnenstrahlen auf Ihrer Haut »fühlen«. Je öfter Sie das üben, um so intensiver wird das Erlebnis. Visualisieren Sie bei jeder Meditation. Verändern, verbessern, erweitern Sie das Bild – es ist **Ihr** sicherer Hafen.

Wenn Sie das einige Wochen lang geübt haben, führen Sie Bilder des Heilungsprozesses ein, den Sie in sich verstärken wollen. In bezug auf die Entgiftung könnten Sie »sehen«, wie einzelne Organe Ihren Körper reinigen und die giftigen Schlacken ausscheiden. Sie könnten »sehen«, wie Hautausschläge abheilen, und vielleicht visualisieren Sie sich in einer Situation, in der Sie ein Ihnen angebotenes Genußgift mit Freuden ablehnen. Die Bilder müssen positiv sein. Sagen Sie sich also »Ich bin heute voller Energie«, aber nicht »Ich bin nicht so erschöpft wie gestern«.

Spüren Sie jetzt, wie Ihr Körper Kraft gewinnt, um das Bild umzugestalten. Fügen Sie hinzu, was Sie brauchen, um es gesünder zu machen, und visualisieren Sie, wie es sich ändert, bis Sie mit ihm zufrieden sind.

Traumnotizbuch
Während Ihnen Entspannung, Meditation und Visualisierung immer vertrauter werden, ändern sich Ihre Träume und werden bedeutungsvoller. Es gibt viele Hinweise dafür, daß man Träume als eine Art verschlüsselter Botschaft des Unbewußten ansehen kann – im Grunde genommen stellen sie selbst einen mentalen Reinigungsprozeß dar und sind sehr aufschlußreich, wenn wir sie verstehen. Sie werden sehen, daß manche Träume klar und deutlich sind, während andere anscheinend mit Ihrem Leben und Ihren Problemen nichts zu tun haben. Vielleicht finden Sie mit der Zeit den Schlüssel dazu. Traumberichte können dabei helfen.

Visualisieren
Setzen Sie sich bequem auf einen Stuhl. Visualisieren Sie nun einen Problembereich Ihres Körpers. Lassen Sie ein Bild auftauchen, welches das Problem zeigt – vielleicht hilft es, ein Bild oder Symbol aufzumalen. Vergegenwärtigen Sie sich das Bild so deutlich wie möglich, samt Farbe, Form, Größe und Geruch.

Entspannen Sie sich. Stellen Sie sich vor, daß Sie an einem schönen Strand unter wolkenlosem, blauem Himmel auf weichem, warmem Sand liegen. Spüren Sie, wie Sie in den Sand hineinsinken; die Körnchen verschieben sich, um Ihren Körper aufzunehmen. Lassen Sie jegliche Spannung aus Ihren Gliedern herausfließen, und spüren Sie, wie Ihre Atemzüge tief und gleichmäßig werden. Schauen Sie nun in den Himmel und stellen Sie sich ein Symbol oder ein Wort vor, das für ein gegenwärtiges Problem steht. Es ist weiß in den Himmel geschrieben, wie der Kondensstreifen eines Flugzeugs. Während Sie es beobachten, verblaßt es allmählich bis zur Unkenntlichkeit, und damit lassen Sie alle Sorgen los. Wiederholen Sie nun für sich: »Mein Leben ist friedlich und glücklich. Heute ist ein herrlicher Tag.«

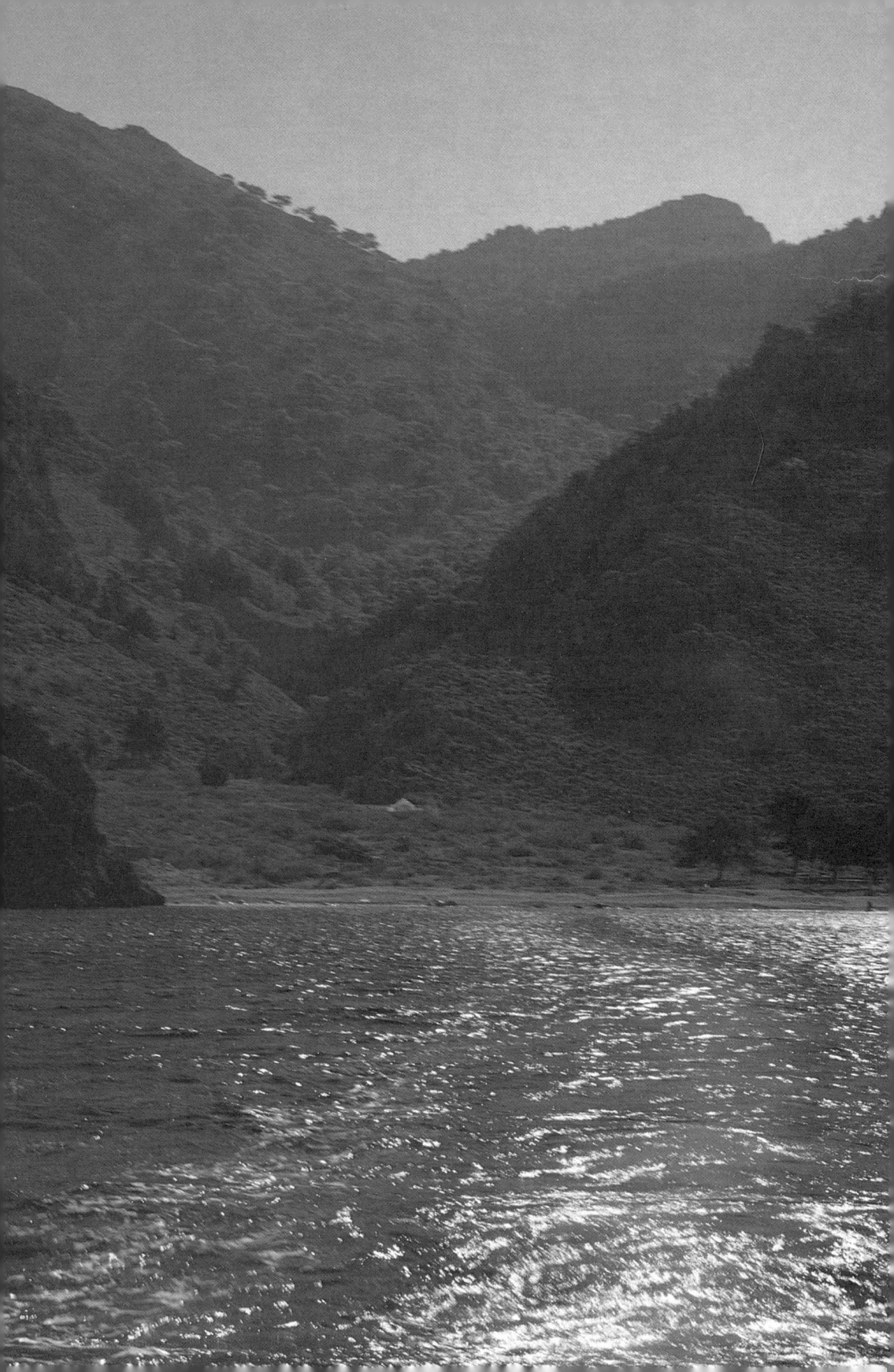

Umwelt

Wir treffen ständig auf giftige Substanzen, beim Essen und Schlafen, in der Freizeit und bei der Arbeit. Manchen Giften können wir nicht ausweichen, aber es gibt Möglichkeiten, sich ihnen weniger auszusetzen und ihre Wirkung abzuschwächen. Dieses Kapitel soll Ihnen helfen, genauer zu erkennen, was Sie vermeiden und wie Sie sich im Alltag schützen können.

Überall in unserer Umwelt finden sich Gefahrenquellen, von der offensichtlichen Verschmutzung eines Strandes durch ungeklärte Abwässer über die chemische Verseuchung eines Flusses bis hin zur Luft, die wir atmen: Sie kann Gifte oder zu viele positive Ionen enthalten, zu feucht oder zu trocken sein.

Leitungswasser enthält in den Industrieländern beinahe immer giftige Substanzen. Und selbst wenn die Wasserquelle sauber ist, so kann das Wasser durch die Leitung verunreinigt werden.

Sonnenlicht ist, außer in kleinen Dosen, ein Reizfaktor, und künstliches Licht ist auch nicht ungefährlich.

Außerdem können sich in Ihrer Wohnung oder an Ihrem Arbeitsplatz giftige Substanzen verbergen (S. 28 f.).

Sobald Sie sich der möglichen Gefahren bewußt werden, ob zu Hause, auf dem Weg zur Arbeit, beim Einkaufen oder auf Reisen, können Sie beginnen, die Qualität Ihrer Umgebung zu verbessern. Wenn Sie die Entgiftungsprinzipien auf Ihr Leben anwenden, ist das sinnvoll, denn Sie befreien dadurch nicht nur Ihren Körper von Schadstoffen, die er bereits aufgenommen hat, sondern schützen ihn auch vor erneuter Verunreinigung.

In diesem Kapitel untersuchen wir die Luft in Ihren Wohnräumen und an Ihrem Arbeitsplatz und die Schritte, die Sie unternehmen können, um sie so gesund wie möglich zu machen. Weiter werden Sie Hinweise finden, wie Sie Ihr Wasser zu Trinkwasser verwandeln können, und Informationen über Unschädlichkeit und Aufschriften von Mineralwasser. Sie finden ein Rezept, wie Sie spezielle Nährstoffe mischen können, die Ihnen bei der Reinigung Ihres Körpers von Schwermetallen nützlich sind. Die Bedeutung des vollen Spektrallichts als Nährstoff und dessen Konsequenzen für Ihre Gesundheit werden aufgezeigt, ebenso Gefahren und Sicherheitsmaßnahmen im Zusammenhang mit radioaktiver Strahlung.

Sie können viel für Ihre Gesundheit tun, indem Sie für die »Gesundheit« der Gebäude sorgen, in denen Sie leben und arbeiten, und Ihre Einkaufsliste mit den unvermeidlichen Putzmitteln und Materialien für Instandhaltung und Renovierung einer »gesunden« Überprüfung unterziehen. Diese »ungiftige« Einkaufsliste werden wir um hygienische und kosmetische Produkte erweitern.

In der Küche können Sie Ausstattung und Zubereitungsmethoden so wählen, daß Verunreinigungen ausgeschlossen und die nützlichen Nährstoffe bewahrt werden, die vor der Verarbeitung in den Nahrungsmitteln enthalten sind. Auf diese Weise können Sie allerdings nur das letzte Stück des Weges, den die Nahrung vom Anbau bis zu Ihrem Teller zurücklegt, beeinflussen. Wir raten daher zum Kauf von biologisch angebauten Lebensmitteln.

Luft

Saubere, gesunde Luft ist für das Lebensgefühl von großer Bedeutung. Aber ihre Qualität hängt nicht nur vom Grad der Verschmutzung ab. Auch Luftdruck, Temperatur und Feuchtigkeitsgehalt, Luftzirkulation und der Gehalt an positiven und negativen Ionen spielen für das Wohlbefinden eine Rolle.

Verschmutzung Die meisten Stadtbewohner verbringen 90 Prozent Ihrer Zeit in Gebäuden, wo Dämpfe von Kopiermaschinen, Lösungsmitteln und modernen Baustoffen ebenso wie bakterienverseuchte Luft aus Klimaanlagen der Gesundheit ernsthaften Schaden zufügen können. Schlüssel zu gesunder Luft sind leistungsfähige, richtig gewartete Anlagen, die die Luft nicht verschmutzen, und möglichst viel frische Luft zu Hause oder am Arbeitsplatz.

Im Freien gibt es, von Gasmasken einmal abgesehen, keine Mittel, um sich gegen die Luftverschmutzung zu schützen. Vermeiden Sie daher dichten Straßenverkehr, chemische Reinigungen und Friseursalons.

Feuchtigkeit Doppelscheiben und Zentralheizung verringern die Luftfeuchtigkeit. Da die Schleimhäute von Nase, Augen und Hals leicht austrocknen, können Infektionen entstehen und Atembeschwerden, Müdigkeit, Ruhelosigkeit, Schlaflosigkeit und grippeähnliche Symptome auftreten. Abhilfe schaffen kann man mit Luftbefeuchtern oder vielen Topfpflanzen, die durch Transpiration Feuchtigkeit abgeben.

Luftzirkulation Wenn Sie kein Fenster öffnen können und die Klimaanlage nur verbrauchte Luft liefert, werden Sie sich bald matt und benommen fühlen. Gehen Sie zum Ausgleich sooft es Ihnen möglich ist spazieren.

Temperatur In den meisten Wohn- und Arbeitsräumen ist es zu warm. Die optimale Temperatur für körperliche Arbeit beträgt 16 °C; bei 24 °C sinkt die Leistungsfähigkeit um 15 Prozent. 20 °C sind die beste Temperatur für geistige Arbeit.

Luftdruck Starke Luftdruckschwankungen können unangenehme Symptome hervorrufen. So werden Rheuma, Depressionen, TB, Asthma und Angst durch den Luftdruckabfall, der einem Sturm vorausgeht, verschlimmert.

Ionen Wir fühlen uns frischer, wenn der Anteil der negativ geladenen Teilchen in der Luft höher ist als der der positiv geladenen. Ein Verhältnis von 12:10 scheint ideal zu sein. Ionisatoren erhöhen den Anteil der negativen Ionen.

Negative Ionen geben uns Energie und Vitalität, vergrößern die sportliche Leistungsfähigkeit und die Produktivität und verringern Krankheitssymptome. Ihre Anzahl ist hoch
☐ in See- oder Gebirgsluft
☐ nach Stürmen
☐ bei Verwendung eines Ionisators

Positive Ionen machen uns müde und träge, unaufmerksam und unproduktiv. Ihre Anzahl ist hoch
☐ vor Stürmen
☐ bei warmen Luftströmungen
☐ wenn die Sonnenflecken aktiv sind
☐ bei hoher natürlicher Radioaktivität im Boden
☐ bei synthetischen Materialien, Rauch, chemischen Dämpfen
☐ bei jeglichem Einsatz mechanischer oder elektrischer Maschinen, eingeschlossen Computer und Klimaanlagen

Ein Negativ-Positiv-Verhältnis von 12:10 wäre ideal.

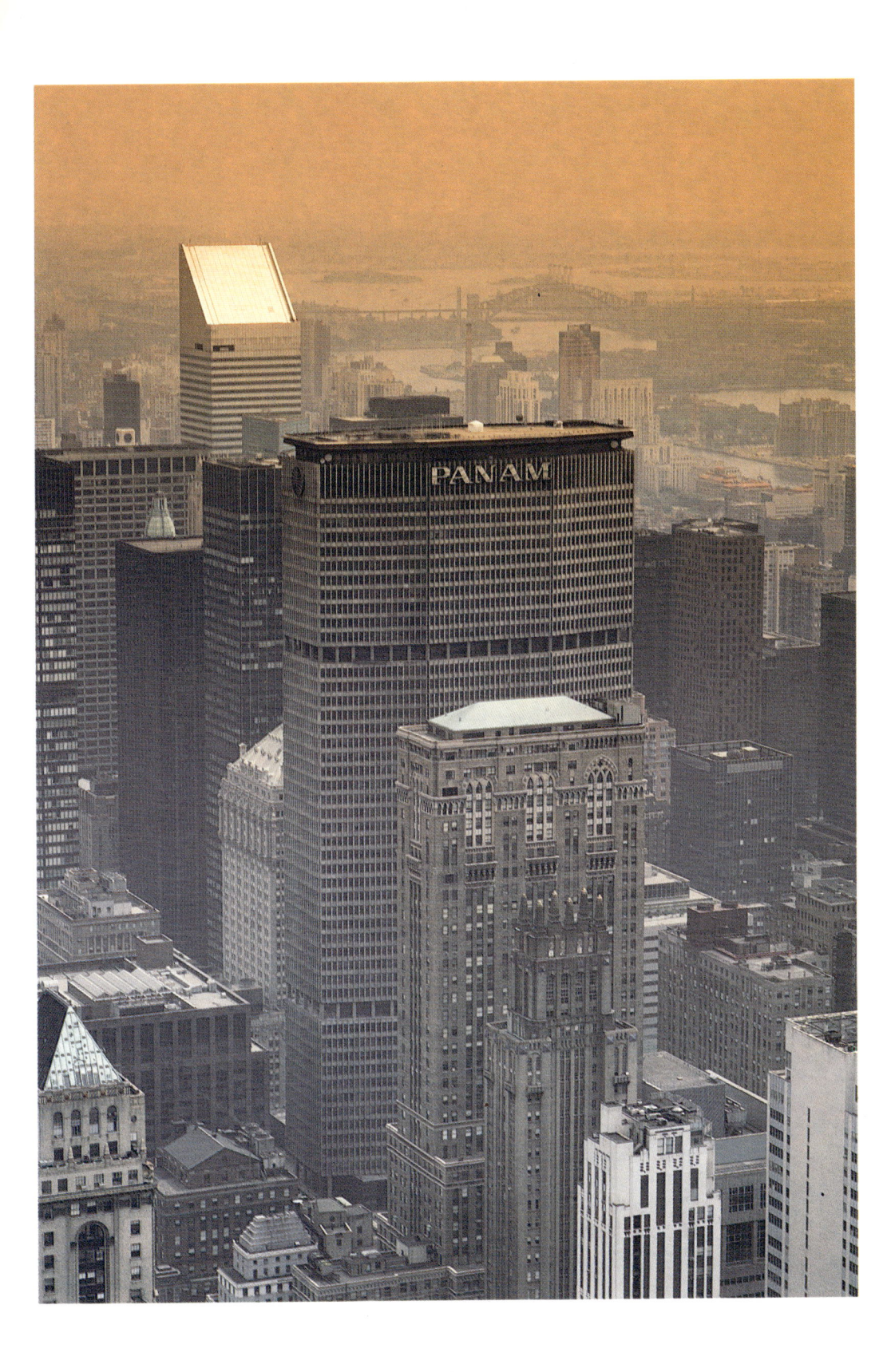

Wasser

Unser Körper besteht zu 80 Volumenprozent aus Wasser. Es transportiert Nährstoffe, hilft bei der Regulierung der Körpertemperatur, unterstützt den Verdauungsprozeß und die Ausscheidung von Abfallstoffen. Es muß ständig ersetzt werden, wir müssen daher trinken, um zu leben.

Reines Wasser ist völlig unschädlich, und trotzdem ist Wasser heute eine der häufigsten Giftquellen. Ein großer Anteil des Leitungswassers wird wiederverwertet, so daß Sie vielleicht im Badewasser von gestern morgen Ihr Gemüse kochen. Wasser kann eine ganze Liste von gefährlicher Substanzen enthalten, darunter zufällige, wie Nitrate und Pestizide aus der Landwirtschaft, und absichtlich zugesetzte, wie Chlor (um Bakterien zu töten). Nitrate sind besonders für Kleinkinder gefährlich. Diese und Hunderte von synthetischen organischen Stoffen, deren Spuren im Trinkwasser nachgewiesen werden können, stehen im Verdacht, sowohl Krebs als auch Mutationen zu verursachen.

Blei wird vom Wasser aus den Leitungen aufgenommen, sammelt sich im Körper an, behindert wichtige Enzymreaktionen und beeinträchtigt vor allem die geistige Entwicklung bei Kindern. Jeder noch so niedrige Bleigehalt ist schädlich. Allerdings ist die Bleibelastung in der Bevölkerung in den letzten Jahren stark zurückgegangen, da kaum noch bleihaltige Leitungen verlegt werden.

Was können Sie gegen die Vergiftung des Wassers tun? Lassen Sie Ihr Wasser vom Gesundheitsamt testen. Überprüfen Sie Ihre Leitungen. Lassen Sie das Wasser am Morgen als erstes mehrere Minuten lang laufen. Filtern Sie Koch- und Trinkwasser. Duschen oder baden Sie schnell, wenn Ihr Wasser nicht ganz sauber ist.

Mit einfachen Wasserfiltern können Sie Chlor, Kalk, einige organische Stoffe und Bakterien entfernen. Aber um Wasser von höherer Qualität zu bekommen, brauchen Sie ein aufwendigeres System.

Die Filterung durch Umkehrosmose entfernt Salz und Ablagerungen, aber keine anorganischen Stoffe wie Blei.

Kohlefilter wirken gegen organische und anorganische Verschmutzung, entfernen aber weder Kalzium noch Magnesium.

Destillation tötet Bakterien und entzieht dem Wasser gelöste Stoffe und Spuren von Metallen, aber auch wichtige Spurenelemente. Um organische Stoffe herauszufiltern, brauchen Sie zusätzlich einen Kohlefilter.

Wasserenthärter entfernen überschüssiges Kalzium und Magnesium, aber das hinzugefügte Natrium schadet dem Blutdruck und dem Herzkreislaufsystem.

Wußten Sie
– daß Nitrate, die durch Düngemittel ins Wasser gelangen, bei Säuglingen das »Blaue Baby-Syndrom« hervorrufen?
– daß in England vier Millionen Menschen Wasser trinken, dessen Nitratgehalt über der europäischen Höchstgrenze (50 Milligramm pro Liter) liegt?

Orale Chelierung

Chelieren bedeutet »greifen« und bezeichnet die Tätigkeit einiger Nährstoffe, die unerwünschte Substanzen buchstäblich festhalten und aus Ihrem Körper hinaustransportieren. Bereiten Sie sich einen Wochenvorrat an Chelierungsmischung zu (Rezept rechts), bewahren Sie ihn im Kühlschrank auf, und essen Sie davon zum Frühstück.

Ein Gramm Aminosäure (entweder Zystein oder Methionin), täglich außerhalb der Mahlzeiten eingenommen, hilft bei Schwermetallvergiftung.

■ Zahnfüllungen

Quecksilber ist wahrscheinlich das giftigste Metall, dem wir ausgesetzt sind – und viele von uns haben es in großen Mengen in den Amalgamfüllungen in ihren Zähnen. Wir wissen inzwischen, daß es langsam in den Körper eindringt und das Nervensystem angreift, so daß Benommenheit, extreme Müdigkeit, Nachlassen der geistigen Fähigkeiten und sogar Lähmungen auftreten können. Die Amalgamverbindungen, die heutzutage verwendet werden, sind sogar noch giftiger als die von früher. Schweden hat als erstes Land das Problem aufgegriffen. Dort sind Amalgamfüllungen für schwangere Frauen verboten.

Lassen Sie sich Ihre Zähne nicht mit Amalgam füllen; lassen Sie sich bereits vorhandene Amalgamfüllungen durch Porzellan, Gold oder Plastik ersetzen. Wenn Sie hohe Quecksilberwerte haben, verwenden Sie die Chelierungsmischung, und nehmen Sie zusätzlich Vitamin C. (Ihre Quecksilberbelastung finden Sie durch Haaranalyse heraus. Es gibt Labors, die solche Analysen durchführen.)

Mischung für die Chelierung
☐ 30 g Lezithingranulat und 85 g grobgehackte Sonnenblumenkerne (für Linolsäure, Zink und Kalium)
☐ 35 g Bierhefe (Vitamin B, Selen, Chrom)
☐ 15 g Knochenmehl (Kalzium und Magnesium)
☐ 35 g Weizenkeime (Vitamin E)
☐ 3,5 g Vitamin C (als Askorbinsäurepulver)
☐ 700 IE Vitamin E (leeren Sie eine Kapsel)
☐ 175 mg Zink (als Zinkglukonat oder Pikolinat)
(IE = Internationale Einheit: Maßeinheit für Menge und Wirkung von Vitaminen etc.)

Mineralwasser

Jedes Mineralwasser ist wahrscheinlich besser als Leitungswasser, aber es gibt Unterschiede; manche sind für Sie geeigneter als andere.

Die meisten Etiketten enthalten den Hinweis auf Kalzium (Ca), Magnesium (Mg), Kalium (K), Natrium (Na), Sulfat (SO4), Chlorid (Cl), Nitrat (NO3), Fluorid (F), Bikarbonat (HCO3) und den Säure/Basenwert (pH-Wert). Die Mengen sind meist in Milligramm pro Liter (mg/l) angegeben.

Achten Sie auf angemessen hohen Gehalt an Kalzium und Magnesium; sie machen das Wasser hart und sind gut für das Herz. Vermeiden Sie hohen Natriumgehalt: Natrium ist schlecht für den Blutdruck. Sulfat-, Chlorid-, Nitrat- und Fluoridgehalt sollten niedrig sein.

Der pH-Wert gibt den Säuregehalt des Wassers an. Neutral ist pH 7. Saures Wasser (niedriger pH-Wert) löst Stoffe aus Wasserleitungen und Plastikflaschen. Daher ist ein neutraler oder höherer pH-Wert wünschenswert.

Licht als Nährstoff

Die Netzhaut der Augen enthält lichtempfindliche Rezeptoren, die unabhängig vom optischen Apparat arbeiten. Sie verwandeln Lichtenergie in chemische Energie und senden über das Nervensystem Signale an die Zirbeldrüse und die Hypophyse, die den Hormonhaushalt des Körpers steuern. Natürliches Licht ist für das Wohlbefinden des Menschen unerläßlich.

Im Sonnenlicht ist das gesamte elektromagnetische Spektrum enthalten, und dieses Licht dient dem Körper ebenso als Nahrung wie das Essen. Bei Entzug des vollen Spektrallichts treten Störungen auf, wie etwa die durch die Jahreszeit bedingten Depressionen im Winter.

In qualitativ schlechtem Licht ändert sich auch das Verhalten. In einer Untersuchung hat man Kinder aus einer ersten Klasse unter normalem weißem Neonlicht beobachtet. Sie zeigten nervöse Erschöpfung, Reizbarkeit, Unaufmerksamkeit und Hyperaktivität. Als sie dann vollem Spektrallicht ausgesetzt wurden, besserte sich ihr Verhalten, die Nervosität ließ nach, und das gesamte Klassenverhalten veränderte sich zum Positiven hin.

Weitere Beweise für den großen Einfluß des Lichts sind folgende Fakten:

☐ Säuglingen mit Gelbsucht geht es besser, wenn sie durch volles Spektrallicht angeregt werden, über Haut und Nieren mehr Giftstoffe auszuscheiden.

☐ Volles Spektrallicht verstärkt die Muskelkraft. Eine Untersuchung von John Ott weist darauf hin, daß bei diesem Licht auf Entbindungsstationen weniger Kaiserschnitte notwendig sind. Ott schätzt, daß wir hinter Glas die Hälfte unserer verfügbaren Muskelkraft einbüßen. Bei Sonnenbrillen schwächen rosa oder orangefarbene Gläser den Träger stärker als blaue Gläser, da sie eine andere Wellenlänge herausfiltern.

Weißes Licht (von normalen Glühbirnen) enthält praktisch kein Ultraviolett und nur mangelhafte Strahlung im blauen Bereich des sichtbaren Spektrums. Neonlicht ist sogar noch stärker verzerrt, vor allem im roten Bereich des Spektrums. Lampen mit vollem Spektrallicht ahmen das Tageslicht mit seiner Ultraviolettstrahlung besser nach. Niedrige ultraviolette Bestrahlung ist wichtig für den Menschen, durch die Zerstörung der Ozonschicht jedoch gelangt mehr und mehr hochenergetische Strahlung zur Erde und gibt Anlaß zur Besorgnis. Wer anfällig für Hautkrebs ist oder aus einem anderen Grund besonders empfindlich auf Strahlung reagiert (vor allem Kinder), braucht Schutz.

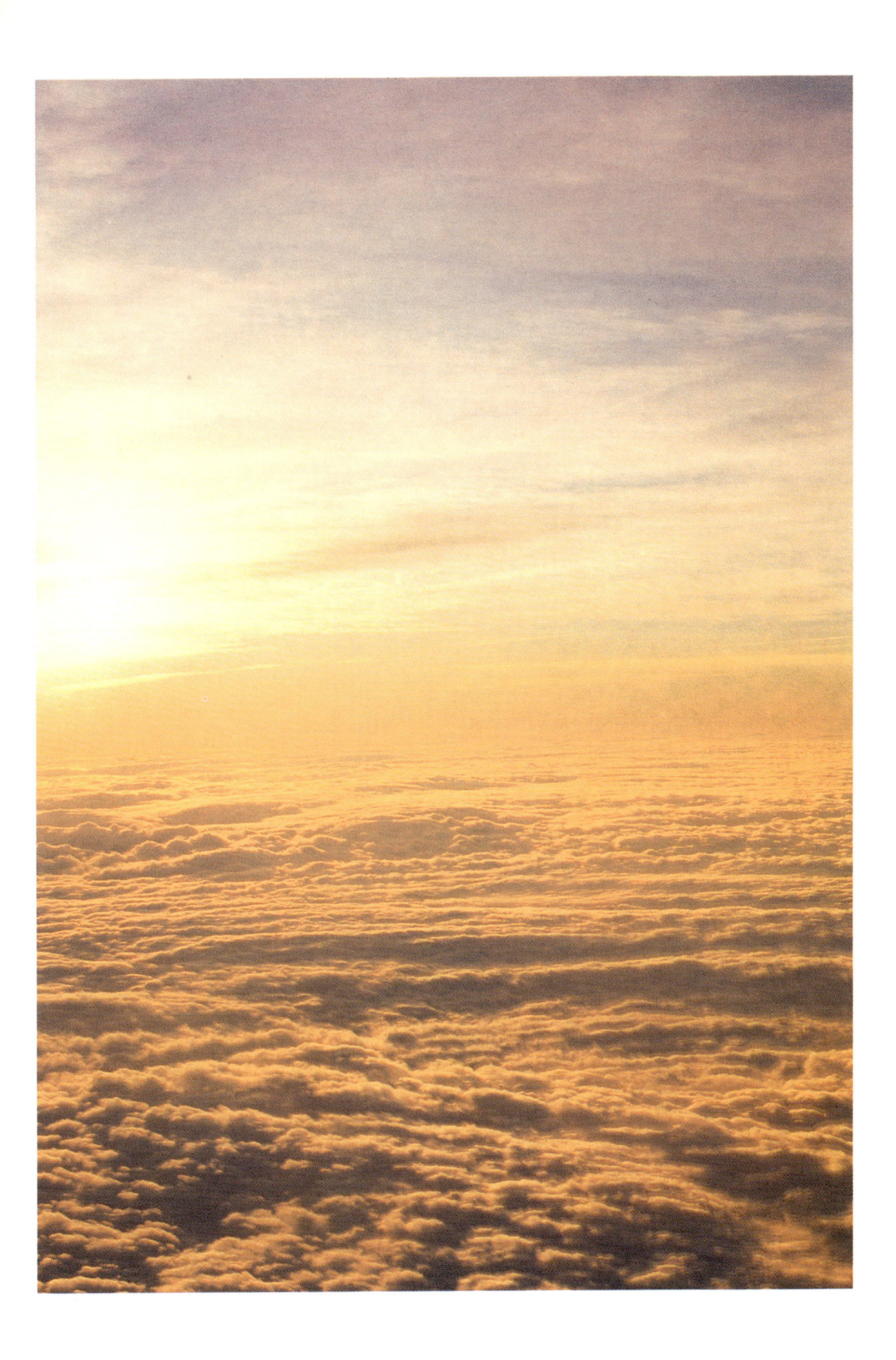

Nutzen Sie die positiven Eigenschaften des Tageslichts, indem Sie
1. Fenster, Schiebetüren und Oberlichter aus Plastik einsetzen, das durchlässig für ultraviolette Strahlung ist. Viele Händler wissen das nicht, können Ihnen aber das geforderte Material bestellen.
2. Besorgen Sie sich vom Optiker eine Brille oder Kontaktlinsen aus Glas oder Plastik, die ultraviolettes Licht durchlassen; es wird ohne Verzerrung des Spektrums gleichmäßig gefiltert. Wer an grauem Star operiert wurde, sollte sich vorher vom Arzt beraten lassen.
3. Installieren Sie zu Hause und möglichst auch am Arbeitsplatz Vollspektrumkunstlicht. Sorgen Sie dafür, daß Leuchtröhren, egal ob Vollspektrum oder nicht, ganz abgeschirmt sind, da sie Strahlung abgeben. Verwenden Sie weiße Tageslicht-Glühbirnen.
4. Verbringen Sie täglich mindestens eine Stunde unter freiem Himmel, oder setzen Sie sich wenigstens an ein offenes Fenster. Auch im Schatten einer Veranda oder eines Baumes erreicht Sie das ganze Spektrum der Lichtwellen, vorausgesetzt, Sie tragen keine Brille oder Kontaktlinsen.

Vermeiden Sie es, sich durch Sonnenbaden gefährlicher Strahlung auszusetzen; am stärksten ist sie zwischen zehn und 15 Uhr. Vorsicht auch in Sonnenstudios: Wenn Sie dort eine Sonnenbrille tragen müssen, gibt die Maschine kurzwellige ultraviolette Strahlung ab. Diese liegt im Spektrum nahe an der schädlichen Röntgenstrahlung und wird aus dem natürlichen Sonnenlicht durch die Ozonschicht herausgefiltert.

Das Licht der Vollspektrumlampen ist dem des Tageslichts ähnlicher als das von weißen Glühbirnen oder Neonröhren.

Normale Glühbirnen geben im ultravioletten Bereich des sichtbaren Spektrums zu wenig und im Infrarotbereich zuviel Strahlung ab, weswegen sie auch viel Wärme produzieren.

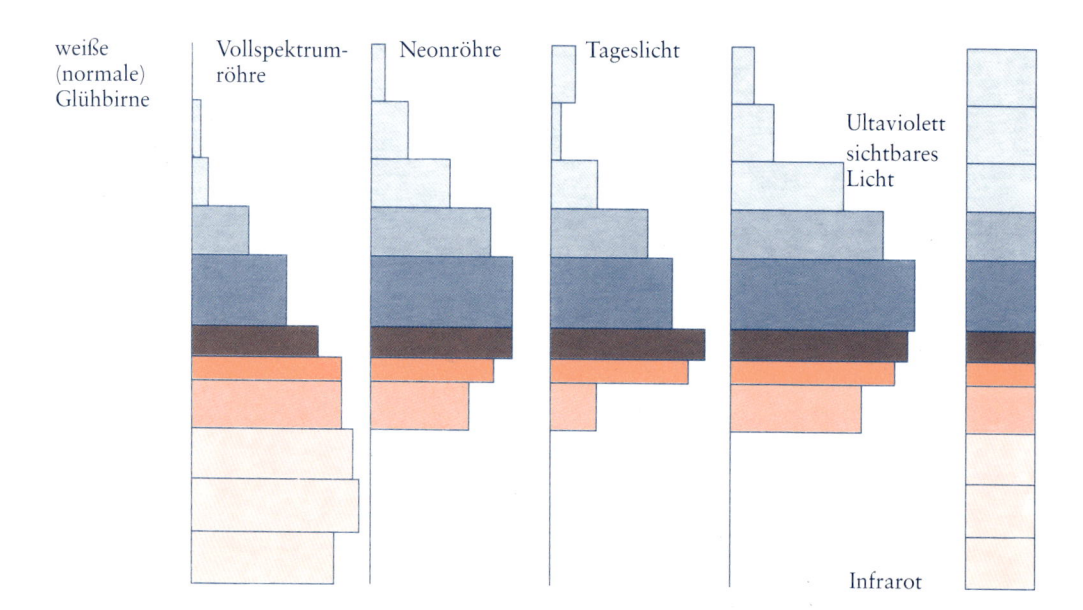

Radioaktive Strahlung

Während des ganzen Lebens sind wir radioaktiver Strahlung ausgesetzt. Der größte Anteil (90 Prozent) entstammt natürlichen Quellen, er erreicht uns aus dem Weltraum oder wird durch den Zerfall radioaktiver Substanzen in der Erde freigesetzt, wie das Gas Radon aus dem Uran des Grundgesteins. Weitere Strahlung entsteht als Nebenprodukt der modernen Industrie: In Kohlekraftwerken wird nicht nur Elektrizität produziert, sondern auch Thorium, Radium und Polonium.

Unser Körper ist so beschaffen, daß er mit einer bestimmten Strahlenmenge fertig wird. Obwohl es genaugenommen keine ungefährlichen Strahlendosen gibt, können wir Strahlung bis zu einer gewissen Grenze vertragen. Darüber hinaus kann der Körper den Schaden, der den Zellen dann zugefügt wird, nicht mehr reparieren. Kinder und Menschen, die unter Streß stehen, sind besonders gefährdet.

Hohe Strahlendosen schädigen das Erbgut der Zellen und lassen sie entarten. Außerdem beeinträchtigen sie die Fähigkeit des Körpers, Gewebe durch normale Proteinsynthese wiederherzustellen, und beschleunigen den Alterungsprozeß. Diese Wirkungen beruhen auf mehreren, voneinander abhängigen Faktoren, wie der Stärke der Strahlung, der Strahlungsdauer und der Menge, die der Körper aufnimmt. Den letzten Faktor drückt man, auf den Menschen bezogen, in Rem *(Roentgen equivalent man)* aus.

Die durchschnittliche jährliche Strahlendosis beträt in Westeuropa und den USA zwischen 100 und 200 Millirem (1000 Millirem = 1 Rem). Bei Dosen von 25 Rem pro Jahr treten Veränderungen im Blut auf, bei über 100 Rem Müdigkeit, Schwäche, Haarausfall und Verdauungsstörungen, die meist reversibel sind. 200 Rem können Unfruchtbarkeit verursachen. Bei 400 Rem liegt die Sterberate der bestrahlten Menschen bei etwa 50 Prozent, bei 600 Rem beträgt sie 100 Prozent. Bakterien und Insekten sind widerstandsfähiger: Um Bakterien abzutöten, benötigt man bei der Bestrahlung von Lebensmitteln 50 000 Rem.

Auch in unseren Wohnungen können wir radioaktiver Strahlung ausgesetzt sein. Etwa die Hälfte der gesamten natürlichen Strahlendosis macht Radon aus, ein Gas, das in bestimmten Gegenden in Felsgestein, vor allem in Granit, entsteht. Es dringt langsam in die Häuser ein oder gelangt mit dem Wasser, das durch solches Gestein geflossen ist, in unsere Wasserhähne und Duschen. Radon kommt in geringeren Mengen auch in Häusern aus Beton und Bausteinen vor (50 Prozent häufiger als in Holzhäusern); Zement enthält außerdem Uran und Thorium. Es ist wichtig, diese Gefahrenquellen zu meiden. (Fortsetzung siehe S. 124)

Bildschirme

Die Monitore von Computerterminals sind so aufgeladen, daß sie positive Ionen anziehen, was sich sehr ungesund auf die Umgebung auswirkt. Es gibt Bildschirme mit Strahlenschutz, die diese Auswirkungen reduzieren und die elektrostatische Aufladung verhindern. Halten Sie sich mindestens 50 Zentimeter vom Bildschirm entfernt, und machen Sie häufig Pausen in frischer Luft. Schwangere Frauen sollten längere Aufenthalte in der Nähe eines Monitors vermeiden.

Man nimmt an, daß die durchschnittliche Strahlengrenze, über der Schädigungen auftreten, für Erwachsene bei 5000 Millirem (5 Rem) pro Jahr liegt und für Heranwachsende bei 100 Millirem.

Kleine Kinder reagieren noch empfindlicher. 1 Rem, steigert die Wahrscheinlichkeit, daß ein Kind vor der Pubertät an Krebs erkrankt, um 50 Prozent.

Vermeiden Sie während der Schwangerschaft Röntgenbestrahlung.

Gesunde Räume

Es gibt Hinweise darauf, daß die Luftverschmutzung in modernen Wohnungen und Büros schon fast so gefährlich ist wie die radioaktive Strahlung und die giftigen Chemikalien in der Industrie. Um dieses Risiko möglichst klein zu halten, sollten Sie Möbel und andere Einrichtungsgegenstände sorgfältig auswählen und bestimmte Vorsorgemaßnahmen ergreifen.

Lassen Sie viel frische Luft in Ihren Aufenthalts- oder Arbeitsraum hinein. Stellen Sie Ionisatoren und Luftbefeuchter auf. Wählen Sie Teppiche, Gardinen und Polster aus natürlichen Fasern. Und umgeben Sie sich mit Pflanzen.

Möbel: Verwenden Sie Holz statt Plastik; Wolle, Seide oder Baumwolle statt Synthetikgeweben; Keramikfliesen statt Beton oder Plastik.

Geräte: Stellen Sie neben jedes elektrische Gerät (Herd, Waschmaschine, Fernsehgerät) einen Ionisator. Für die Klimaanlage brauchen Sie vielleicht außerdem einen Luftbefeuchter. Reinigen und kontrollieren Sie regelmäßig die Filter.

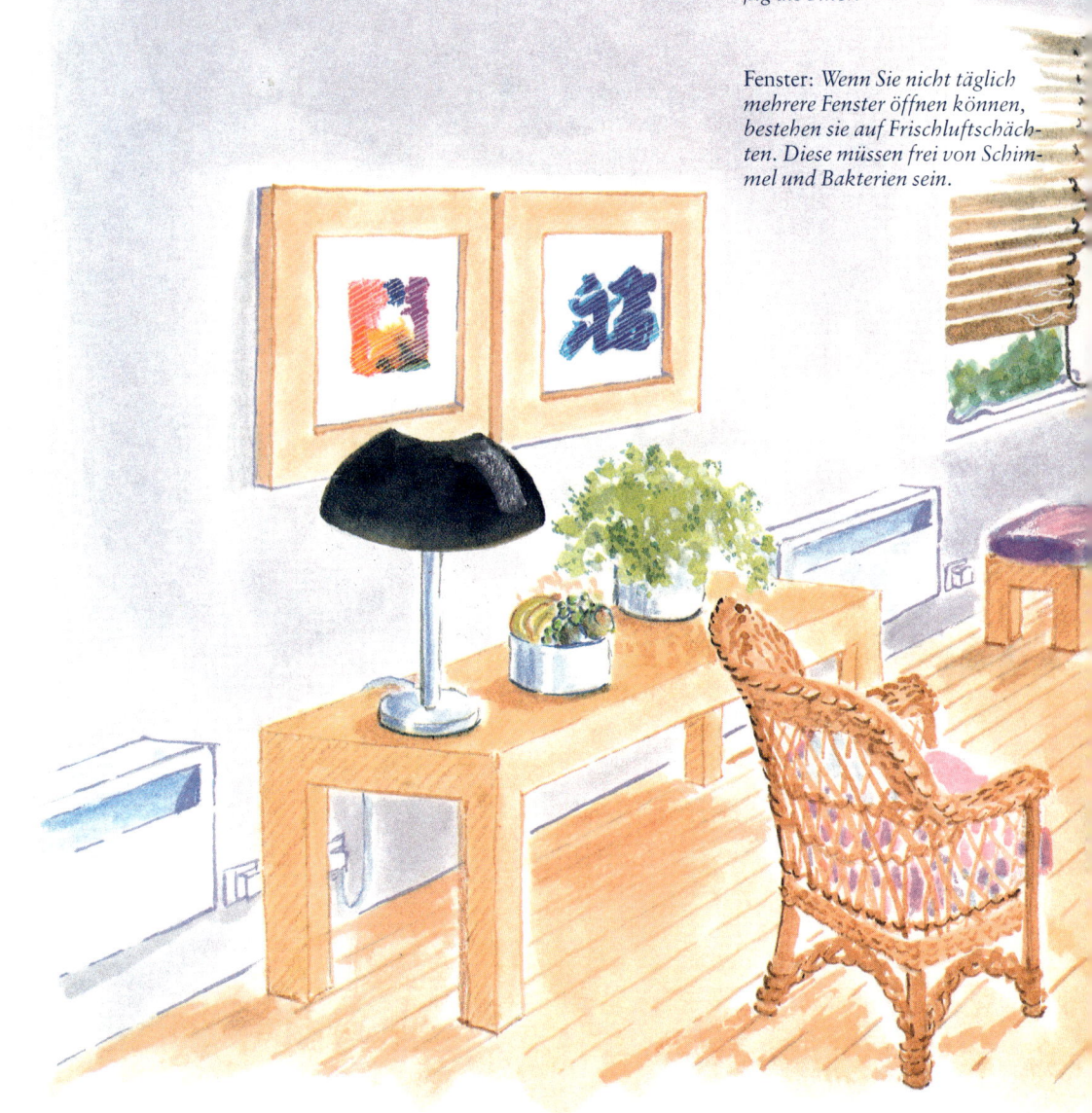

Fenster: Wenn Sie nicht täglich mehrere Fenster öffnen können, bestehen sie auf Frischluftschächten. Diese müssen frei von Schimmel und Bakterien sein.

Pflanzen: *Wähle Sie Blattpflanzen für die Aufnahme von Kohlendioxyd, Allaomena und Syndonium für die Aufnahme von Benzoldämpfen und Philodendron und Tradeskantien, um Formaldehyd aus der Luft zu absorbieren.*

Isoliermaterial für Wände oder Decken kann Formaldehyd oder andere chemische Dämpfe ausströmen. Lassen Sie sich von einem Fachmann beraten, was man dagegen unternehmen kann.

Beleuchtung: *Installieren Sie volles Spektrallicht an allen Orten, an denen Sie viel Zeit verbringen.*

Heizung: *Überprüfen Sie Kohle-, Gas- und Ölbrenner auf das Ausströmen von Dämpfen, und lüften Sie gut. Elektrische Heizung ist sauberer.*

Wände: *Vermeiden Sie Verkleidungen und Vertäfelungen aus Kunststoff. Verwenden Sie Papier, ungiftige Farbe oder Holz.*

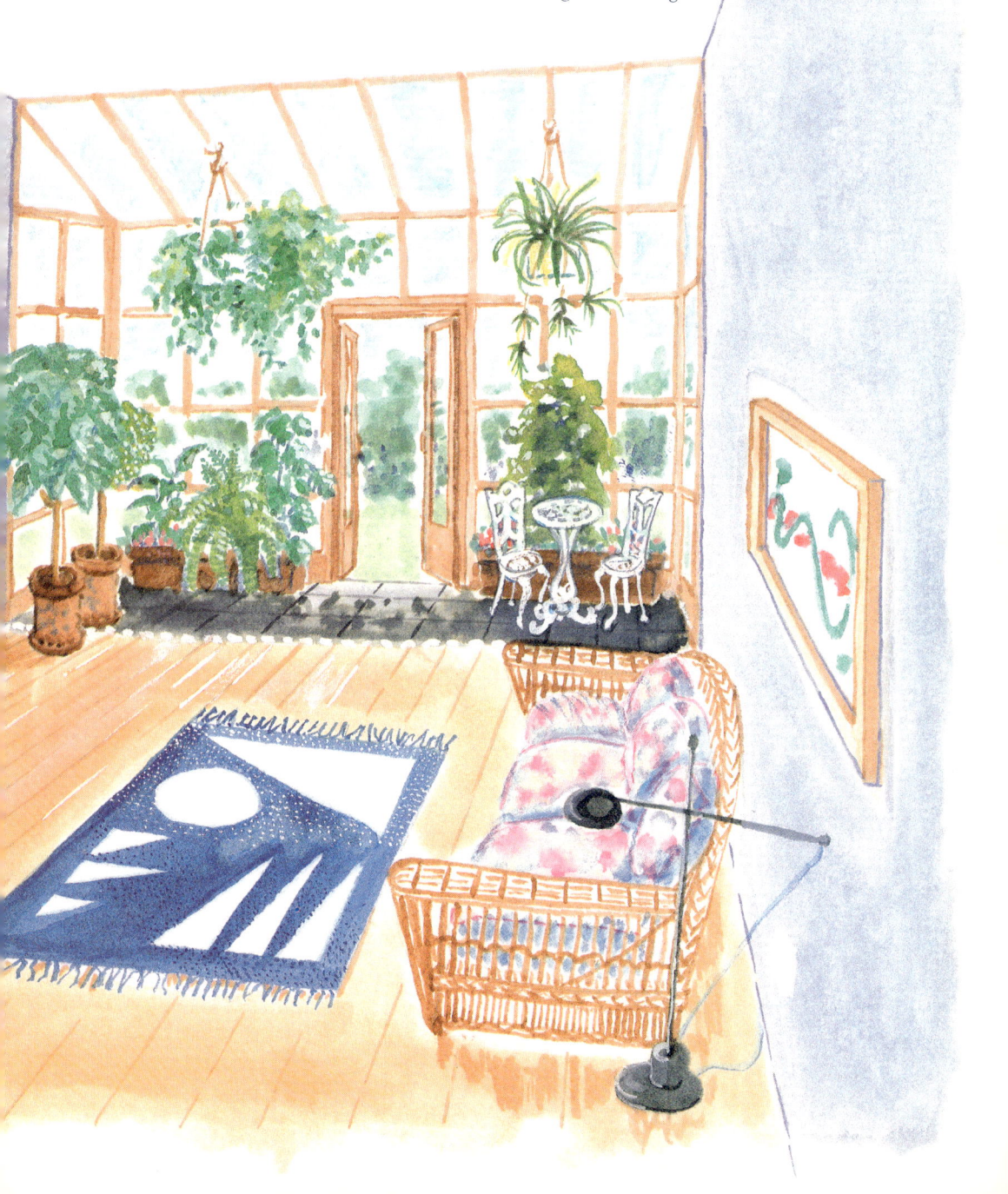

(Fortsetzung von Seite 121)
Gefahren lauern auch an ganz unerwarteten Stellen. Vielleicht ist uns das Risiko der Kernenergie bewußt (Kernkraftwerke selbst sind ziemlich sicher, wenn sie den technischen Voraussetzungen entsprechen; die Probleme entstehen durch die Entsorgung und die anfälligen Vorgänge beim An- und Abschaltens), aber denken Sie an einige weniger auffällige Bereiche:
☐ Viele optische Gläser sind radioaktiv: Die zur Herstellung verwendeten seltenen Erden enthalten Thorium oder Uran und können grauen Star hervorrufen. Verwenden Sie Kontaktlinsen aus Plastik.
☐ Die Glühstrümpfe von Campinglampen sind radioaktiv (Thorium), die Strahlung ist gleich nach dem Anzünden am höchsten. Lassen Sie die Lampe daher erst 20 Minuten lang draußen brennen, und waschen Sie sich gut die Hände.
☐ In vielen Düngemitteln befinden sich radioaktive Phosphate. Verwenden Sie Kompost.
☐ Geschirr aus Keramik oder Glas kann Uranoxyd enthalten, das hochenergetische Gammastrahlung aussendet. Verdächtig sind orangefarbene, rote, beigefarbene oder gelbe Töpfe oder Gefäße mit hochglänzender Oberfläche.
☐ Dreißig Zigaretten am Tag setzen einen Raucher der gleichen Strahlung aus wie *dreihundert* Röntgenaufnahmen des Brustkorbs pro Jahr (15 rem). Das breite Tabakblatt zieht das radioaktive Polonium und Blei 210 an, man nimmt an, daß sie aus den phosphathaltigen Düngemitteln, die beim Anbau verwendet werden, stammen. Blei 210 lagert jahrelang in der Lunge oder wandert in andere Gewebe hinein, wobei es ständig strahlt. Passivraucher sind ebenso gefährdet.
☐ Je höher wir fliegen (oder klettern), desto dünner wird die Luft und desto höher die kosmische Strahlung. Man nimmt an, daß dieser Faktor zum »Jet lag« beiträgt.

■ Schutzmaßnahmen
1 Vermeiden Sie Strahlenquellen (siehe oben).
2 Nehmen Sie Antioxidanzien (siehe Kasten) zu sich, um sich vor Schäden zu schützen.
3 Verwenden Sie Nahrungsmittel mit einem hohen Gehalt an Ballaststoffen; sie helfen bei der Entfernung von radioaktiven Substanzen aus dem Verdauungssystem: Äpfel, Birnen, Sonnenblumen- und Kürbiskerne (Pektin), Seetang (Algin) und Haferflocken (Faserstoffe). Kalzium (bis zu 1500 Milligramm täglich in kleinen Mengen in Tablettenform oder aus Gemüse und Äpfeln) sorgt dafür, daß zumindest ein Teil des Strontiums oder Cäsiums nicht über den Darm hinaus in die Blutbahn gelangt.

Die Bildschirme von Computerterminals, Geräte für die Telekommunikation und alte Farbfernseher senden große Mengen niedriger radioaktiver Strahlung aus. Sie verursacht zwar keine Zellschäden wie hochradioaktive Strahlung, man nimmt aber an, daß sie die chemischen Prozesse im Körper und das Nervensystem negativ beeinflußt.

Der allgemeine Gesundheits- und Ernährungszustand hat Einfluß auf die Schädigung durch Strahlen. Nehmen Sie genügend Antioxidanzien, wie die Vitamine A, C und E und das Mineral Selen, und Aminosäuren, wie Zystein und Methionin, in Ihre Ernährung auf.

Die höchsten Strahlenwerte erzielen wahrscheinlich
- ☐ Menschen, die mit Kernenergie zu tun haben
- ☐ Bergleute oder Menschen in Kohlekraftwerken
- ☐ medizinisches Personal, das in der Strahlentherapie arbeitet
- ☐ jeder, der mit folgenden Materialien arbeitet: Zement oder Beton, Gips, Anhydrid, Keramik, optische Gläser, phosphorhaltige Düngemittel, Tabak, Campinglampen, Rauchdetektoren, Leuchtzifferblätter oder andere Strahlenquellen
- ☐ Flugpersonal oder Menschen, die oft fliegen
- ☐ Menschen, deren Häuser auf radonhaltigem Gestein oder über unterirdischen Wasservorkommen erbaut sind

Mittel gegen »Jet lag«

sind die antioxydantischen Enzyme Glutathion Peroxydase, Superoxyd Dismutase, Katalase und/oder Methionin Reduktase. Nehmen Sie die Tabletten vor und während des Flugs mit viel Flüssigkeit ein. Beinahe ebensogut wirken die Antioxidanzien Vitamin C und E in der höchsten empfohlenen Dosis.

Fallout nach Atomwaffenversuchen
4,4 mrem

dreißig Zigaretten pro Tag
1500 mrem

medizinische Diagnose
70 mrem

radioaktiver Zerfall
(z. B. Kohlenstoff 14, Kalium 40)
27 mrem

Strahlung aus dem Boden
35 mrem

kosmische Strahlung
35 mrem

Energieproduktion
(z. B. Elektrizität) 3 mrem

Strahlenbelastung des durchschnittlichen US-Bürgers

Bei hoher Punktzahl sollte man einnehmen:	tägliche Dosis:
Beta-Carotin (in orangefarbenem, gelbem und rotem Obst und Gemüse)	25 mg
Vitamin E (in Weizenkeimen)	200 IE
Vitamin C (in grünem Gemüse, Salat, Obst)	0,5–3 g
Aminosäure Zystein	1–3 g
Selen (Knoblauch)	200 µg
Nachtkerzenöl	0,5–1 g
Seetangtabletten (Jod und Algin)	3–6 Tabletten

Haushaltsprodukte

Wir sind daran gewöhnt, zum Putzen, Polieren, Instandhalten und Renovieren Produkte zu verwenden, die potentiell hochgiftig sind. Die meisten enthalten flüchtige Substanzen wie Ammoniak, Terpentin, Naphthalin, Azeton, Chlor und Benzol. Kommen sie mit den Augen oder der Haut in Kontakt, rufen sie Reizungen hervor; wenn man sie einatmet, schädigen sie das Gewebe.

Mit der Ausbreitung der Umweltbewegung kommen jedoch weniger schädliche Alternativen auf den Markt. Zum Beispiel hat die konsequente Haltung der Verbraucher dazu geführt, daß in Schweden ungebleichtes Papier jetzt einen höheren Marktanteil hat als das Dioxin enthaltende gebleichte. Ähnliche Verbraucherrevolutionen finden überall in Europa und auch in den USA statt.

Der erste Schritt ist, sich bestimmter Gefahren bewußt zu werden. Sprays zum Beispiel gehören zu den unangenehmsten Giftquellen. Einige wurden inzwischen vom Markt genommen, weil ihr Treibgas die Ozonschicht schädigt, aber sie alle versprühen einen feinen Nebel aus Chemikalien, den wir einatmen und aufnehmen und der uns Schaden zufügt.

Beizen, Farben und Lösungsmittel enthalten eine breite Palette gefährlicher Stoffe. In Abbeizern und Lösungsmitteln finden sich oft krebserregende Substanzen. Metallfarben sind besonders gefährlich, da Metalle leicht von der Haut aufgenommen werden. Farben auf Wasserbasis sind am wenigsten schädlich. Wählen Sie traditionelle Leime ohne Chemikalien und wasserlösliche Acrylfarben. Chemikalien, die Insekten, Mäuse und Ratten töten, sind oft auch für den Menschen toxisch. Dünger und Sprays für den Garten sind ähnliche Gefahrenquellen. Verwenden Sie biologische Alternativen, wo immer sie Ihnen angeboten werden.

Kaufen Sie keine Spanplatten, Hartfaserplatten und Sperrholz, die Formaldehyd und andere giftige Dämpfe abgeben, sowie Fungizide, Pestizide und Kontaktgifte, die bei der Holzbehandlung verwendet werden. Wählen Sie statt dessen Massivhölzer (keine tropischen, wenn Sie den Regenwald erhalten wollen), Bambus, Rattan oder Korbgeflecht, oder verwenden Sie altes Holz. Nehmen Sie zum Konservieren, Beizen und Versiegeln möglichst ungiftige Mittel.

Vermeiden Sie Plastik. Es enthält verschiedenartige Gifte, die oft alles in Mitleidenschaft ziehen, womit sie in Berührung kommen, und auch in die Umgebung ausströmen. Kaufen Sie keine Schaumstoffkissen und -polster, nehmen Sie statt dessen Federn, Daunen und Roßhaar, bezogen mit Baumwolle, Jute, Wolle oder anderen Naturfaserstoffen.

Zur Sicherheit
Vermeiden Sie alle Stoffe, auf die Sie empfindlich reagieren. Benutzen Sie Schutzhandschuhe und -masken.
Suchen Sie nach unschädlichen Alternativen.
Geben Sie Ihren Schutzmechanismen (Enzymen) einen Vorsprung, in dem Sie sich gesund ernähren.

Im Innenraum eines neuen Autos befinden sich die Ausdünstungen von über hundert verschiedenen Chemikalien, von denen viele hochgiftig sind, darunter Formaldehyd, Phenol- und organische Chlorverbindungen.
Wer seine Wohnung mit Farben und Lösungsmitteln auf petrochemischer Basis renoviert, setzt sich einer noch stärkeren Schadstoffkonzentration aus.

Seife, Mundhygiene und Kosmetik

Beinahe jede Creme, jeder Puder und jede Lotion können von der Haut aufgenommen werden und Gewebe und Organe sowie die Haut selbst beeinflussen. Man sollte daher die Produkte, die man buchstäblich in sich hineinreibt, sehr sorgfältig auswählen.

Seife muß, um abgestorbene Hautzellen, Fett und Schmutz zu entfernen, leicht alkalisch sein. Je stärker alkalisch sie allerdings ist, desto mehr schadet sie der Haut. Gesunde Haut ist leicht azidisch, und wenn ihr empfindliches Gleichgewicht gestört wird, haben Bakterien leichtes Spiel. Die meisten Seifen weisen leider einen zu hohen Alkaligehalt auf. Leicht alkalische Seifen sind solche, die Glyzerin oder Olivenöl enthalten oder aus Hafermehl, Aloe oder auf anderer pflanzlicher Basis hergestellt werden. Stellen Sie den natürlichen Säureschutzmantel der Haut wieder her, indem Sie sich nach dem Waschen mit Obstessig abspülen.

Kosmetika können eine Vielzahl von Allergenen und giftigen Chemikalien enthalten. Sie sollten zumindest keine kosmetischen Produkte benutzen, deren Aufschrift in irgendeiner Form eine Warnung enthält: Sie ist wohlbegründet! Inzwischen sind neue, unschädlichere Produkte erhältlich. Sie werden oft auf Pflanzenbasis hergestellt. Bedenken Sie aber, daß der Zusatz von Kräutern allein noch nicht garantiert, daß keine schädlichen Chemikalien verwendet wurden oder daß die Kräuter nicht selbst als Reizmittel wirken. Sie können unschädliche Kosmetika aus Blüten, Pflanzen und anderen natürlichen Inhaltsstoffen auch selbst herstellen. Es gibt viele gute Bücher, in denen Sie dazu Anleitungen finden.

Die meisten Kosmetikhersteller führen die Verträglichkeitsuntersuchungen in grausamen Tierversuchen durch. Als Verbraucherin können Sie die aktive Unterstützung dieser Tierquälerei beenden, wenn Sie Produkte mit der Aufschrift »Ohne Tierversuche« kaufen.

Manche Chemikalien, die sich in Zahnpasta und Mundwasser befinden und die wir oral aufnehmen, sind ziemlich unappetitlich, zum Beispiel Ammoniak, Äthanol und Formaldehyd, um nur einige zu nennen. Sorgen Sie lieber für frischen Atem, indem Sie Nahrungsreste mit Zahnbürste oder Zahnseide aus den Zähnen entfernen. Statt schmirgelnder und chemisch zweifelhafter Zahnpasta kann man Kräuterzahnpasta verwenden. Bakterien lassen sich durch Entfernung des Zahnsteins fernhalten. Nehmen Sie feines Meersalz, und reiben Sie die Zähne zum Schluß mit frischen Kräutern, wie Salbei, ab. Mit einer weichen Zahnbürste mit abgerundeten, natürlichen Borsten können Sie das Zahnfleisch massieren und so der weitverbreiteten Paradontose vorbeugen.

Hexachlorophen wirkt antibakteriell und wurde für Seifen verwendet. Es ist jetzt auf verschreibungspflichtige Produkte beschränkt, da Mitte der 70er Jahre in den USA 39 Säuglinge daran starben. Es wurde nachgewiesen, daß es in die Blutbahn eindringt, die Nervenzellen schädigt und irreversible Gehirnschäden verursacht.

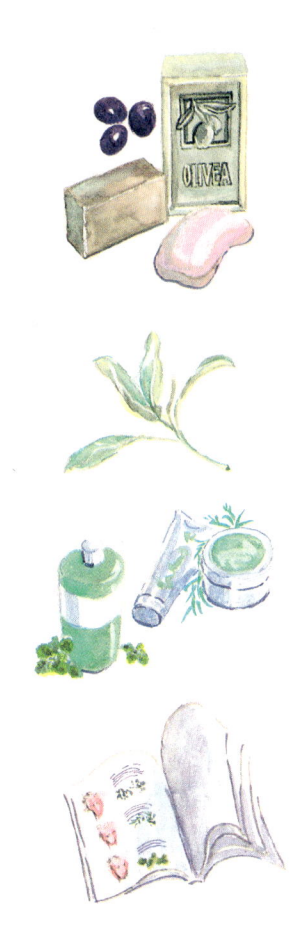

Lagerung und Zubereitung von Nahrungsmitteln

Plastikbehälter für Lebensmittel können die Giftbelastung erhöhen. Vor allem Weichplastik enthält flüchtige Substanzen, die alles kontaminieren, was man darin aufbewahrt oder, bei beschichteten Töpfen, darin kocht. Auch in Cellophanbeuteln gegarte Nahrung kann Giftstoffe aufnehmen, und Getränke in Plastikflaschen, wie Cola, Limonade, Obstsäfte oder Mineralwasser, sind fast immer chemisch verunreinigt. Wählen Sie Ton-, Porzellan- oder Glasgefäße.

Zum Kochen ist Glas das unschädlichste Material, aber es ist leider ein schlechter Wärmeleiter. Auch andere Materialien weisen Nachteile auf:

☐ Aluminium ist zu vermeiden. Sowohl Aluminiumgeschirr als auch -folie können diese gefährliche Substanz auf die Nahrung, mit der sie in Berührung kommen, übertragen. Das gilt vor allem bei säurehaltigen Lebensmitteln wie Obst, Tomatensoße, Wein oder Essig.

☐ Kupfertöpfe müssen mit Edelstahl beschichtet sein, damit das Kupfer nicht in die Nahrung gelangt. Das hätte gefährliche Konsequenzen. Rangieren Sie Ihre Töpfe daher aus, wenn die Edelstahlschicht zerkratzt ist.

☐ Gußeiserne Töpfe und Pfannen geben Eisen an die darin zubereiteten Gerichte ab. Das kann gut sein, aber ein Eisenüberschuß behindert die Aufnahme anderer Spurenelemete, wie etwa Zink.

☐ Teflonbeschichtete Pfannen sollte man selten verwenden, da sie kleine Mengen giftiger Nebenprodukte abgeben.

☐ Edelstahl ist gut zum Kochen geeignet. Es darf aber nicht zerkratzt sein (siehe oben bei Kupfer).

☐ Emaille von guter Qualität ist unschädlich. Weniger gutes Geschirr kann giftige Oxyde enthalten, die in die Nahrung übergehen.

☐ Behälter aus Ton gelten als sicher, außer wenn die Glasur Blei oder Kadmium (rot) enthält.

Zubereitungsmethoden bewertet man danach, wie viel Nährstoffe in der Nahrung erhalten bleiben. Nach diesem Kriterium stehen Dämpfen, Pfannenrühren und Kochen im Dampfdrucktopf an oberster Stelle. Die Enzyme, die beim Kochen mit Mikrowelle unvermeidlich verlorengehen, kann man ersetzen, indem man mehr Rohkost zu sich nimmt.

Überprüfen Sie Mikrowellenherde regelmäßig: Sie senden Strahlung aus, wenn sie undicht sind. Sorgen Sie für gute Durchlüftung der Küche. Kochdünste können möglicherweise krebserregende Substanzen wie Benzopyrene enthalten. Besonders gefährlich sind über Holzkohle gegrillte oder fritierte Speisen.

Wenn man Gemüse in kaltem Wasser aufsetzt, verliert es mehr als die Hälfte seines Vitamin-C-Gehalts. Garen Sie das Gemüse in Wasser, aus dem der zerstörerische Sauerstoffanteil bereits herausgekocht ist.

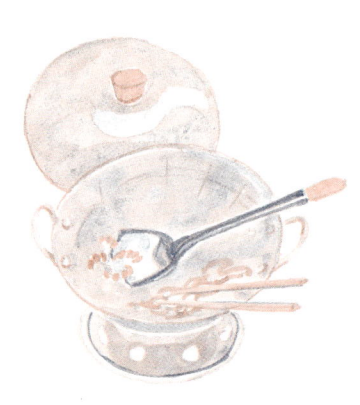

Die Form der Töpfe und Pfannen ist fast ebenso wichtig wie das Material, aus dem sie hergestellt sind. Ein tiefer Topf, der viel Flüssigkeit aufnehmen kann, eignet sich gut für Suppen und Eintöpfe. Ein flacher Topf, eine Pfanne oder eine Wok eignen sich gut zum Pfannenrühren, da die Speisen durch Ausdünstung und Kontakt mit der Luft Feuchtigkeit abgeben und so trockener werden. Dem Kochen mit der Mikrowelle liegt ein anderes Prinzip zugrunde, denn dabei wird die Hitze im Zentrum der Nahrung erzeugt und nicht auf deren Oberfläche.

Nahrung und minderwertige Nahrung

In der heutigen Zeit erwartet der Verbraucher, daß er unschädliche, nahrhafte Lebensmittel jederzeit frisch kaufen kann. Ein gewisser Verlust an Nährwert ist aber einfach nicht zu vermeiden, er entsteht durch die Zeitspanne, die die Nahrung braucht, um vom Feld auf den Tisch zu gelangen. Nahrungsmittel mußten immer bearbeitet werden, die Frage ist nur, wie weit wir noch gehen wollen, bis unsere Lebensmittel durch Raffinierung und Verfeinerung vollends ihren Nährwert verloren haben.

Kommerzielle Überlegungen, Lagerung und Haltbarkeit verlangen oft die Entfernung wichtiger Nährstoffe oder den Zusatz von Konservierungsstoffen und Stabilisatoren. Trotzdem ist die reichliche Verwendung von Farbstoffen, Pestiziden, Fungiziden und anderen Zusätzen, die angeblich den »Verbraucherwünschen« entspricht, gar nicht so notwendig. Solange wir unsere Lebensmittel nicht selbst anbauen, werden wir zwar immer Kompromisse eingehen müssen, aber wir können auf die Nahrungsmittelproduzenten Einfluß nehmen, indem wir stark denaturierte Nahrungsmittel nicht kaufen.

Lesen Sie die Aufschriften. Achten Sie auf E-Zusatzstoffe: Es gibt gute Listen, in denen sie aufgeführt sind. Wählen Sie Fleisch, Geflügel und Fisch, die frei von Hormonen und Antibiotika sind. Gehen Sie durch die Geschäfte: Bioläden bieten im allgemeinen ausgezeichnete Produkte an; und den Supermarktketten wird allmählich klar, daß sich mit biologischen Lebensmitteln und Waren aus freier Tierhaltung durchaus Geschäfte machen lassen.

Neuerdings bestrahlt man Lebensmittel, um sie haltbarer zu machen. Dadurch werden zwar gefährliche Bakterien, wie Salmonellen, abgetötet, gleichzeitig aber auch Enzyme und der größte Teil des Vitamins E zerstört. Außerdem werden die Mikroorganismen vernichtet, die mit ihrem fauligen Geruch anzeigen, wann Nahrung verdirbt, und die Hefen und Schimmelpilze, die das Wachstum der Bakterien eindämmen. Nicht durch die Strahlung beeinträchtigt werden dagegen die chemischen Gifte, die durch Bakterienverseuchung entstehen und eine echte Gefahr für die Gesundheit darstellen.

Wir haben die Aufgabe, für ein gesundes Gleichgewicht zu sorgen zwischen dem Nährstoffverlust durch Verarbeitung und Kochen einerseits und dem Genuß köstlicher Speisen andererseits. Den meisten Menschen in den Industrieländern fehlt mindestens ein wichtiger Nährstoff (über vierzig sind notwendig für gute Gesundheit). Man sollte die Nahrungsmittel überlegt auswählen, auf gesunde Art zubereiten und kochen und zur Ergänzung sicherheitshalber Vitamine und Mineralstoffe zuführen.

Weißer Zucker hat viele schädliche Auswirkungen. Es mangelt ihm an Nährstoffen, er unterdrückt das Immunsystem, trägt bei zu Zahnschäden, Fettleibigkeit, Diabetes, Herzkrankheiten, Migräne, psychischen Störungen und Candidawucherungen, und er kann süchtig machen. Professor Yudkin von der Universität London meint dazu: »Wenn nur ein kleiner Bruchteil dessen, was wir über die Auswirkungen des Zuckers wissen, im Zusammenhang mit irgendeinem anderen Lebensmittelzusatz bekannt würde, würde man diesen Stoff sofort verbieten.«

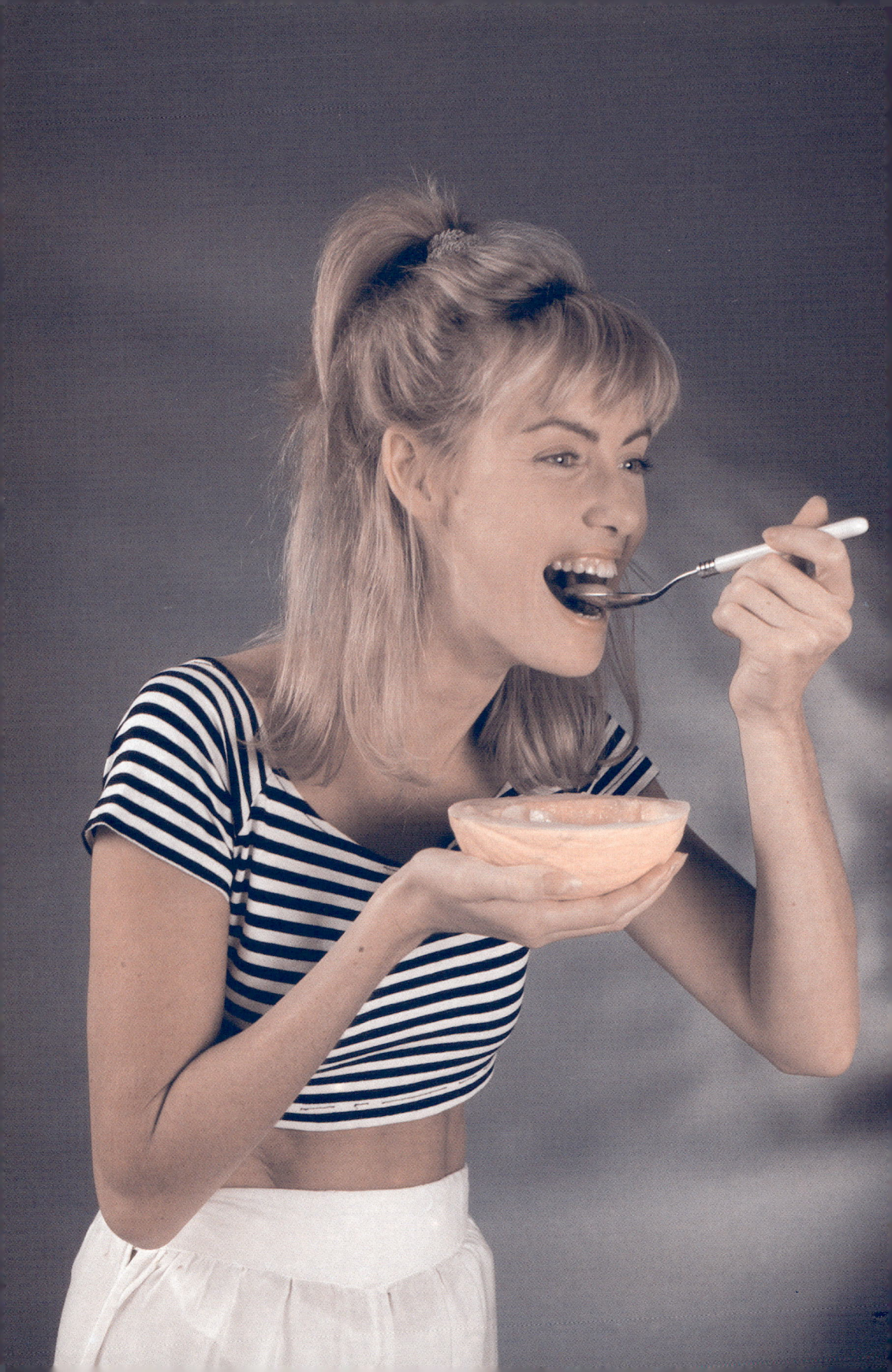

Ernährung und Fasten

Nahrung kann töten oder heilen. Diese Ansicht wird nicht nur von Müslifreaks, sondern auch von der Weltgesundheitsorganisation (WHO) geteilt. Es herrscht mittlerweile Übereinstimmung darüber, daß zum Beispiel die Anzahl der Krebserkrankungen stark verringert werden könnte, wenn man die Probleme löste, die aufgrund unausgewogener Ernährung entstehen; man weiß inzwischen, daß der Grund für 80 Prozent aller Krebserkrankungen zumindest teilweise im Ernährungsbereich zu suchen ist. Umweltgifte und -gefahren (wie Strahlung) bilden zusammen mit der Ernährung die häufigsten Ursachen für Krebserkrankungen, folglich kann man ihnen größtenteils vorbeugen. Das gilt auch für Herzkreislauferkrankungen, und wahrscheinlich spielt die Ernährung bei vielen anderen chronischen und degenerativen Erkrankungen, Arthritis eingeschlossen, eine ähnliche Rolle.

Die meisten tödlich endenden Krankheiten westlicher Gesellschaften hängen mit den täglichen Eßgewohnheiten zusammen: wieviel und welche Fette wir zu uns nehmen, wieviel frisches Gemüse, ob wir uns für Fleisch, Fisch oder vegetarische Kost entscheiden. Gute Ernährung bedeutet Ausgewogenheit von Proteinen, Fetten, Kohlehydraten, Mineralstoffen, Vitaminen und Ballaststoffen. Sie ist für eine langfristige Reinigung wesentlich.

Wenn Sie die Verantwortung für Ihre Gesundheit selbst übernehmen, können Sie viel dazu beitragen, Ihr Wohlbefinden zu erhalten und sich dauerhaft vor Degenerationserscheinungen zu schützen. Sie können Nahrung, die den Körper noch stärker mit Schadstoffen belastet, ablehnen, und sich für eine Ernährung entscheiden, bei der Sie mehr Antioxidanzien und energiestärkende Nährstoffe zu sich nehmen und so das Immunsystem stärken und die Reinigung unterstützen.

Die Erforschung einiger Aminosäureeigenschaften hat beispielsweise ergeben, daß es bei sorgfältiger Auswahl der Lebensmittel möglich ist, das biochemische Umfeld des Gehirns zu verändern, die Konzentrationskraft zu erhöhen und eine entspanntere und positivere Lebenshaltung zu fördern.

Mehr Energie, bessere Gesundheit, größere physische Leistungsfähigkeit, höhere Widerstandskraft gegen Krankheiten und einen klareren Kopf – das alles können Sie durch richtige Ernährung erreichen. Und es kann Spaß machen. Sie müssen nicht jeden Bissen wiegen, bevor Sie ihn essen, im Gegenteil: Wenn Sie die wichtigsten Grundregeln verstanden haben, werden Sie merken, daß sie breiten Spielraum lassen für Ihren persönlichen Geschmack, Ihre sozialen Bedürfnisse und Ihren Geldbeutel.

Im Rahmen einer gesunden Ernährung, wie sie in diesem Kapitel beschrieben wird, können Sie ein Programm aufstellen, das Zeiten regelmäßiger innerer Reinigung und Entgiftung (Fasten, Diät, Rohkosttage) vorsieht, ohne daß dadurch Ihr Lebensrhythmus unterbrochen oder ihre Leistungsfähigkeit vermindert wird.

Grunddiät

Protein Abhängig von Alter und Energieverbrauch benötigen Sie täglich zwischen 85 und 140 Gramm hochwertiges Eiweiß. Dieses ist in tierischen Produkten enthalten und umfaßt alle Aminosäuren, die der Körper für die Gewebeproduktion braucht. Wenn Sie Vegetarier sind, müssen Sie sich diese Aminosäuren aus pflanzlicher Nahrung zuführen.

Fette Um leben zu können, brauchen wir essentielle Fettsäuren. Die richtige Menge beträgt zwischen 25 und 30 Prozent unserer täglichen Kalorienaufnahme. Wer mehr zu sich nimmt, riskiert Krebs und Herzerkrankungen.

Fette sind entweder gesättigt (vor allem in Tierprodukten), mehrfach ungesättigt (bestimmte Margarinesorten, Sonnenblumenöl) oder einfach ungesättigt (Olivenöl). Je mehr Kohlenstoffatome in Fettsäuren mit Wasserstoff verbunden sind, desto stärker ist das Fett oder Öl »gesättigt«. Für uns ist die Sättigung interessant wegen ihrer Wirkung auf das Cholesterin, eine wachsartige Substanz, die für die Zellen notwendig, im Übermaß aber für das Herz gefährlich ist. Allgemein erhöhen gesättigte Fette den Cholesterinspiegel, mehrfach ungesättigte reduzieren alle Cholesterinarten, auch die nützliche HD-Form, während einfach ungesättigte Öle nur die schädlichen LD-Lipoproteinfraktionen des Cholesterins reduzieren.

Kohlehydrate Wir benötigen die komplexen Kohlehydrate in Obst, Gemüse, Nüssen, Samen, Bohnen und Getreide wegen ihres Gehalts an Vitaminen, Mineralstoffen, Enzymen und Ballaststoffen. Durch den Verarbeitungsprozeß verlieren diese Lebensmittel jedoch mindestens einige, häufig aber auch alle ihrer nützlichen, entgiftenden Nährstoffe.

Kombinationen bestimmter Nahrungsmittelfamilien können die Verdauung fördern. Andere Kombinationen sind weniger bekömmlich und verursachen Verdauungsbeschwerden und unvollständige Verdauung. (Anmerkung: Die Experten sind sich weitgehend, aber nicht völlig einig darüber, welche Nahrungsmittelkombinationen »gut« und welche »schlecht« sind. Hier liegen persönliche Erfahrung und Forschung des Autors zugrunde.)

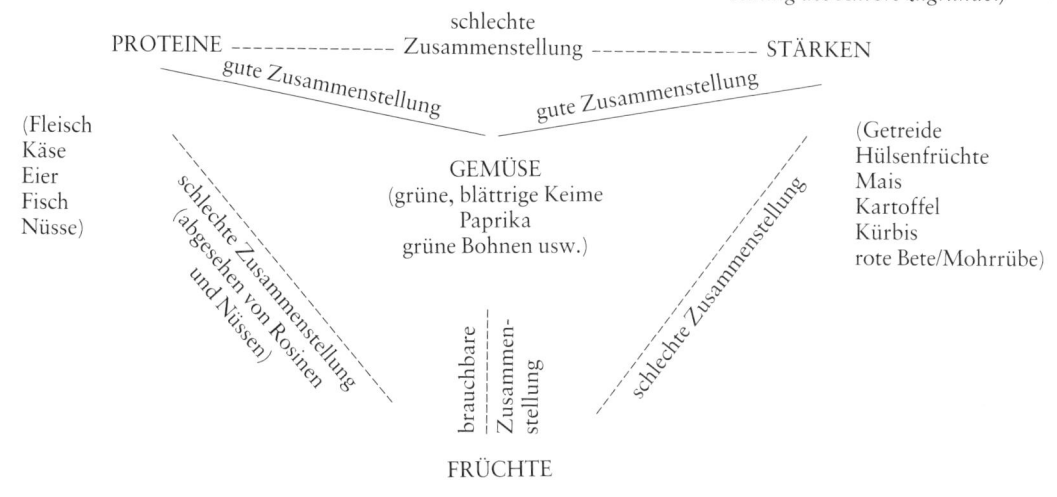

PROTEINE ---------- schlechte Zusammenstellung ---------- STÄRKEN

gute Zusammenstellung — gute Zusammenstellung

(Fleisch
Käse
Eier
Fisch
Nüsse)

GEMÜSE
(grüne, blättrige Keime
Paprika
grüne Bohnen usw.)

(Getreide
Hülsenfrüchte
Mais
Kartoffel
Kürbis
rote Bete/Mohrrübe)

schlechte Zusammenstellung (abgesehen von Rosinen und Nüssen)

schlechte Zusammenstellung

brauchbare Zusammenstellung

FRÜCHTE

Normale Sieben-Tage-Grunddiät

Erster Tag
Frühstück: Haferflockenbrei, Joghurt mit lebenden Kulturen, ein Stück frisches Obst; Kräutertee.
Mittagessen: Gemüse oder Bohnensuppe und Vollkornbrot. Kleiner Salat.
Abendbrot: Gegrillter Fisch und gedämpftes oder pfannengerührtes Gemüse. Kleiner Salat.

Zweiter Tag
Frühstück: Frisches Obst, zum Beispiel Papaya, Apfel oder Pfirsich, und Nüsse.
Mittagessen: Hüttenkäsesalat und Pellkartoffel.
Abendbrot: Geflügel- oder vegetarisches Gericht und Gemüse.

Dritter Tag
Frühstück: Selbstgemachtes Müsli (Rezepte auf S. 78) und Obst.
Mittagessen: Avocadosalat mit Vollkornbrot und Butter.
Abendbrot: Omelett (Pilze, Zwiebeln, Tomaten) und Salat oder Gemüse.

Vierter Tag
Frühstück: Lebendes Joghurt, frisches Obst und Nüsse.
Mittagessen: Frischer Thunfisch (oder anderer Fisch) und Salat oder pfannengerührtes Gemüse.
Abendbrot: Nudeln mit Tomatensauce.

Fünfter Tag
Frühstück: Haferflockenbrei oder selbstgemachtes Müsli, Joghurt, Obst.
Mittagessen: Gemüse oder Bohnensuppe und Vollkornbrot. Kleiner Salat.
Abendbrot: Wild-, Fisch-, Geflügel- oder vegetarisches Gericht und Gemüse.

Sechster Tag
Frühstück: Frisches Obst und Nüsse; Joghurt.
Mittagessen: Gemischter Salat, Pellkartoffel und Hüttenkäse oder Avocado.
Abendbrot: Gegrillter Fisch und gedämpftes oder pfannengerührtes Gemüse.

Siebter Tag
Frühstück: Gekochtes Ei oder Rührei und Reisplätzchen.
Mittagessen: Tomaten- und Zwiebelsalat und vegetarisches Gericht.
Abendessen: Suppe und Toast; frisches Obst; Käse.

Nachspeisen: Gedämpftes oder gekochtes Obst. Getränke: Nur zwischen den Mahlzeiten. Wählen Sie Mineralwasser, Kräutertees (siehe S. 138) oder Fruchtsäfte; als Alkohol höchstens ein Glas Wein oder einen halben Liter Bier pro Tag.

Eisen ist weltweit das am häufigsten fehlende Spurenelement. Wenn man Nüsse oder Vollkorn zusammen mit Leber oder Fleisch ißt, wird die Fähigkeit, Eisen aufzunehmen, herabgesetzt. Vitamin-C-reiche Nahrung normalisiert diesen Prozeß. Motto: Essen Sie zu jeder Mahlzeit grünen Salat.

Für gute Verdauung:
☐ Trinken Sie nicht zum Essen.
☐ Vermeiden Sie sehr heiße oder sehr kalte Speisen.
☐ Kauen Sie gut: Verdauung, vor allem der Kohlehydrate, beginnt im Mund.
☐ Essen Sie nicht, wenn Sie ärgerlich, aufgeregt oder nicht hungrig sind; lieber ausruhen oder einen kleinen Spaziergang unternehmen.
☐ Essen Sie nicht verschiedene Eiweiße (wie Eier und Fleisch) zu einer Mahlzeit.
☐ Beachten Sie die Zusammenstellung gegenüber.

Gesundes Kochen

Um das Beste aus Obst und Gemüse für sich zu gewinnen, sollte man sie roh essen. Der Kochvorgang jedoch bricht im Gemüse Strukturen auf, die sonst schwer zu verdauen sind, und setzt Spurenelemente wie Vitamine und Mineralien frei. Das muß vorsichtig geschehen: Vitamine verkochen leicht, und zusammen mit dem Wasser gießt man auch viele Mineralstoffe weg.

Dämpfen ist eine schonende Methode, die den maximalen Nährstoffgehalt bewahrt. Dämpfen Sie das Gemüse in einem Durchschlag oder Dämpfer über einer Pfanne mit heißem Wasser. Nach wenigen Minuten ist es weich, aber immer noch schön knackig.

Pfannenrühren in der orientalischen Wok oder einer Pfanne mit hohen, gewölbten Wänden, ist eine gesunde Art des Bratens. Pinseln Sie die Wok leicht mit Öl aus, erhitzen Sie sie stark, und legen Sie das kleingeschnittene Gemüse hinein. Das sehr heiße Öl verschließt die Poren und verhindert so die Aufnahme von Fett. Rühren Sie das Gemüse ständig. Wenn es gerade anfängt weich zu werden, ist es fertig, enthält noch Nährstoffe und ist knackig.

Backen im traditionellen, unglasierten Tontopf (Römertopf) bewahrt maximalen Nährwert und Geschmack (insbesondere von Fisch und Geflügel) und vermeidet die Nachteile des Röstens und Bratens. Beim Backen im Römertopf wird die Hitze gleichmäßig verteilt, die Temperatur ist überall gleich hoch, so daß die Speise gleichmäßig gar wird. Wenn man Gemüse auf diese Art zubereitet, verliert es etwas Wasser, behält aber Struktur und Geschmack. Man kann auch in Gefäßen aus anderen Materialien im Backofen garen, Ton liefert aber das beste Ergebnis.

Temperatur und Bakterien Bakterien vermehren sich in der Gefahrenzone zwischen 4,5 °C und 60 °C. Zwischen 60 °C und 75 °C wird das Wachstum verlangsamt. Bei 100 °C (Siedepunkt) werden die meisten Bakterien zerstört.

Den am häufigsten in Rind-, Schaf- und Schweinefleisch vorkommenden Krankheitserreger, *Toxoplasma gondii*, muß man bei einer Temperatur von 80 °C mindestens 20 Minuten lang kochen, damit er abstirbt. Im Restaurant zubereitetes Fleisch erreicht diese Werte nur sehr selten, Fast Food (wie Hamburger) niemals.

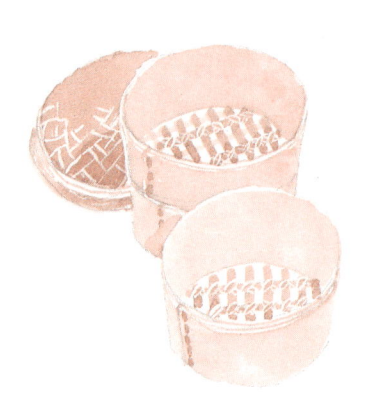

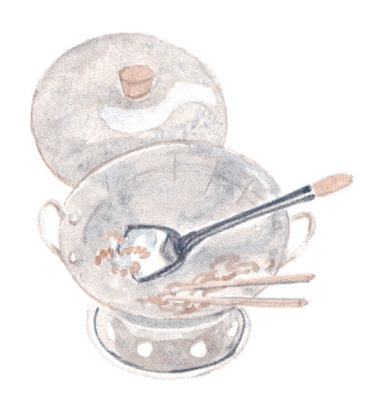

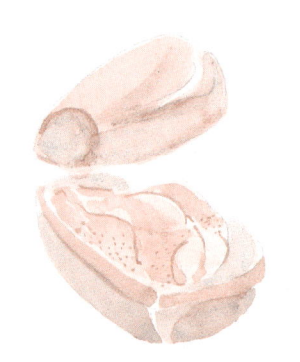

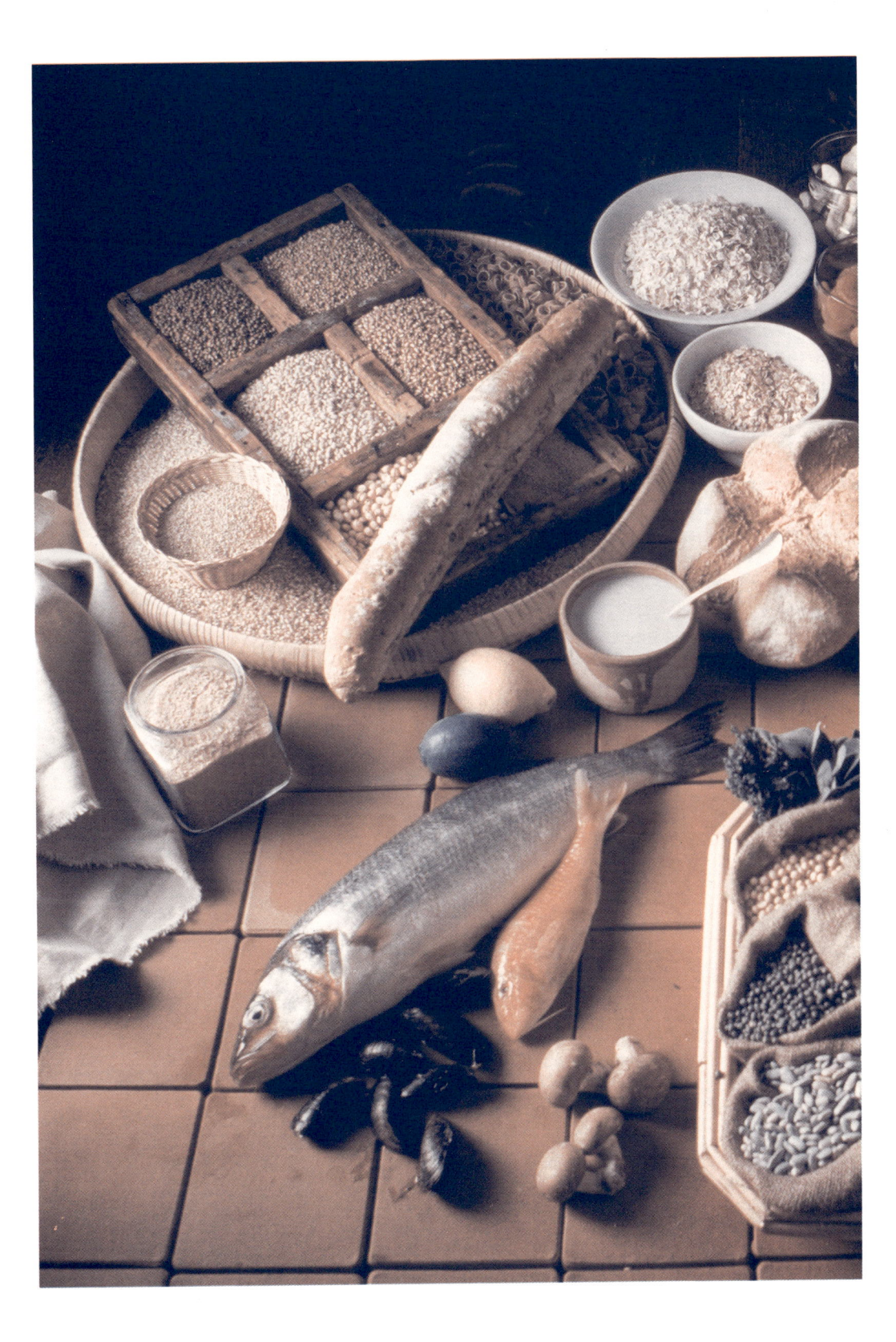

Besondere Diäten

■ **Nahrungsmittelfamilien**

Nahrungsmittel lassen sich biologisch in Familien einteilen. Jemand, der allergisch auf ein Mitglied einer Familie reagiert, ist statistisch gesehen auch eher gegen ein anderes Mitglied dieser Familie empfindlich. Allergische Reaktionen findet man am häufigsten gegen Mitglieder der Familie der Gräser, wie Bambussprossen, Gerste, Mais, Hirse, Hafer, Roggen, Zuckerrohr, Sorghum und Weizen, und der Familie der Rinder; dazu gehören Rindfleisch, Kalbfleisch, Käse, Sahne, Milch, Molke, Joghurt, Gelatine, Schaf- und Ziegenprodukte. Lebensmittel, die Salizylate, Zusätze und Spritzrückstände enthalten, rufen ebenfalls häufig empfindliche Reaktionen hervor.

■ **Rotationsdiät**

Wenn bestimmte Nahrungsmittel allergische Reaktionen hervorrufen, vermeiden Sie sie eine Weile und schließen Sie gleichzeitig auch andere Mitglieder der Familie, zu der das Nahrungsmittel gehört, aus Ihrer Ernährung aus. Sind alle Symptome abgeklungen (die häufigsten sind Müdigkeit, Nervosität, verstopfte oder laufende Nase), führen Sie die Nahrungsmittel nacheinander wieder ein. Wenn keine deutliche Reaktion erfolgt, essen Sie sie weiterhin im Wechsel, nicht öfter als einmal in vier oder fünf Tagen. Dadurch vermeiden Sie ein erneutes Auftreten der Allergie.

Salizylate

Bei Salizylatüberempfindlichkeit können folgende Reaktionen auftreten: Urticaria (Nesselfieber), Asthma, Hyperaktivität und einige Formen der Kolitis. Man erkennt die Allergie daran, daß Aspirin (aktive Substanz der Saliyzlsäure) die Symptome verstärkt. Probieren Sie eine salizylatarme Diät. Salizylate findet man in Aspirin, vielen Präparaten gegen Schmerzen und Fieber (lesen Sie die Waschzettel), Alfalfa (Luzerne), Äpfeln, Apfelsinen, Aprikosen, Auberginen, Avocados, dicken und grünen Bohnen, Broccoli, Brombeeren, Chicorée, Endivien, Erdbeeren, Gurken, Himbeeren, Johannisbeeren, Kirschen, Kresse, Kürbis, Mandeln, Mais, Möhren, Oliven, Paprika, Pastinaken, Pfirsichen, Pflaumen, Pilzen, Rettich, Rosinen, roten Beten, Rüben, Spargel, Spinat, Stachelbeeren, Tomaten, Weintrauben, Zucchinis und Zwiebeln.

Folgende Gewürze enthalten sehr viel Salizylat: Anis, Cayennepfeffer, Dill, Fenchel, Muskat, Oregano, Paprika, Rosmarin, Salbei, Selleriesamen, Senf, Thymian, Zimt. Spuren findet man in Bananen, Kartoffeln und Pampelmusen, außerdem in Colagetränken, Tee, Kaffee und Pfefferminztee.

■ Monodiäten

Eine Konsequenz des strengen Fastens ist die sehr rasche Mobilisierung der Ausscheidungs- und Entgiftungsprozesse. Für manche Menschen kann das zu schnell sein, eine langsamere Form des gleichen Reinigungsprozesses ist für sie angenehmer. Hier wendet man am besten die Monodiät an – eine Diät, bei der man nur ein einziges Nahrungsmittel aufnimmt.

Monodiäten dienen nicht nur der allgemeinen Entgiftung, sondern sind auch sehr hilfreich in Zeiten akuter Infektionen, oder, wiederholt angewendet, bei chronischen Gesundheitsproblemen, verminderter Vitalität und allgemeiner Müdigkeit oder bei Allergien.

Wenn Sie länger fasten oder Monodiät einhalten wollen, sollten Sie vorher ärztlichen Rat einholen oder sich betreuen lassen. Für eine zweitägige Monodiät jedoch genügt es, nicht Auto zu fahren und für ausreichende Ruhe zu sorgen.

Einer der seltsamsten Nebeneffekte des strengen Fastens ist, daß nach etwa einem Tag jeglicher Appetit verschwindet. Wiedererwachender Hunger ist eins der Zeichen, daß es an der Zeit ist, die Fastenkur abzubrechen. Leider werden Sie während einer Monodiät kaum den Appetit verlieren – ein Nachteil, wenn man zwei Tage lang das gleiche Lebensmittel essen soll.

Auf Seite 83 sind eine Reihe möglicher Monodiäten aufgeführt. Welche ist für Sie die richtige?

Apfel ist gut bei »sauren« Zuständen, wie Gicht oder Entzündungen.

Trauben, vor allem blaue, werden bei Herzbeschwerden empfohlen; sie enthalten viel Kalium. Sie unterstützen die Ausscheidungsprozesse nicht ganz so gut wie andere Früchte, lassen aber einen höheren Energieverbrauch zu, sind also sinnvoll, wenn Sie aktiv bleiben müssen.

Zitrusfrüchte, wie Pampelmusen, eignen sich für Menschen mit Leberproblemen oder mit Katarrhen. Dabei sind Apfelsinen zwar gut gegen katarrhalische Beschwerden, können aber die Leber reizen und Ausschläge hervorrufen, besonders in der Anusgegend. Bei empfindlicher Verdauung wirken Möhren- oder Papayamonodiäten beruhigend.

Reis- und Getreidemonodiäten sind wirkungsvoll bei Bluthochdruck.

Welches Nahrungsmittel Sie auch wählen – essen Sie es langsam und häufig, etwa alle zwei Stunden. Trinken Sie nur Wasser, oder, bei einer Obstdiät, den verdünnten Saft der Frucht.

Wie oft?

Eine eintägige Monodiät können Sie einmal pro Woche ansetzen, wenn Sie möchten oder die zusätzliche Entgiftung brauchen. Die Alternative wäre, sie monatlich oder sechswöchig an einem Wochenende oder an einem oder zwei Tagen zu Hause durchzuführen.

Bevor Sie eine längere Monodiät (länger als 48 Stunden) beginnen, sollten Sie sich von Ihrem Arzt und einem Ernährungsexperten beraten lassen.

Tees und Säfte

Der Körper besteht aus vielen Bestandteilen, aber drei Viertel seines Gewichts sind Wasser. Es ist wichtig, diesen Wasseranteil zu erhalten. Wenn man durch Schwitzen oder andere Ausscheidungsvorgänge Wasser verliert, erhöht sich die Konzentration von Mineralien, wie Natrium, in der verbleibenden Flüssigkeit. Dadurch entsteht ein Durstgefühl, so daß man trinkt, um das Gleichgewicht wiederherzustellen.

Wenn eine Diät größtenteils aus Obst und Gemüse besteht, die selbst einen hohen Wassergehalt haben, braucht man nicht soviel zu trinken. Aber wenn rohes Obst und Gemüse weniger als 50 Prozent Ihrer Diät ausmachen, sollten Sie täglich mindestens anderthalb Liter Flüssigkeit zu sich nehmen, und mehr, wenn Sie stark schwitzen. Klares Wasser ersetzt die ausgeschiedene Flüssigkeit immer noch am besten, beachten Sie aber den Rat auf Seite 116 und 117.

Kräutertees dienen oft als Ersatz für schwarzen Tee und Kaffee, aber seien Sie vorsichtig, viele Kräutertees enthalten auch Koffein und viel Tannin (Gerbsäure), das die Fähigkeit herabsetzt, Mineralien wie Eisen aufzunehmen, und einige weisen auch bestimmte giftige Substanzen auf. Welche Tees Sie auch wählen, trinken Sie sie im Wechsel, damit Sie nicht so leicht allergisch darauf reagieren.

Hohe Koffeinwerte sind von Matetee sowie von grünem und schwarzem Tee bekannt.

Die Tanninwerte sind hoch in Mate-, Hagebutte-, Ampfer-, Beinwell- und Pfefferminztee.

Manche Kräutertees (siehe Kasten) werden seit Jahrhunderten gegen bestimmte Beschwerden verwendet. Dabei sollte ihr Genuß aber nie die Behandlung des tieferliegenden Problems ersetzen, und man sollte sich darüber im klaren sein, daß einige von ihnen giftig sind, wenn sie in großen Mengen getrunken werden.

Die unschädlichsten Kräutertees sind Zitronenmelisse, Lindenblüten, Himbeerblätter, Zitronengras, Fenchel, Anis und Eisenkraut.

Besondere Kräutertees

Holunder gegen Erkältung, Grippe und Katarrh; Salbei gegen ähnliche Zustände, Halsschmerzen und Mundgeschwüre.

Thymian oder Pfefferminz gegen Verdauungsstörungen.

Mädesüß gegen Durchfal!.

Kamille entspannt und erleichtert das Einschlafen, lindert Verdauungsbeschwerden. Rosmarin hilft gegen Kopfschmerzen und erleichtert die Verdauung. Baldrian entspannt und hilft beim Einschlafen. Bei der Geburtsvorbereitung ist Himbeerblättertee nach wie vor weit verbreitet.

Keinen dieser Tees sollte man öfter als ein- bis zweimal täglich trinken und jeweils nur einige Tage hintereinander.

■ Fruchtsäfte

Warum nicht statt dessen Fruchtsäfte trinken? Das Problem ist der Zucker. Wenn Sie zum Beispiel einen Apfel essen, wird sein natürlicher Fruchtzucker während der Verdauung langsam vom Blut aufgenommen. Trinken Sie jedoch ein Glas Apfelsaft, wird dem Körper der Zuckergehalt von fünf Äpfeln auf einmal zugeführt. Er reguliert diese Zuckerwelle durch Insulinproduktion. Das ist ungefährlich, wenn Sie nicht gleichzeitig weitere zuckerhaltige Nahrung (die wieder eine Zuckerwelle erzeugt) und Adrenalinstimulatoren aufnehmen, wie Tee, Kaffee, Alkohol, Tabak und natürlich Streß – sie alle fördern die Ausschüttung von Zucker ins Blut und provozieren somit weitere Insulinproduktion.

Medizinische Untersuchungen haben ergeben, daß ein schneller Anstieg des Blutzuckers eine Schwächung des Immunsystems zur Folge hat, die zwei Stunden nach Verzehr am stärksten ist. Daher ist man zu solchen Zeiten für Infektionen anfälliger (siehe S. 43). Wiederholte Insulin»wellen« als Reaktion auf häufige Zuckeraufnahme, gleich welcher Sorte (braun, weiß, Honig oder Fruchtzucker), hat man mit Gewebeschäden, etwa an Arterienwänden, in Verbindung gebracht, die zu atherosklerotischen Veränderungen führen.

Dieser Wechsel von zuckerinduzierten Höhen und Tiefen führt zu Stimmungsschwankungen, periodischen Erschöpfungszuständen und letztendlich zum Versagen von Nebennieren und/oder Bauchspeicheldrüse. Sowohl Hypoglykämie als auch einige Fälle von Diabetes können darauf zurückgeführt werden. Verdünnen Sie also Fruchtsäfte zur Hälfte mit Wasser, und trinken Sie langsam. Versuchen Sie, nicht mehr zu trinken, als Sie normalerweise an Früchten essen würden, und denken Sie an Möhren- oder Selleriesaft als Alternativen.

Bei kommerziell hergestellten Säften ergeben sich erst recht Probleme, selbst wenn sie keine Zuckerzusätze enthalten. Wenn nicht ausdrücklich angegeben ist, daß das Obst aus kontrolliertem biologischem Anbau stammt, enthält der Saft die konzentrierten Insekten- und Pilzvernichtungsmittel aus den Schalen. Das gilt besonders für Zitrussäfte, mehr aber noch für Konzentrate.

Stellen Sie Ihre Säfte selbst her, wenn möglich aus biologischem Obst, andernfalls ohne Verwendung der Schalen.

VORSICHT: Wer Probleme mit Candida hat, sollte keinen Obstsaft trinken. Hefe liebt Zucker, und Candida ist ein Hefepilz, daher muß auch der Fruchtzucker niedrig gehalten werden, während man diesen Pilz bekämpft. Das bedeutet für den ersten Monat der Behandlung keine Säfte und wenig Obst.

■ **Fruchtsaftetiketten**
Wenn Sie kommerziell hergestellten Obst- oder Gemüsesaft trinken, achten Sie auf die Beschriftung.

Idealerweise sollte das Produkt biologisch, das heißt frei von Pestiziden und anderen giftigen Substanzen sein. Mit der Ausbreitung grüner Konsumgewohnheiten findet man solche Waren häufiger. Meiden Sie Produkte mit Zusätzen wie Konservierungsstoffe, Farb- oder Geschmacksstoffe; stellen Sie den Saft zurück, wenn das Wort »Zucker« erscheint, und vermeiden Sie alles, was die Bezeichnung »Konzentrat« trägt.

Es gibt auch unschädliche Konservierungsstoffe, sie werden beispielsweise in einigen biologischen Gemüsesäften aus der Schweiz verwendet und enthalten Milchsäure, die vollkommen unschädlich ist und den Nährstoffreichtum des Safts nicht beeinträchtigt.

Fasten

Fasten bedeutet für eine Weile den Verzicht auf feste Nahrung. Während des Fastens braucht der Körper überschüssiges Gewebe wie Fett als Brennstoffvorrat auf, schont aber das essentielle Gewebe. Das nichtessentielle Gewebe wird vom Körper als »Deponie« für unerwünschte Giftstoffe wie Schwermetalle und Pestizide benutzt. Bei seiner Verbrennung werden die darin eingelagerten Schadstoffe freigesetzt. Das ist der Beginn des Entgiftungsprozesses.

Fasten bedeutet nicht Hungern. Letzteres beginnt erst, wenn alle nichtessentiellen Gewebe aufgebraucht sind. Das kann einige Wochen, bei einigen Menschen sogar Monate dauern, und Sie sollen nicht länger als zwei Tage fasten, es sei denn, Sie tun es unter Aufsicht.

Ein weiterer Vorteil des kurzzeitigen Fastens ist, daß Substanzen in Ihrer Nahrung, auf die Sie vielleicht überempfindlich oder allergisch reagieren, zeitweise vermieden werden. Zur vollständigen Ausschaltung dieser Allergene ist jedoch eine fünftägige Fastenkur nötig, und dazu brauchen Sie fachkundige Anleitung.

Mit einer Reihe kurzer Fastenzeiten, verbunden mit neugestalteten Eß-, Trink- und Lebensgewohnheiten und der Anwendung anderer Reinigungsmethoden, die in diesem Buch beschrieben werden, fördern Sie einen sicheren und stetigen Entgiftungsprozeß.

Fasten hat viele Vorteile. Dazu gehören

☐ Regeneration des Gewebes. Fasten bietet eine ausgezeichnete Möglichkeit für die Erholung und Wiederherstellung aller Organe und Gewebe. Zum Beispiel wird Ihre Haut nach regelmäßigem Fasten und Entgiften frischer aussehen und mehr Farbe haben.

☐ Energiezuwachs. Der Körper wird leistungsfähiger in Einsatz und Erzeugung von Energie.

☐ Stärkung der Abwehrkräfte (siehe Kasten).

☐ Gewichtsverlust (ist wahrscheinlich, wenn die Notwendigkeit besteht). Wenn Sie jedoch nicht abnehmen müssen, wird der Gewichtsverlust nach dem Fasten bald wieder aufgeholt sein, da Verdauungs- und Aufnahmefunktionen verbessert werden.

Vom Entgiftungsprozeß her gesehen unterstützt regelmäßiges Fasten in hohem Maß die notwendigen Normalisierungsvorgänge. Warum zwei Tage fasten? Weil es völlig unschädlich ist, und weil es gut in ein Wochenende paßt, vor allem aber, weil das Immunsystem auf zwei Tage Fasten am effektivsten reagiert (siehe Kasten).

Seit langem ist bekannt, daß nach Fastenzeiten die Widerstandsfähigkeit gegen Infektionen größer ist. Es wurde nachgewiesen, daß sich während der ersten 35 bis 48 Stunden des Fastens die Funktionen des Immunsystems verbessern; unter anderem ist die Aktivität von Freßzellen und Makrophagen größer, aber auch die Immunität der Zellen selbst. Wenn das Fasten länger als 48 Stunden dauert, nehmen diese Funktionen für die Dauer einiger Tage ab – ein weiterer Grund, nur unter Anleitung länger zu fasten.

■ **Nebenwirkungen des Fastens**
Sie sollten schließlich dahin gelangen, das Fasten zu genießen, da es ein herrliches Gefühl von Leichtigkeit, Klarheit der Gedanken und frischer Energie vermittelt. Zu Beginn des Reinigungsprozesses mag es jedoch weniger angenehm erscheinen. Am ersten Fastentag müssen Sie mit einer stark belegten Zunge und einem unangenehmen Geschmack im Mund rechnen. Spülen Sie ihn öfter mit Zitronenwasser aus.

Dazu treten oft Kopfschmerzen und ein Gefühl allgemeiner Schwäche auf. Beides können Sie durch Behandlung der Akupunkturpunkte (siehe S. 73) und ein Kaffeeklistier (siehe S. 182) lindern. Nehmen Sie gegen diese Symptome keine Medikamente ein, sie würden das Fasten unterbrechen.

Viele der Symptome sind die Folge davon, daß Ihr Körper auf jede ihm zur Verfügung stehende Weise toxischen Müll abbaut. Er beschränkt sich nicht auf die Ausscheidungsträger Stuhl und Urin (der Urin wird ungewöhnlich dunkel), sondern bezieht Haut und Schleimhäute mit ein.

Ihre Haut kann zu Anfang fleckig werden, Ihr Schweiß unangenehm riechen, und vielleicht finden Sie die Behandlung schlimmer als den Zustand, den Sie verbessern möchten. Aber haben Sie Geduld, und stehen Sie den Prozeß durch: Wiederholung und die Unterstützung durch Bewegung, Entspannung und Hydrotherapie reduzieren diese Reaktionen, und Sie werden sich rasch besser fühlen.

Gleich ob der Darm arbeitet oder nicht, machen Sie sich während des Fastens einmal täglich ein Klistier, um die Ausscheidung der Schlacken zu fördern. Weitere häufige Nebeneffekte des Fastens sind größere Kälteempfindlichkeit, ein niedriges Energieniveau und geringe Konzentrationsfähigkeit; ruhen Sie sich aus, und hören Sie Musik. Alle Nebenerscheinungen verschwinden nach den Fastentagen.

Gegenanzeigen
Fasten Sie nicht
☐ wenn Sie schwanger sind oder stillen.
☐ wenn Sie Angst davor haben; machen Sie statt dessen Monodiäten und Rohkosttage. Es dauert länger, führt aber zum gleichen Ergebnis.
☐ wenn Sie starkes Untergewicht oder Diabetes haben. Beides kann von kurzem Fasten profitieren, muß aber unter Aufsicht geschehen.
☐ wenn Sie nieren- oder herzkrank sind, außer unter strenger Aufsicht, idealerweise in einer Klinik. Wiederum kann Fasten heilend wirken, aber nur unter den richtigen Bedingungen.
☐ wenn Sie Tuberkulose haben
☐ bei Anorexie
☐ wenn Sie unter anderen Eßstörungen leiden, außer mit ärztlicher Betreuung.

Zwei-Tage-Fasten

Am Freitagabend vor einem Fastenwochenende sollten Sie nur einen leichten Salat, Obst oder einen Teller Suppe essen.

Samstag Sie haben sich für eine Art des Fastens entschieden – Wasserfasten, Saft- oder Brühefasten (siehe S. 76). Halten Sie davon genügend bereit, und beginnen Sie den Tag, indem Sie einen halben Liter der Flüssigkeit schlückchenweise trinken.

Nachdem Sie sich warm angezogen haben, machen Sie langsam die Dehnungsübungen (S. 68), dann die Atem- (S. 63) und Entspannungsübungen (S. 64). Versuchen Sie, während des Vormittags zu schlafen oder sich auszuruhen, zu lesen oder Musik zu hören. Wenn Sie durstig werden, trinken Sie, und falls Kopfschmerzen auftreten, begegnen Sie ihnen mit Akupressur (S. 73).

Nach dem Mittagessen, das wieder aus einem halben Liter Flüssigkeit besteht, versuchen Sie, eine Weile zu schlafen. Machen Sie beim Aufwachen weitere Dehnungsübungen, und lassen Sie sich dann, wenn möglich, massieren (S. 71).

Verbringen Sie, wenn das Wetter es zuläßt, eine halbe Stunde im Freien. Ziehen Sie sich warm an und tun Sie möglichst wenig; gehen Sie einfach langsam spazieren, oder setzen Sie sich ruhig hin.

Trinken Sie wieder etwas und führen Sie Ihre Entspannungs- und Meditationsübungen durch. Gehen Sie früh zu Bett.

Sonntag Spülen Sie den Mund aus, nehmen Sie Ihren Frühstückstrunk zu sich, und machen Sie die Dehnungsübungen, dann die Atem- und Entspannungsübungen.

Gleich, ob Ihr Darm zufriedenstellend arbeitet oder nicht, machen Sie sich ein Klistier (S. 182), um den unteren Darmabschnitt zu reinigen.

Verbringen Sie den Vormittag mit Ausruhen, nach Möglichkeit im Freien.

Trinken Sie weiterhin vormittags, mittags und nachmittags Ihre Flüssigkeit. Lassen Sie sich wieder massieren, und schlafen Sie anschließend.

Beenden Sie das Fasten etwa um sechs Uhr abends, indem Sie langsam einen gekochten Apfel oder eine Birne, natürliches Joghurt oder eine Gemüsesuppe essen. Eine kleine Menge wird genügen. Wenn Sie später hungrig sind, können Sie noch mehr davon essen.

Ernähren Sie sich ab Montagmorgen wieder normal, beginnen Sie aber mit einem leichteren Frühstück als gewöhnlich.

WARNUNG: Fasten Sie höchstens zwei Tage, es sei denn, Sie haben einen Gesundheitsexperten, der längeres Fasten befürwortet und Sie während dieser Zeit beratend begleitet.

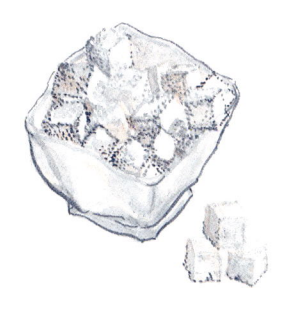

Schädliche Nahrungsmittel und Genußgifte

Im Bemühen um Reinigung und neue, reiche Energiequellen reicht es nicht aus, wenn Sie Ihren Körper nur von den abgelagerten alten Giftstoffen befreien. Sie müssen auch aufhören, neue aufzunehmen. Viele Lebensmittel beeinträchtigen die Funktionen des Immunsystems. Man sollte sie daher meiden.

Zucker, ob weiß, braun, oder im Honig, wird schnell aufgenommen, unterdrückt die Immunfunktionen und stört die Energiezyklen. Wir brauchen Zucker aus Quellen, die ihn langsam abgeben (Gemüse, Getreide, Eiweiß).

Gesättigte Fettsäuren (aus Fleisch, Milchprodukten und erhitzten Ölen und Fetten, besonders aus solchen, die man zum Fritieren benutzt) richten großen Schaden an, da sie ranzig werden und freie Radikale (siehe S. 36) in Gewebe und Immunabwehr Schaden anrichten können. (Das gilt auch für viele Geschmacks-, Farb- und Konservierungsstoffe, die in verarbeiteten Nahrungsmitteln Verwendung finden.)

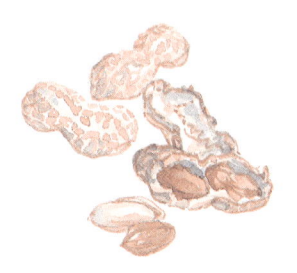

Andere häufige Gefahrenquellen im Hinblick auf Gifte und die Beeinträchtigung des Immunsystems sind:
☐ getrocknetes Obst (chemisch behandelt und konserviert)
☐ große Mengen Nüsse, besonders Erdnüsse, die oft zur Bildung hochgiftiger (häufig krebserregenden) Schimmelarten wie Aflatoxin neigen. Wenn sie nicht frisch sind, können sie auch ranzige Öle enthalten, die durch freie Radikale den Organismus schädigen.
☐ gegrilltes Fleisch, das krebserregende Stoffe aus dem Rauch aufnimmt, ebenso wie die meisten geräucherten und verarbeiteten Fleisch- und Fischprodukte.
☐ Koffein, das als stimulierende Droge in Kaffee, Tee, Schokolade und Colagetränken enthalten ist.

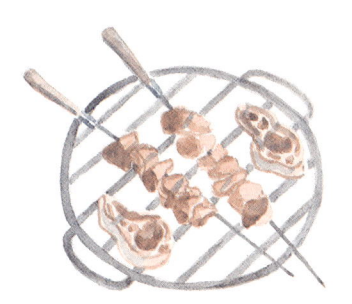

Zucker

Innerhalb von 30 Minuten nach dem Verzehr von 100 Gramm Zucker nehmen die bakterientötenden Aktivitäten der neutrophilen Phagozyten (Freßzellen) um bis zu 50 Prozent ab. Der neue Zustand bleibt bis zu fünf Stunden erhalten. Alle schnell aufnehmbaren Zuckerarten unterdrücken die Immunabwehr.

Honig

In bezug auf das Immunsystem hat Honig keine andere Wirkung als weißer oder brauner Zucker. Zu seinen Vorteilen zählt, daß er Spuren nützlicher Mineralien und einen minimalen Gehalt an Pollen aufweist, der Heuschnupfenkranken bei der Desensibilisierung unterstützt. Voraussetzung ist, daß die Bienen nicht selbst mit Zucker gefüttert wurden.

Hilfreiche Nahrungsmittel

So wie einige Nahrungsmittel unerwünschte Substanzen enthalten, haben andere die Fähigkeit, unseren Körper zu schützen und zu reinigen. Diese hilfreichen Lebensmittel sind leicht zu beschaffen, und meist essen wir sie auch gern.

Knoblauch Diese bemerkenswerte Knolle enthält Stoffe wie Allizin, das die meisten Bakterien und Pilze, darunter auch *Candida albicans*, abtötet. Im medizinischen Bereich werden Knoblauch und seine Extrakte angewendet, um hohen Blutdruck, Darmparasiten und Vergiftungserscheinungen zu behandeln. Außerdem kann er die Fähigkeit des Körpers, sich gegen Strahlenschäden zu schützen, erhöhen.

Knoblauch enthält auch eine relativ große Menge Germanium; das ist ein neu entdecktes Mineral, welches in Untersuchungen gezeigt hat, daß es unter anderem die Energieproduktionszyklen stärkt. Vorsicht: Nehmen Sie jedoch keine Germanium-Ersatzstoffe! Es hat sich herausgestellt, daß sie schädlich für die Nieren sind. Knoblauch ißt man am besten roh, gekocht verliert er an Wirkung. Nach dem Genuß von rohem Knoblauch kann man Petersilie kauen oder einfach das scharfe Aroma genießen und hoffen, daß es die Freunde nicht stört, da es ja den eigenen Körper entgiftet. Es gibt inzwischen gute Knoblauchextraktkapseln, einige davon sind geruchlos, aber bei der Eliminierung des Geruchs gehen normalerweise auch die nützlichen Eigenschaften verloren.

Rote Bete Der Saft roter Bete und das rohe Gemüse selbst haben blutreinigende Wirkung. In Deutschland, Österreich und der Schweiz ist darüber viel geforscht worden. Beides, der Saft und das Gemüse, wird zur Unterstützung der Entgiftung empfohlen. Wenn Sie den Saft nicht selbst pressen wollen, kaufen Sie ihn biologisch, mit Milchsäure konserviert, im Reformhaus oder Bioladen. Seien Sie darauf gefaßt, daß er den Urin rot färbt.

Joghurt Dieses buchstäblich vorverdaute Eiweiß wird hergestellt, indem man Milch mit *Lactobacillus bulgaricus* oder *Streptococcus thermophilus* ansetzt. Im Gegensatz zu vielen anderen nützlichen und einigen schädlichen Arten überleben diese Bakterien im Darm nicht. Sie fördern auf ihrer Reise durch den Darm jedoch die Entwicklung wichtiger anderer, für uns nützlicher Bakterien, die viele der von uns aufgenommenen schädlichen Substanzen abbauen. »Lebendes« Joghurt trägt daher in hohem Maß zur Entgiftung bei.

Joghurt

Joghurt wird aus pasteurisierter Milch mit *Lactobacillus bulgaricus* oder *Streptococcus thermophilus* hergestellt. Wenn es nach der Entwicklung der Kulturen erneut den Pasteurisierungsprozeß durchläuft, etwa um die Haltbarkeit zu verlängern, werden die Bakterien abgetötet. Damit ist es für Entgiftungszwecke unbrauchbar, bleibt aber immer noch eine nützliche Eiweißquelle.

Ob Sie Kuh- oder Ziegenmilchjoghurt wählen, achten Sie auf den Vermerk »mit lebenden Kulturen« oder »nicht wärmebehandelt«, oder stellen Sie Ihr Joghurt selbst her.

Adaptogene

Einige wenige Nahrungsmittel und Substanzen helfen dem Körper, sich besser an jede Art von Streß anzupassen. Diese Adaptogene haben eher allgemeinen als speziellen Nutzen, daher ist es wichtig, daß sie keine unerwarteten Nebenwirkungen hervorrufen.

Adaptogene unterstützen verschiedene Funktionen des Körpers, die ihn gegen Streß schützen. Sie tragen dazu bei, daß die Selbstheilung und Harmonisierung des Körpers schneller vonstatten geht.

Die meisten Adaptogene finden seit langem in der Volksmedizin Anwendung. Jetzt erforscht man sie gründlich, oft aus aktuellem Anlaß, etwa weil Kosmonauten vor Strahlenschäden geschützt werden müssen.

Ihr Wert für ein Entgiftungsprogramm liegt darin, daß sie den Körper bei seinen Funktionsveränderungen, die beim Ausscheiden schädlicher Abfallstoffe und der Wiederherstellung von Organen und Gewebe nötig sind, unterstützen.

Da Adaptogene sehr beliebt sind, gibt es auch zweifelhafte Produkte auf dem Markt. Lassen Sie sich daher in Apotheken, Drogerien, Reformhäusern oder Naturkostläden fachlich beraten.

Dosierung

Vielleicht möchten Sie in Zeiten von Entgiftung oder Streß zum allgemeinen Schutz eines dieser Adaptogene versuchen. Empfohlene Dosierung: Eleutherokokkus oder Ginseng: täglich ein halbes bis ein Gramm; Gelée royale: täglich ein bis zwei gehäufte Teelöffel; Pollen: ein bis fünf Gramm täglich.

Kosmonauten

Auf der Suche nach Möglichkeiten, die Schäden durch Strahlenbelastung während der Raumflüge zu verringern, haben sowjetische Wissenschaftler mehr als 20 000 Substanzen erforscht. Nur wenige waren anhaltend wirksam, darunter zwei pflanzliche Produkte, nämlich Ginseng und das verwandte sibirische Eleutherokokkus. Beide haben in der Volksmedizin eine jahrhundertelange Tradition.

Sibirischer Eleutherokokkus

In Untersuchungen fand man heraus, daß sowohl sibirischer Eleutherokokkus als auch Ginseng Tiergewebe vor Strahlenauswirkungen schützt. Strahlenschäden entstehen durch Kettenreaktionen bei Zellzerstörungen aufgrund hochgeladener freier radikaler Substanzen, und die meisten giftigen Stoffe schädigen den Körper in ähnlicher Weise.

Gelée royale

Gelée royale wird von den Arbeitsbienen zur Fütterung der Königin hergestellt. Es enthält hohe Anteile bestimmter Nährstoffe, vor allem Vitamin B 5. Die Lebensdauer von Versuchstieren aller Art wird durch Gelée royale deutlich verlängert, selbst wenn man sie giftigen und streßerzeugenden Faktoren aussetzt.

Pollen

Pollenextrakt besteht aus einem nährstoffreichen Gemisch von Substanzen, darunter essentielle Fettsäuren und Vitamine. Anscheinend wirkt er ähnlich wie Gelée royale.

Ergänzungsstoffe

Untersuchungen anscheinend gesunder Menschen jeden Alters in Europa und den USA zeigen, daß der Mehrheit von ihnen mindestens eins, manchmal auch viele der etwa 50 Vitamine und Mineralien fehlen, von denen man weiß, daß Sie für die Gesundheit notwendig sind.

Der Grund liegt in der Auswahl der Nahrungsmittel und in ihrem verringerten Nährwert, der auf die Herstellungs- und Lagermethoden zurückzuführen ist. Zum Beispiel wird durch die Bestrahlung von Lebensmitteln zur besseren Haltbarkeit ein Teil des Vitamingehalts zerstört.

Außerdem hat jeder von uns ganz spezifische Bedürfnisse. Sie hängen teilweise mit angeborenen biochemischen Eigenarten zusammen. Weiterhin sind sie abhängig von Alter, Beruf, Streß und Umweltgiften, Gesundheitszustand und der Fähigkeit, die Nahrung gut zu verwerten.

Diese Verbindung von minderwertigen Rohstoffen und spezifischen Bedürfnissen legt eine gründliche Vorsorge in Form von Ergänzungsstoffen zur täglichen Ernährung nahe. Ganz besonders wichtig ist dies natürlich in Zeiten von Reinigung und Anpassung an ein höheres Gesundheitsniveau.

Wenn Sie Multivitamin- und Mineralpräparate zur »Gesundheitsvorsorge« einnehmen, riskieren Sie überhaupt keine Nebenwirkungen, verbessern aber die Körperfunktionen – und die Kosten dafür sind gering.

Zusätzlich zu den Ergänzungsstoffen, die vorgeschlagen werden, können Sie Ihren Fragebogenauswertungen noch Hinweise auf spezifische, unterstützende Nährstoffe entnehmen.

Medizinstudenten und biochemische Persönlichkeit

Die Arbeiten von Professor Roger Williams an der Universität von Texas ergaben, daß jeder von uns ganz spezifische Bedürfnisse nach bestimmten Vitaminen, Mineralstoffen und Aminosäuren aufweist.

In Gruppen von zehn oder fünfzehn Studenten, alle offenbar völlig gesund, waren die biochemischen Bedürfnisse der einzelnen nach Spurenstoffen sehr unterschiedlich. Einer brauchte vielleicht fünf-, zehn- oder fünfzehnmal mehr Vitamin C, Kalzium oder irgendein anderes Spurenelement, um gesund zu bleiben, als ein anderer. Bei gleicher Ernährung überraschte es daher nicht, daß einige Studenten ihren Körpern nicht das gaben, was sie brauchten.

Das gilt für uns alle: Richtwerte sind nur Durchschnittswerte, und keiner von uns ist in jeder Hinsicht durchschnittlich.

Ergänzungsstoffe: Empfehlungen

☐ Nehmen Sie nur die empfohlene Dosis; mehr erzielt nicht unbedingt eine bessere Wirkung.

☐ Nehmen Sie alle Ergänzungsstoffe zu oder nach den Mahlzeiten ein, außer wenn anderes ausdrücklich vorgeschrieben ist.

☐ Nehmen Sie fettlösliche Spurenstoffe (Vitamin A, K, E und essentielle Fettsäuren) zur besseren Aufnahme mit einer öl- oder fetthaltigen Mahlzeit zu sich.

☐ Nehmen Sie Aminosäuren außerhalb der Mahlzeiten und in Abständen zu eiweißhaltigen Getränken (Milch) ein, da diese die Aufnahme verzögern. Verbessert wird die Aufnahme von Aminosäuren normalerweise durch eine kleine Menge von Kohlehydraten, etwa einen Bissen Brot.

☐ Lagern Sie die Ergänzungsstoffe kühl und dunkel.

☐ Beachten Sie das Verfallsdatum und etwaige besondere Anweisungen für die Lagerung, wie Aufbewahrung im Kühlschrank.

☐ Wenn Sie Zink brauchen, nehmen Sie es als letztes vor dem Schlafengehen, es wird dann besser verwertet.

☐ Nehmen Sie Ergänzungsstoffe regelmäßig und über längere Zeit; bei einigen Menschen kann es Monate dauern, bis ihr Körper eine wirksame Menge aufgenommen hat.

☐ Versuchen Sie, natürliche, biologische statt synthetisch hergestellte Vitamine zu nehmen.

☐ Vermeiden Sie unnötige Zusätze (auf dem Etikett angegeben). Jede Tablette wird von irgend etwas zusammengehalten; gehen Sie sicher, daß dieser Stoff unschädlich ist.

☐ Nehmen Sie Pulver, wenn Sie keine unschädlichen Tabletten finden können.

☐ Achten Sie auf die Aufschrift »hypoallergen« oder »frei von gewöhnlichen Allergenen«. Wenn Sie Allergien haben, sollte auf dem Etikett angegeben sein: »Frei von Laktose, Hefe, Stärke, Zucker, Gluten oder Konservierungsmitteln.« »Frei von Hefe und Zucker« ist besonders wichtig bei Problemen mit Candida.

Ergänzungsstoffe: Warnungen

☐ Nehmen Sie Vitamin E nicht gleichzeitig mit Eisen; mindestens zehn Stunden sollten dazwischen liegen.

☐ Nehmen Sie bei wasserlöslichen Vitaminen (C- und B-Gruppe) nicht die ganze Dosis auf einmal ein, sondern verteilen Sie die Einnahme über den Tag.

☐ Nehmen Sie niemals mehr Selen oder Vitamin B 6 als empfohlen. Beide sind äußerst nützlich, können aber bei Überdosierung Vergiftungserscheinungen hervorrufen.

☐ Erschrecken Sie nicht, wenn Sie nach hohen Dosen von Vitamin C Durchfall bekommen. Das ist ein normales, harmloses Zeichen, daß Sie zuviel nehmen, und vergeht, wenn Sie die Dosis verringern.

☐ Nehmen Sie keine Ergänzungsstoffe (außer Multivitamin- und/oder Multimineralpräparate), wenn Sie schwanger sind, außer auf ausdrücklichen Rat Ihres Arztes.

☐ Nehmen Sie niemals einzelne Vitamine der B-Gruppe (B 1, 2, 3, 5, 6 oder 12) ein, ohne zu anderer Zeit am gleichen Tag den gesamten B-Komplex zu ergänzen, da sonst leicht Unausgewogenheit entsteht.

☐ Essen Sie kein rohes Eiweiß, da es die Aufnahme von Biotin, einem der B-Vitamine, verhindert.

☐ Ergänzungsstoffe können Ihnen schaden, wenn Sie bereits Medikamente einnehmen. Besonders Diabetes- und Herzpatienten könnten feststellen, daß bei zusätzlicher Einnahme von Vitamin C und E ihre Medikamente niedriger dosiert werden müssen.

☐ Nehmen Sie bei hohem Blutdruck keine hohen Dosen von Vitamin C; beginnen Sie mit niedriger Dosierung, und steigern Sie langsam.

☐ Erschrecken Sie nicht, wenn bei zusätzlicher Einnahme von Vitamin B Ihr Urin sich grün oder dunkelgelb färbt; das ist normal.

☐ Nehmen Sie glasierte Tabletten nur, wenn sie den Hinweis »ohne Zucker« tragen.

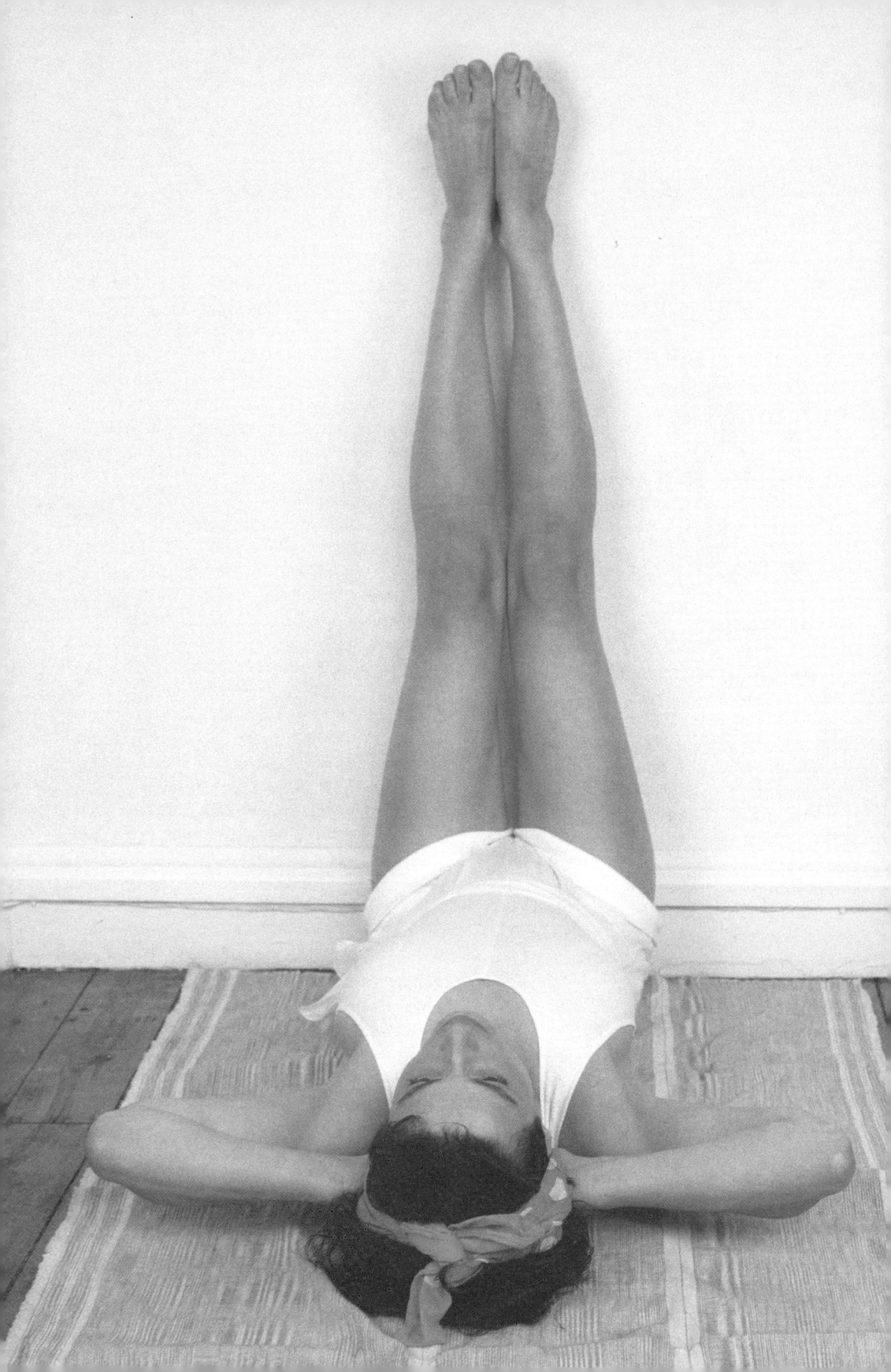

Bewegung und Atmung

Regelmäßige Bewegung kann Ihnen großen Gewinn bringen und viele Körperfunktionen, besonders Atmung und Kreislauf, verbessern.

Eine derartige Verbesserung der Körperfunktionen ist wesentlicher Bestandteil eines Entgiftungsprogramms. Angemessene, regelmäßige Bewegung regt die Schadstoffausscheidung durch die Haut an, fördert Entgiftung durch die Lunge, bessere Sauerstoffversorgung und Regeneration von Gewebe und Organen und verstärkt Durchblutung und Herzfunktion. Außerdem regt Bewegung die Energieproduktion an und beschleunigt den Stoffwechsel, was sich wiederum sehr günstig auf den gesamten Entgiftungsprozeß auswirkt.

Zusätzlich regen Aerobicübungen die Ausschüttung von Betaendorphinen im Gehirn an. Diese natürlichen Hormone erzeugen ein Glücksgefühl, das sich bis zur Euphorie steigern kann. Sie müssen keinen Marathon laufen, um das zu erfahren. Tatsächlich können auch Menschen, die ihre Bewegungsübungen auf der Stelle machen, diesen »Laufrausch« erleben.

Dieser biochemische Vorgang stellt jedoch weit mehr als nur ein angenehmes Gefühl dar: Er ist Ausdruck dafür, wie der Körper mit Streß fertig wird. Gehen, Laufen, Radfahren oder Seilspringen – all diese Tätigkeiten bauen Streß ab und verbessern die Gesundheit. Auch kann man mit ihnen »aktive Meditation« betreiben. Während Sie wieder und wieder die gleiche Bewegung ausführen, konzentrieren Sie sich auf deren Ablauf. Wenn Sie es schaffen, alle von außen auf Sie eindringenden Gedanken auszuschließen, nennt man das Meditieren (siehe S. 107).

Um wirklich geistigen und körperlichen Nutzen daraus zu ziehen, muß man Aerobic richtig praktizieren. Man braucht mindestens dreimal wöchentlich jeden zweiten Tag 30 Minuten lang ein Mindestmaß an Bewegung, um den aeroben Effekt zu erzielen.

Dieses Mindestmaß variiert von Mensch zu Mensch. Das System ist eben auch deswegen so hervorragend, weil es auf Sie ganz persönlich zugeschnitten ist, Ihrem Ruhepuls und Ihrem Alter angemessen (siehe S. 70). Erst wenn Sie Ihre Formel ermittelt haben, wird die aerobe Wirkung eintreten. Die Formel ermittelt Ihre beiden Werte. Wenn Sie unter dem ersten bleiben, erreichen Sie wenig, und wenn Sie über den zweiten kommen, strengen Sie sich zu sehr an.

Sie werden merken, daß Sie nach und nach immer mehr tun müssen, um Ihre Pulsfrequenz auf das richtige Niveau zu bringen. Das ist ein Zeichen für zunehmende Leistungsfähigkeit. Auch Ihre Atmung, die so wichtig für die Aufrechterhaltung der Gesundheit ist, wird verbessert.

Geistiges und körperliches Wohlbefinden hängen zusammen, Sie werden daher größere innere Ruhe, bessere Konzentrationsfähigkeit und höhere geistige Beweglichkeit erlangen. Außerdem wird Ihr Körper leichter mit Vergiftungen fertig.

Auswahl der Übungen

Mit körperlichen Übungen hat es weit mehr auf sich, als man auf den ersten Blick vermutet. Vielen mag es ausreichend erscheinen, irgendwelche Bewegungen auszuführen, die sie außer Atem bringen und vielleicht angenehmen Muskelkater verursachen. Bei ernsthafterem Vorgehen jedoch wird man mehrere Aspekte, wie etwa Vergnügen, Sicherheit und zur Verfügung stehende Möglichkeiten, bedenken und sich vor allem fragen, ob die ausgewählten Übungen die gewünschte Wirkung erzielen. Etwas Planung ist daher nötig.

Ihr Ziel steht fest: Sie wollen die Herzkreislauffunktionen verbessern, den Sauerstoff optimal nutzen und, als Folge davon, größere Mengen von Abfallstoffen über Lunge und Haut ausscheiden. Im ganzen gesehen streben Sie eine dauerhafte Beschleunigung der Stoffwechselvorgänge an.

Das aerobische System (entwickelt von Kenneth Cooper und sowohl von der amerikanischen als auch von der kanadischen Luftwaffe übernommen) ist eine revolutionäre Methode zur Verbesserung des gesamten Gesundheitszustandes. Es beruht auf alltäglichen Bewegungen. Daher können Sie sich selbst testen, entscheiden, wieviel Bewegung Sie brauchen, und auch Ihre Fortschritte selbst beurteilen. Die meisten Menschen, die diese Methode anwenden, erfahren einen deutlichen Zuwachs an Wohlbefinden, wobei viele kleinere Krankheitssymptome verschwinden. Das liegt an der Kombination von verbesserter Herzkreislauffunktion, effektiverer Entgiftung und Streßminderung, verbunden mit einem normalisierten Stoffwechsel.

Alle Bewegungsübungen, die die Fähigkeit des Körpers vergrößern, Muskeln und Organe mit sauerstoffreichem Blut zu versorgen, sind »aerobisch«. Der größte Nachteil einiger Bewegungsarten ist, daß sie nicht aerobisch sind. Die Ruhepausen, die mit Sportarten wie Squash, Tennis, Volleyball oder Basketball verbunden sind, unterbrechen den aerobischen Effekt. Schwimmen, das so wunderbar die allgemeine Spannkraft der Muskeln stärkt, kann zwar auch aerobe Wirkung haben, aber nur, wenn Sie es über längere Zeit praktizieren; Übungen mit Gewichten helfen gar nicht, da sie hauptsächlich aus statischen Aktivitäten bestehen. Solche Übungen besitzen einen ausgezeichneten Selbstzweck, reichen aber für unsere besondere Zielsetzung nicht aus.

Aerobic soll Spaß machen. Die Teilnahme an einem Aerobickurs kann Ihnen nette Gesellschaft bringen, Disziplin, Ermutigung und die Gewißheit, daß Sie den größtmöglichen Nutzen von Ihren Anstrengungen haben. Sehen Sie sich nach Kursen mit qualifizierten und ausgebildeten Trainern um, die das Schwergewicht auf Sicherheit legen.

> VORSICHT: Wenn Sie im Hypoglykämie-, Diabetes- oder kardiovaskulären Fragebogen (S. 52 f.) hohe Punktzahlen erreicht haben oder chronisch müde sind, machen Sie aerobische Übungen nur mit der Zustimmung Ihres Arztes. Wenn Probleme mit Gelenken, etwa mit Hüften oder Rücken, auftreten, die einige der anstrengenden Übungen ausschließen, ziehen Sie Schwimmen, Radfahren auf dem Heimtrainer und Gehen als ungefährliche Alternativen in Erwägung.

Eine weitere Möglichkeit ist Radfahren. Sein Vorteil besteht darin, daß man es entweder mit Fortbewegung verbinden oder ganz ungefährlich zu Hause auf einem Heimtrainer ausüben kann. Von allen Möglichkeiten bietet Radfahren das niedrigste Verletzungsrisiko (abgesehen von den durch den Straßenverkehr bedingten Gefahren) und ist gleichzeitig äußerst wirkungsvoll.

Mit Joggen und Laufen erzielt man ausgezeichnete aerobe Ergebnisse, aber Sie brauchen dazu weichen Untergrund. Ihre gewichtstragenden Gelenke, wie Knie und Hüften, müssen in Ordnung sein. Das Laufen auf hartem Asphalt ist der sichersten Weg, sie mit der Zeit zu ruinieren.

Seilspringen und aerobisches Tanzen sind ideal für drinnen und sprechen viele Menschen an. Aber auch hier können Probleme mit gewichtsbelasteten Gelenken oder dem Rücken auftreten, die solche Übungen ausschließen.

Es gibt einige Regeln, die Sie beachten sollten. Erstens: Führen Sie immer die Aufwärmübungen auf Seite 156 durch. Sie sollten sich vor jeder Aerobicstunde dazu zwingen, um kein Verletzungsrisiko einzugehen.

Zweitens müssen Sie die richtige Ausrüstung haben. Zum Laufen und Gehen brauchen Sie sehr gute Laufschuhe und einen vernünftigen Trainingsanzug. Zum Seilspringen und Tanzen ist der richtige Bodenbelag nötig, damit Sie nicht zu hart aufprallen. Aerobic sollte Spaß machen und nicht bloß Arbeit sein, aber für die Sicherheit müssen Sie selbst sorgen.

Vor allem aber: Führen Sie die Aerobicübungen regelmäßig durch, mindestens jeden zweiten Tag 20 bis 30 Minuten lang. Während dieser Zeit muß Ihr Puls über den unteren der beiden errechneten Werte (S. 70) steigen, darf aber den oberen nicht überschreiten.

Das Grundprogramm Dehnung und Bewegung (S. 68 bis 70) wird Ihnen bereits geholfen haben, Ihren morgendlichen Ruhepuls zu verbessern; er ist ein guter Anhaltspunkt, um die Werte neu zu ermitteln.

Halten Sie von jetzt an Ihre Werte schriftlich fest. Überprüfen Sie nicht nur alle paar Monate Ihren Puls, sondern verfolgen Sie auch, wie Ihre Leistung steigt. Wie lange haben Sie zu Anfang für ein oder zwei Kilometer Gehen (Laufen, Radfahren, Schwimmen) gebraucht? Wie lange brauchen Sie jetzt? Wieviel Hüpfer schafften Sie beim Seilspringen hintereinander – 100? 150? mehr? Und jetzt? Setzen Sie sich Ziele. Genießen Sie Aerobic – und seien Sie stolz auf die Ergebnisse.

Hohe Streßpunktzahl

Wenn Sie im Streßfragebogen auf Seite 47 eine hohe Punktzahl ermittelt haben, sollten Sie langsam mit Aerobic beginnen. Die Übungen verlangen vom Körper Veränderung, und das bedeutet Streß. Hetzen Sie sich also nicht; konzentrieren Sie sich stärker auf das Aufwärmen, und beschränken Sie die aerobischen Übungen zuerst auf dreimal wöchentlich 10 Minuten. Nach einigen Wochen verlängern Sie diese Zeit jedesmal um einige Minuten, bis Sie schließlich jeden zweiten Tag volle 30 Minuten üben.

Atmung

Richtiges Atmen ist wesentlich für Ihr Wohlbefinden. Die einleitenden Übungen auf Seite 63 werden Ihnen geholfen haben, sich darauf zu konzentrieren. Bevor Sie aber weitergehen, muß gewährleistet sein, daß Ihr Atemapparat seine Aufgabe auch erfüllen kann. Verspannungen der Rippenmuskulatur behindern die freie Bewegung bei der Atmung.

Achten Sie darauf, wie Sie atmen. Sie nutzen vielleicht nur einen Teil des Lungenvolumens, das Ihnen zur Verfügung steht. Viele Faktoren, darunter Haltung (hängende Schultern oder steife Haltung sind gleichermaßen schlecht), Arbeit und Gewohnheiten haben Auswirkungen auf den Körper und beeinflussen die Atmung. Auch emotionaler Streß und Angewohnheiten wie Rauchen verhindern die freie und vollständige Ausdehnung des Brustkorbs.

Beobachten Sie Ihren Atemzyklus während Sie ruhig sitzen, herumgehen oder sich Arbeit oder Spiel widmen. Versuchen Sie zu spüren, wo in Ihrem Körper Sie atmen. Im oberen Brustbereich? Oder im Unterbauch? Wo fühlen Sie sich eingeengt, wenn Sie tief atmen?

Die folgenden Übungen werden Ihnen helfen, solche Einengungen zu beseitigen und die Atmung zu normalisieren. Wenn Sie effektiv atmen, können Sie die Gifte, die der Körper über die Atmung ausscheidet, so am besten loswerden, das Blut wird ausreichend mit Sauerstoff versorgt, die Energie nimmt zu.

Die Übung auf dieser Seite dient dazu, durch Beugen den Brustkorb zu weiten. Sie dehnt die kleinen Muskeln zwischen den Rippen, vergrößert ihren Bewegungsspielraum und läßt Sie das Atmen in diese geöffneten Bereiche hinein üben. Bleiben Sie einige Tage dabei, bevor Sie zu den Übungen gegenüber weitergehen.

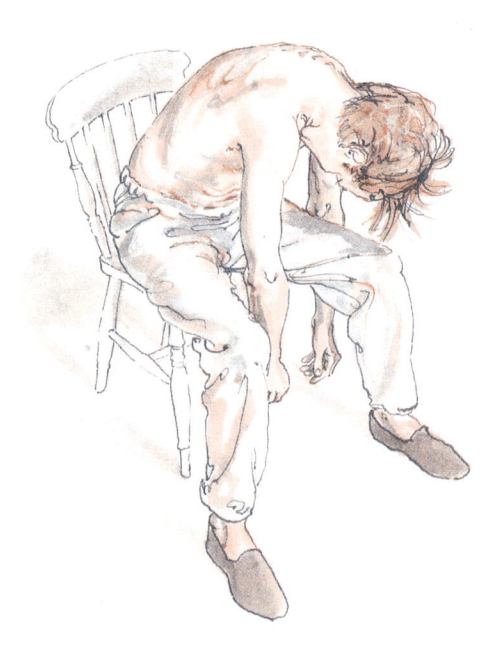

Nehmen Sie den linken Arm zwischen die Knie und den rechten nach außen, drehen Sie den Kopf nach rechts, und atmen Sie langsam und tief in den rechten oberen Teil des Rückens, so daß Sie fühlen, wie die Muskeln sich dehnen. Halten Sie den Atem für 5 bis 10 Sekunden an, und strecken Sie dann, während Sie langsam ausatmen, die Hände zum Boden. Wiederholen Sie das fünfmal. Drehen Sie den Kopf zur anderen Seite, verändern Sie die Armhaltung, und wiederholen Sie die Übung. Indem Sie Ausmaß und Winkel der Beugung verändern, können Sie sich auf verschiedene Bereiche konzentrieren und den größten Teil der oberen Rippen einbeziehen.

VORSICHT: Bleiben Sie anschließend eine Minute lang ruhig sitzen, damit Ihnen nicht schwindlig wird.

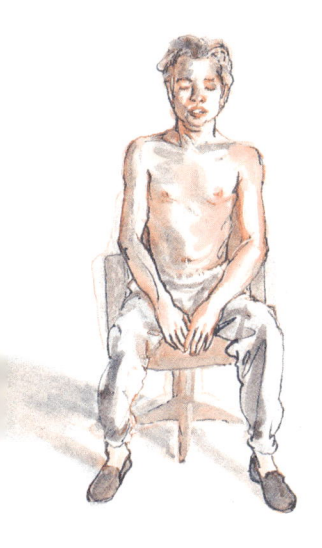

Setzen Sie sich vor einen Spiegel, und atmen Sie tief. Wenn sich Ihre Schultern dabei heben, benutzen Sie fälschlicherweise Schulter- und Nackenmuskulatur zum Atmen. Setzen Sie sich, um die Schultern unten zu halten, auf einen Stuhl mit Armlehnen, und drücken Sie beim Einatmen die Unterarme auf die Lehnen. Machen Sie diese Übung jeden Tag 3 Minuten lang.

2. Legen Sie die Hände auf die unteren Rippen, und atmen Sie tief ein (3–4 Sekunden), so daß die Hände nach den Seiten weggedrückt werden. Unterstützen Sie die Ausatmung (4–5 Sekunden), indem Sie leicht zur Mitte hin drücken. 15mal wiederholen.

Der Atemzyklus
1. Legen Sie sich auf den Boden, ein Kissen unter den Knien; legen Sie die Hände auf den Bauch oberhalb des Nabels. Atmen Sie tief ein (3–4 Sekunden), so daß die Hände sich leicht heben. Unterstützen Sie die Ausatmung (4–5 Sekunden), indem Sie leicht mit den Händen auf den Bauch drücken. Wiederholen Sie das 15mal.

3. Legen Sie die Hände auf den oberen Teil der Brust. Atmen Sie tief ein (3–4 Sekunden), so daß die Hände sich leicht heben. Die vollständige Ausatmung (4–5 Sekunden) unterstützen Sie, indem Sie die Hände wieder leicht herunterdrücken. 15mal wiederholen.

Achten Sie darauf, wie sich nacheinander der Bauch hebt, der untere Brustbereich seitwärts ausdehnt und der obere sich füllt und hebt. Dann senkt sich der obere Brustbereich, der untere zieht sich zusammen, und der Bauch senkt sich. Das ist der normale Atemzyklus. Bleiben Sie nach solchen Übungen ruhig liegen.

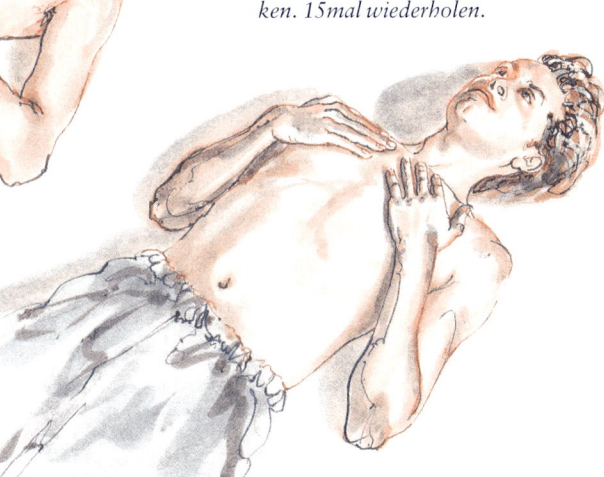

Dehnen

Die Dehnungsübungen des Yoga (Asanas) sind einzigartig sanfte, aber wirkungsvolle Methoden, den Körper gesünder, geschmeidiger und elastischer zu machen. Die Kombination von Atmung und ruhigen, isometrischen Dehnungen unterscheidet Yoga von anderen Übungen und ermöglicht es Ihnen, den Zustand geistiger Ausgeglichenheit zu erreichen.

Es ist wichtig, solche Dehnungen mit aktiveren Übungen, wie Aerobic, zu verbinden, damit die Muskulatur nicht zu stark angespannt wird. Das (siehe S. 68) verschwendet Energie und verlangsamt Zirkulation und Abfluß der Lymphe, die für die Entgiftung wesentlich sind.

Das Prinzip des Yoga verlangt, daß Sie die Übungen immer langsam ausführen. Gehen Sie nie bis an die Beweglichkeits- oder Schmerzgrenze. Dehnen Sie sich stark, aber nur so weit, wie es angenehm ist. Atmen Sie, wenn Sie eine Haltung eingenommen haben, tief und langsam, möglichst eine Minute lang, bevor Sie dann, indem Sie stark ausatmen, noch etwas weiter in die Dehnung hineingehen. Bleiben Sie so eine weitere Minute lang, atmen Sie dabei tief, und entspannen Sie sich, bevor Sie langsam von einer Position zur nächsten übergehen.

Die Übungen auf diesen Seiten dienen dazu, die meisten der für die Haltung wichtigen Muskeln zu dehnen und zu entspannen. Diese Muskeln verspannen sich bei falschen Bewegungen oder Vernachlässigung am leichtesten. Beginnen Sie jedoch erst, wenn Sie einige Wochen lang die Übungen auf Seite 68 praktiziert haben; führen Sie sie dann jeden zweiten Tag mindestens einmal durch.

Beachten Sie die Richtlinien: Die gewünschte leichte Dehnung sollte vor der Schmerzgrenze zum Stillstand kommen.

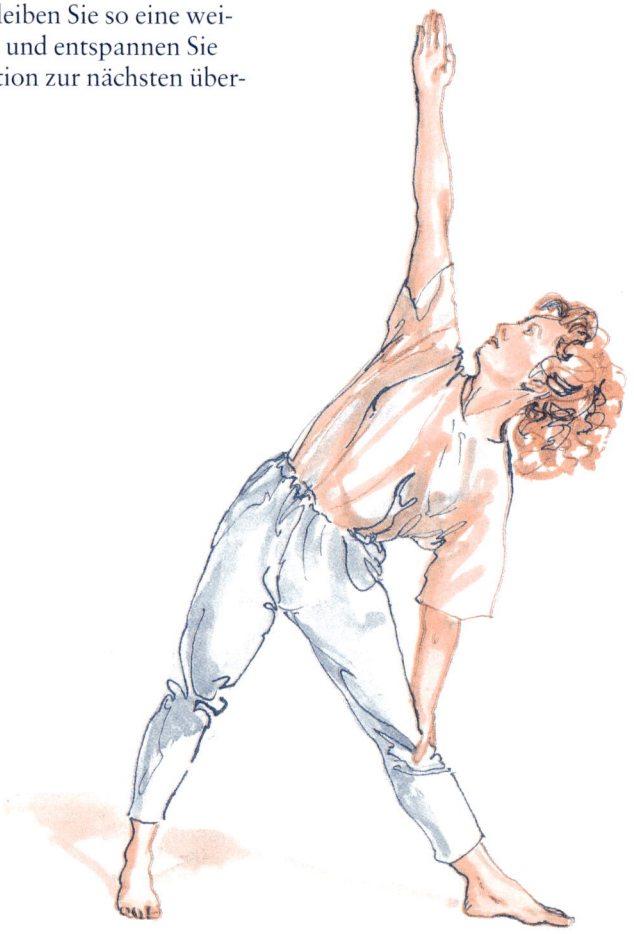

Die Triangelübung dehnt die seitlichen Muskeln des Körpers vom Fuß bis zum Kopf. Stellen Sie sich breitbeinig auf den Boden, die Füße im Abstand von einem knappen Meter, wobei der linke Fuß nach links und der rechte leicht nach links gedreht ist. Strecken Sie die Arme in Schulterhöhe seitwärts aus, die Handflächen zeigen nach unten. Beugen Sie sich beim Ausatmen aus der Hüfte seitwärts nach unten, wobei die linke Hand das linke Bein umfaßt, während die rechte zur Decke zeigt. Drehen Sie den Kopf, und sehen Sie zu Ihrem Daumen hoch. Sie dürfen sich nur zur Seite, nicht vorwärts oder rückwärts beugen. Spannen Sie die Muskeln an, um die Knie zu heben und zu strecken, und dehnen Sie die Arme, soweit es Ihnen ohne Mühe möglich ist. Nachdem Sie etwa eine Minute langsam in dieser Haltung geatmet haben, atmen Sie kräftig aus und gehen noch etwas weiter in die Dehnung. Kehren Sie dann nach einer weiteren Minute in die Ausgangsposition zurück.

Der Pflug streckt alle spinalen und einige der Bein- und Nackenmuskeln. Indem man die Verdauungsorgane auf den Kopf stellt, verbessert man Kreislauf und Entwässerung. Wenn Ihre Füße nicht den Boden erreichen, wie die Yogaposition es zeigt, strecken Sie sie einfach über den Kopf nach hinten und lassen Sie sie dort baumeln.

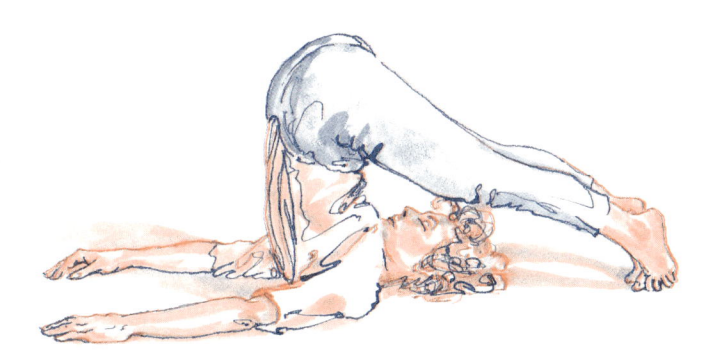

Legen Sie sich auf den Boden, Arme an den Seiten; atmen Sie ein. Ziehen Sie die Beine an, Knie auf den Bauch, und strecken Sie sie dann hoch, wobei Sie den unteren Rücken mit den Händen stützen. Atmen Sie aus, nehmen Sie die Beine über den Kopf; halten Sie sie eine Minute so, bevor Sie langsam in die Ausgangslage zurückkehren.

Die Kriegerposition dehnt Schulter und obere Brustmuskeln. Strecken Sie eine Hand hinter Ihrem Rücken hoch, und versuchen Sie, die andere Hand zu fassen, die von vorn nach hinten geführt wird. Bleiben Sie, langsam atmend, eine Minute lang in der größten Dehnung. Verstärken Sie, ausatmend, die Dehnung beider Arme. Bleiben Sie so eine weitere Minute, und wechseln Sie dann langsam die Seite.

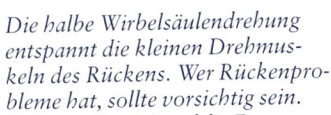

Die halbe Wirbelsäulendrehung entspannt die kleinen Drehmuskeln des Rückens. Wer Rückenprobleme hat, sollte vorsichtig sein.
   Setzen Sie sich auf die Fersen. Legen Sie das rechte Bein über das linke, so daß der Fuß mit der Ferse neben der linken Pobacke liegt. Halten Sie den Rücken gerade. Fassen Sie den rechten Fuß oder das linke Knie mit der linken Hand. Drehen Sie sich beim Ausatmen nach rechts, stützen Sie dabei die rechte Hand hinter sich auf den Boden. Bleiben Sie mindestens eine Minute langsam atmend in der Stellung, drehen Sie sich dann mit dem Ausatmen etwas weiter. Bleiben Sie eine weitere Minute so, und gehen Sie langsam in die Ausgangsposition zurück. Machen Sie die Übung zur anderen Seite.

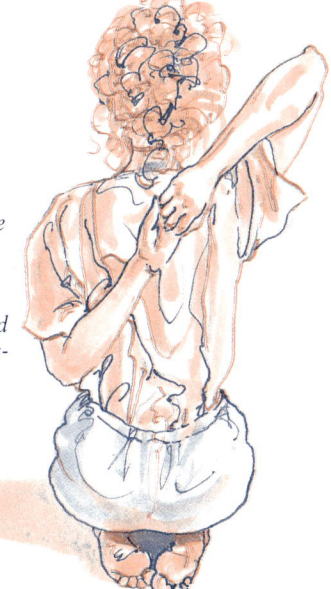

Dehnen zum Aufwärmen

Führen Sie vor jedem intensiven Aerobictraining Übungen zum Aufwärmen durch, um Verletzungen oder Zerrungen vorzubeugen (siehe S. 151). Die anderen Dehn- und Yogaübungen (S. 68 f., 104 f.) bringen Ihnen ebenfalls mehr Beweglichkeit und Elastizität. Die nun folgenden Übungen bewirken die Versorgung der Muskeln mit sauerstoffreichem Blut und lockern Verspannungen, so daß sie weniger leicht gezerrt werden. Wann immer bestimmte Muskeln verspannt sind, machen Sie diese Übungen. Sie arbeiten mit dem isometrischen Prinzip, das auf Seite 104 und 105 erklärt wird, und sollten immer langsam ausgeführt werden. Man dehnt die Muskeln dabei stark, geht aber nicht bis zur Schmerzgrenze. Halten Sie sie zehn Sekunden lang, bevor – mit einem Ausatmen – die isometrische Wirkung dem Muskel erlaubt, loszulassen, und dadurch einen höheren Grad an Dehnung ermöglicht.

VORSICHT: Dehnen Sie nur leicht – aus Sicherheitsgründen. Konsultieren Sie bei länger andauernden Nackenbeschwerden einen Arzt.

Dehnung der Kniesehnen
Die Kniesehnen verlaufen hinter dem Oberschenkel vom oberen Bein bis unterhalb des Knies. Bei ungewohnten Übungen können sie leicht verletzt werden. Sie sind wichtig für die Haltung und neigen daher bei Über- oder Unterbeanspruchung dazu, sich zu verkürzen. Wenn Sie sie vor den Übungen dehnen, verringern Sie das Verletzungsrisiko. Die folgende Übung können Sie so oder ähnlich bei Läufern sehen, die sie vor jedem Wettkampf hingebungsvoll ausführen.

Stellen Sie sich vor einen Stuhl oder eine Kiste. Treten Sie mit einem Bein einen halben Schritt zurück, und legen Sie das andere so auf die Kiste oder den Stuhl, daß Zehen und Fußballen darauf liegen. Legen Sie die verschränkten Arme auf das vordere Knie, halten Sie den Rücken gerade, beugen Sie das vordere Knie, und lehnen Sie sich nach vorn, bis Sie eine starke Dehnung, aber keinen Schmerz, auf der Rückseite des geraden Beins spüren. Bleiben Sie 10 Sekunden lang so, und lehnen Sie sich dann mit dem Ausatmen etwas weiter nach vorn, wobei Sie die Dehnung verstärken. Bleiben Sie weitere 10 Sekunden in dieser Stellung, und wechseln Sie dann die Beine.

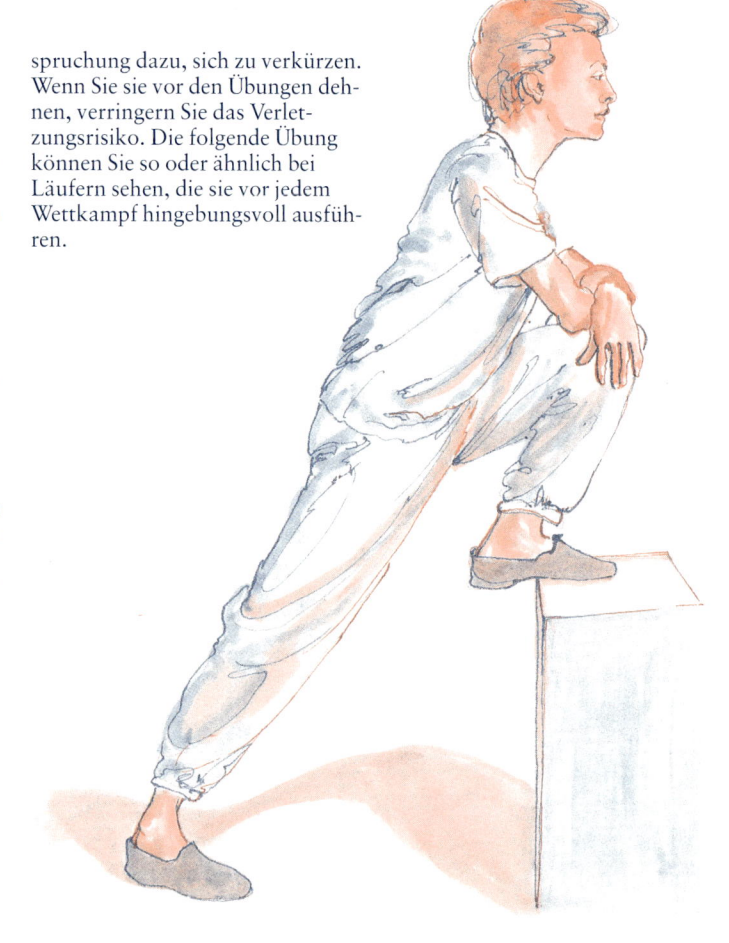

Die *Brustmuskeln* verlaufen von der Brust zu den Oberarmen. Wenn sie verkürzt sind, können sie bei Übungen leicht verletzt werden. Der *Kapuzenmuskel*, zwischen Schulter und Nacken, ist normalerweise an Nackenverspannungen und Kopfschmerzen beteiligt. Der *Kopfwender* läuft vorn (seitlich) am Hals hinunter; er ist an allen Halsbewegungen beteiligt und bei Verspannung ein Hauptgrund für Kopf- und Nackenprobleme.

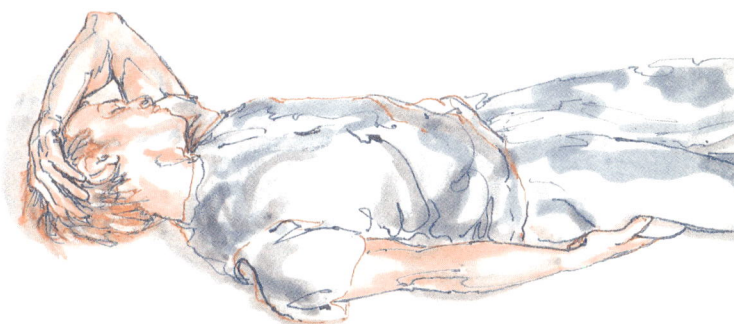

Kapuzenmuskel
Legen Sie sich auf den Fußboden, die rechte Hand unter der rechten Pobacke. Führen Sie die linke Hand über den Kopf, und ziehen Sie ihn von der »fixierten« Schulter fort. Atmen Sie ein, und versuchen Sie sanft, die rechte Schulter zum Ohr hochzuziehen und das Ohr auf die Schulter herunterzubeugen.

Wirken Sie beiden Bewegungen entgegen (indem Sie auf dem Arm liegen und den Kopf festhalten). Brechen Sie nach 10 Sekunden ab, und bewegen Sie den Kopf etwas weiter von der Schulter fort, so daß der Muskel dazwischen leicht gedehnt wird. Dehnen Sie dann die andere Seite.

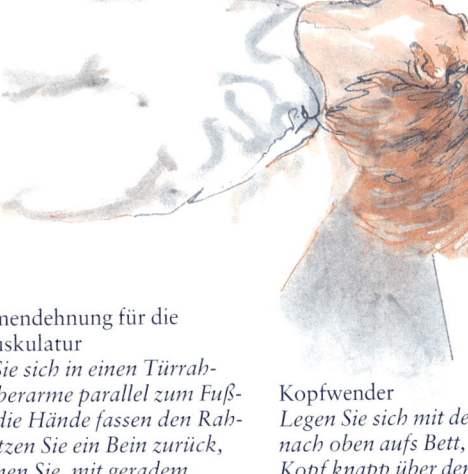

Türrahmendehnung für die Brustmuskulatur
Stellen Sie sich in einen Türrahmen, Oberarme parallel zum Fußboden, die Hände fassen den Rahmen. Setzen Sie ein Bein zurück, und lehnen Sie, mit geradem Rumpf, den Oberkörper nach vorn, so daß Sie die Muskeln des vorderen oberen Brustbereichs und der Oberarme strecken. Bleiben Sie 10 Sekunden lang so, und lehnen Sie sich auf ein Ausatmen noch weiter nach vorn. Verharren Sie weitere 10 Sekunden, und entspannen Sie sich.

Kopfwender
Legen Sie sich mit dem Gesicht nach oben aufs Bett, so daß der Kopf knapp über den Rand hängt. Drehen Sie ihn zur Seite, und legen Sie die Hand auf die Stirn. Versuchen Sie den Kopf zu heben, während Sie ihn mit der Hand unten halten. Lassen Sie nach 10 Sekunden los, so daß der Muskel durch die Schwerkraft 20 Sekunden gestreckt wird. Dehnen Sie die andere Seite.

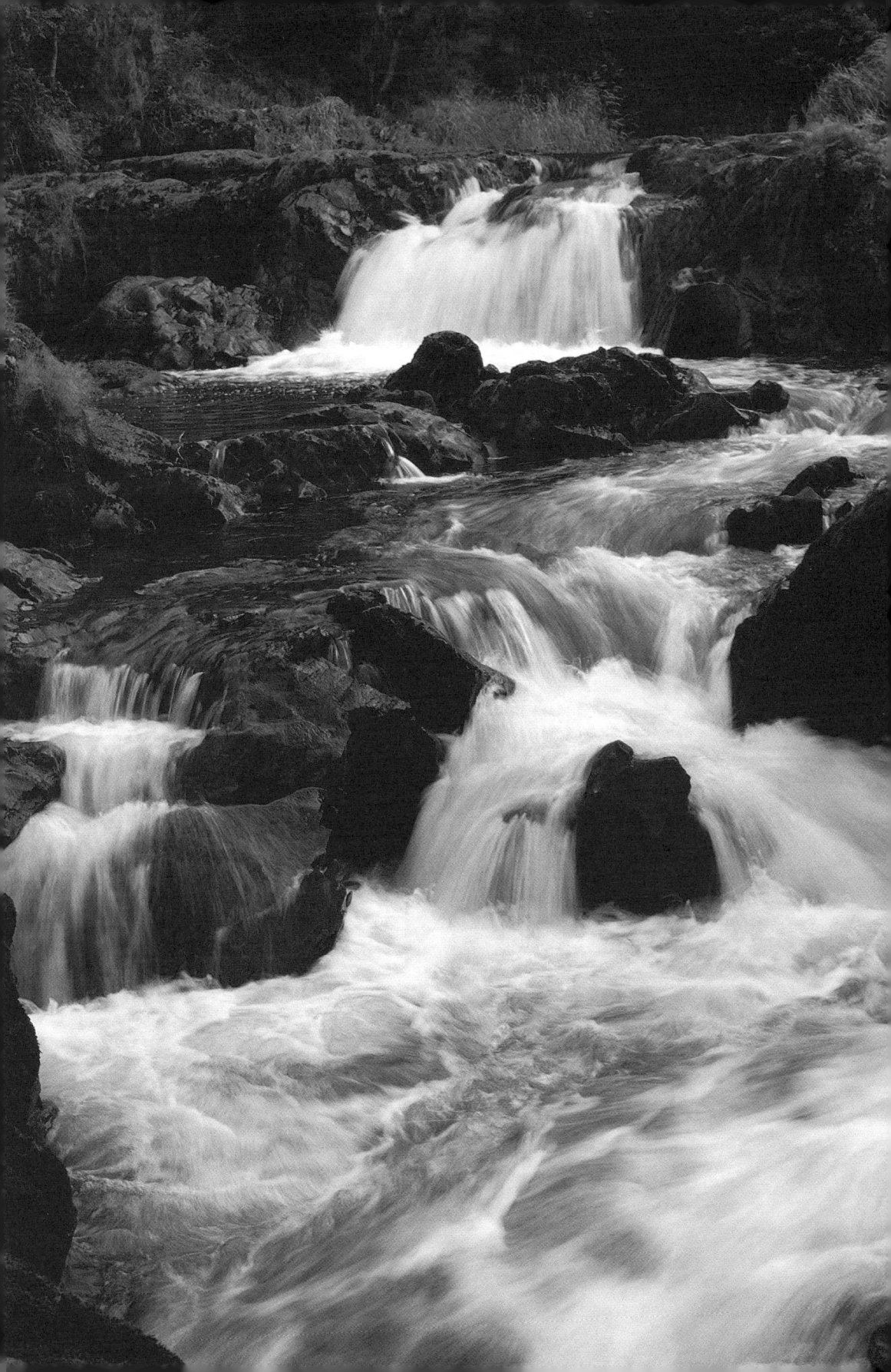

Wassertherapien

Wir machen Sie hier nur mit einigen der zahlreichen Wassertherapien bekannt, die der traditionellen Hydrotherapie zur Verfügung stehen. Sie entstand im letzten Jahrhundert in Deutschland und Österreich, wo sie Heiler und Priester (Kneipp) praktizierten, und wird heute auch im übrigen Europa und in den USA in Bädern und Kliniken angewandt. Die Methoden, die wir ausgewählt haben, kann man einfach und billig zu Hause ausführen; sie unterstützen vor allem die Entgiftung durch die Haut. Einige von ihnen dienen außerdem der Entspannung, ebenso oder sogar noch besser als es die Übungen zum Abbau von Streß (S. 102) und die Meditation (S. 107) tun. Beinahe alle wirken sich positiv auf den Kreislauf aus. Außerdem sind sie hilfreich bei Hautproblemen, sie verbessern die Durchblutung und als Folge davon Elastizität und Farbe der Haut; chronische Katarrhe können verschwinden, wenn die giftigen Abfallstoffe durch die Haut und nicht mehr über die Schleimhäute ausgeschieden werden. Je besser die Ausscheidung über die Haut funktioniert, desto weniger werden die anderen Organe – Lunge, Nieren und Darm – in dieser Hinsicht belastet.

Wenn man schwitzt, tritt Feuchtigkeit über die Haut nach außen. Man schwitzt vor allem deshalb, um bei Hitze über die Verdunstung der Feuchtigkeit die Körpertemperatur zu halten. Aber auf diesem Weg werden auch Abfallprodukte ausgeschwemmt. Je besser Ihre Haut mit Blut versorgt wird und die Poren für das Transpirieren ausgerüstet sind, desto mehr Abfallstoffe können Sie ausscheiden.

Wasserbehandlungen fördern diesen Vorgang auf verschiedene Weise. Einige Methoden regen ganz allgemein den Kreislauf an, so daß mehr Abfallstoffe zur Ausscheidung an die Hautoberfläche gelangen. Andere wiederum verbessern den Gesundheitszustand der Haut selbst, indem sie Schichten toter Haut entfernen und dafür sorgen, daß die Poren frei bleiben.

Andere Verfahren der Wassertherapie sind speziell dazu bestimmt, den Kreislauf im Verdauungsbereich und im Becken anzuregen. Sie fördern die Verdauung und – sehr wichtig – unterstützen die Entgiftungsfähigkeit der Leber. Das Sitzbad (S. 164) regt zum Beispiel die Bauchorgane an und bringt träge Flüssigkeiten, die den Entgiftungsprozeß hemmen, in Bewegung. Wenige Hydrotherapiemethoden haben eine so gute und schnelle Wirkung; der Nachteil besteht darin, daß man gleichzeitig heißes und kaltes Wasser in großen Behältern zur Verfügung haben muß, um rasch die Temperatur zu wechseln.

Dieses Kapitel stellt Ihnen einige der Hydrotherapieverfahren und ihre Wirkungen vor. Versuchen Sie, nach und nach die Methoden, die Ihnen am meisten zusagen, in Ihr Programm zur Entgiftung und Streßreduktion einzubauen. Probieren Sie alle aus, jede wenigstens ein paarmal, bevor Sie diejenigen auswählen, die Ihnen am angenehmsten sind und deren Anwendung am wenigsten Mühe macht. Viel Spaß dabei!

Grundlagen der Hydrotherapie

Hydrotherapie nutzt einige der physikalischen Eigenschaften des Wassers – etwa seine Fähigkeit, Hitze und Kälte zu speichern – zusammen mit der Porosität der Haut zur Unterstützung der Entgiftung.

Zu Hause sind wir räumlich etwas eingeschränkt und haben nicht die Spezialausrüstung, die man in Kliniken oder Bädern vorfindet. Trotzdem aber können wir einiges tun. Für die Ganzkörper- oder Rumpfpackung (S. 160) zum Beispiel genügen ganz einfache Hilfsmittel. Wenn die Packung angelegt worden ist, nimmt das feuchte, kühle Material die Körperwärme an. Die isolierende Schicht speichert diese Wärme, und das hat mehrere günstige Folgen: Es verbessert die lokale Blutzirkulation, hat entspannende Wirkung auf die Muskeln, und das reichliche Schwitzen bewirkt eine starke Schadstoffausscheidung durch die Haut. Den Beweis dafür liefern später die Packungstücher: Sie haben sich verfärbt und riechen sauer.

Sitzbäder (S. 164) haben eine ähnlich schnelle Wirkung auf die Becken- und damit Verdauungsfunktionen wie Rumpfpackungen. Sie machen sich eine weitere Art des Zusammenwirkens von Wasser- und Körpereigenschaften zunutze, um den Kreislauf anzuregen: Mit dem Eintauchen des Körpers in abwechselnd heißes und kaltes Wasser erreicht man eine starke Durchblutung, so daß der jeweilige Bereich mit sauerstoffhaltigem Blut versorgt wird.

Am angenehmsten ist es für Haut und Körper, wenn man dem Bad Kräuter oder andere Ingredienzien (S. 162 f.) zusetzt. Kräuter, die durch die Haut aufgenommen werden, beeinflussen mit ihren besonderen Eigenschaften die Entgiftung. Andere Substanzen, wie Tonerde, fördern die Ausscheidung durch die Haut. Beharrlich angewandt, verbessern beide Methoden den Entgiftungsprozeß des Körpers.

Verreiben Sie Salz auf Ihrer Haut, um sie von Abfallstoffen zu befreien und die Blutzirkulation an der Oberfläche anzuregen – versuchen Sie es einfach mal!

Das Schöne an der Hydrotherapie ist, daß sie ebenso einfach wie effektiv ist.

VORSICHT: Wenden Sie Hydrotherapie niemals gleich nach den Mahlzeiten an, sondern warten Sie eine Stunde.

Fragen Sie bei Nieren- oder Herzkreislaufproblemen den Arzt, bevor Sie sehr heiße oder sehr kalte Wasseranwendungen vornehmen. Solche Probleme schließen Hydrotherapie zwar nicht völlig aus, Sie könnten sich aber mit dieser Art der Selbstbehandlung übermäßigen Belastungen aussetzen.

Salzglut

Salzglut stimuliert die Haut und hilft, wenn man nicht gut schwitzen kann, wenn Hände und Füße schlecht durchblutet sind oder bei chronischen Rheumabeschwerden. Diabetiker, die Insulin benötigen, und Menschen mit Herzkreislauferkrankungen oder offenen oder nässenden Hautausschlägen sollten diese Methode nicht anwenden.

Setzen Sie sich in der Dusche oder im Bad auf einen Hocker. Schütten Sie eine Tasse grobes Salz (ist besser geeignet als Tafelsalz) in eine kleine Schüssel, und feuchten Sie es gerade soweit an, daß die Körner zusammenkleben. Nehmen Sie einen Eßlöffel voll in jede Hand, und verreiben Sie es auf einem Bein. Beginnen Sie am Fuß, und arbeiten Sie rasch nach oben. Nehmen Sie je nach Bedarf mehr Salz, und bedecken Sie das ganze Bein. Verfahren Sie ebenso mit dem anderen Bein und den Armen. Reiben Sie dann soweit wie möglich Ihren Rücken ein (wenn jemand anders das für Sie tun kann, um so besser) und schließlich Bauch und Brustbereich, sparen Sie aber das Brustgewebe aus.

Wie oft?

Wenn Sie Probleme mit dem Schwitzen haben, machen Sie einmal in der Woche eine Salzglut, sonst während des Entgiftungsprogramms mindestens einmal im Monat.

Setzen Sie sich in der Dusche auf einen Hocker. Verreiben Sie angefeuchtetes Salz kräftig auf Beinen, Armen, Rücken, Bauch und Brustbereich. Führen Sie dabei vertikale oder kreisende Bewegungen aus, und sorgen Sie für starke Reibung. Spülen Sie sich gut mit warmem Wasser ab, und trocknen Sie sich mit einem Handtuch.

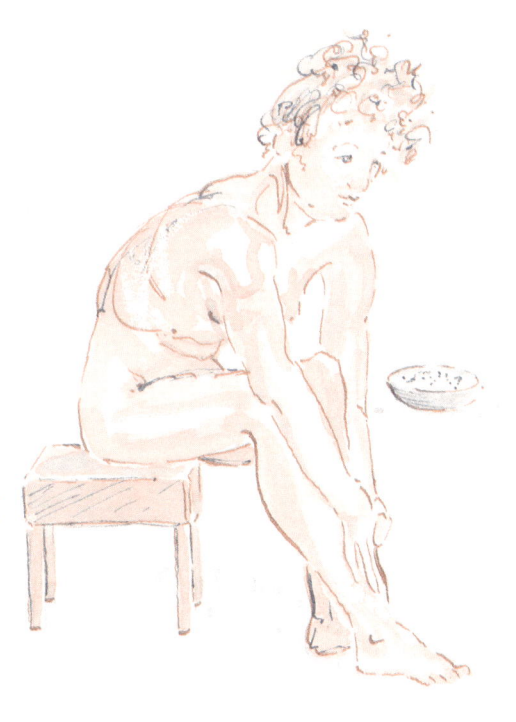

Bäder

Ein Vollbad entgiftet ausgezeichnet, da es den Substanzen im Wasser erlaubt, mit Ausnahme des Kopfes auf die gesamte Körperoberfläche zu wirken. Ätherische Öle, Hafermehl, Moor und Tonerde sind dafür bestens geeignet.

Ätherische Öle werden aus duftenden Pflanzenteilen gewonnen. Sie haben physiologische Wirkung auf den Körper und können den Blutdruck beeinflussen, die Nervenfunktionen anregen und die Verdauung unterstützen. Tropfen Sie etwas Öl auf das Badewasser, und verteilen Sie es auf der Oberfläche (zu starke Konzentration würde die Haut reizen). Wenn Sie ins Bad steigen, überzieht sich Ihr Körper mit einer feinen Ölschicht. Entspannen Sie sich, lassen Sie Ihre Haut das Öl aufnehmen, und atmen Sie den wohltuenden Dampf ein, während die Essenz langsam im heißen Wasser verdunstet.

Vielleicht ziehen Sie es vor, die ätherischen Öle direkt auf die Haut aufzutragen. Geben Sie nach der Dusche oder dem Bad, wenn das warme Wasser die Poren geöffnet hat, einige Tropfen Öl auf die Handfläche und massieren Sie es leicht ein, so daß es durch die Haut eindringt.

Wenn Sie feststellen, daß während des Entgiftungsprogramms Ihre Haut gereizt ist oder juckt, oder wenn Sie eine Neigung zu Ekzemen oder Nesselfieber haben, ist ein Hafermehlbad zu empfehlen. Diese lokalen Irritationen sind normalerweise Folge der schnellen Ausscheidung von giftigen, sauren Substanzen über die Haut. Hafermehl wirkt lindernd. Waschen Sie sich häufig, und wechseln Sie Unterwäsche und Bettwäsche.

Hafermehlbad
Füllen Sie ein Pfund Hafermehl in ein großes Stück Gaze. Hängen oder halten Sie es unter fließend heißes Wasser, so daß das Mehl aufweicht und die Inhaltsstoffe sich entfalten können. Lassen Sie das Säckchen im Wasser schwimmen, oder benutzen Sie es als Schwamm, um sich damit abzureiben. Als Alternative können Sie eine große Tasse Haferflocken fein mahlen und in das Badewasser rühren.

Bleiben Sie bei 37°C mindestens 20 Minuten lang im Wasser, das hilft bei Hautreizungen am besten. Tupfen Sie sich trocken.

Ätherische Öle

Kaufen Sie reine ätherische Öle in Apotheken, Drogerien, Reformhäusern oder Bioläden. Die hier aufgelisteten unterstützen den Entgiftungsprozeß:

Zedernholz:	Keimtötend, beruhigend, fördert Ausscheidung über die Schleimhäute.
Kamille:	Beruhigend, schmerzstillend, antibakteriell und verdauungsfördernd.
Wacholder:	Fördert Urinfluß, verdauungsstimulierend, anregend.
Zitrone:	Fördert Urinfluß, anregend, keimtötend.
Olibanum (Weihrauch):	Fördert Schwitzen.
Rose:	Regt Leber und Magen an, wirkt antidepressiv.
Teestrauch:	Pilztötend, antibiotisch, verbessert Hautfunktionen.
Vetiveröl:	Bekannt als das »Öl der Ruhe«, hilfreich bei Blähungen und zur Beruhigung.

Wie oft?

Hafermehlbäder können Sie beliebig oft und zu jeder Tageszeit nehmen und damit Juckreiz lindern, sobald er auftritt.

Bäder mit ätherischen Ölen sollte man möglichst zum Abschluß des Tages nehmen, jedenfalls in großem Abstand zu Mahlzeiten. Wenden Sie sie mehrmals wöchentlich an, wenn sie wohltuend sind und helfen.

Moorbäder

Moor besteht aus gepreßten, verrottenden Blättern, Wurzeln und Moosen. Es enthält Harz, Kieselerde, Schwefel, kohlensaures Eisen, verschiedene Salze und unschädliche Mengen an Säuren wie Schwefelsäure. Diese winzigen Teilchen können durch die Haut aufgenommen werden und helfen zum Beispiel bei Rheuma und Hautbeschwerden. Der halbflüsige Zustand ermöglicht den Transport nützlicher chemischer Substanzen über die Haut; dadurch werden giftige Substanzen auf und unter der Haut neutralisiert.

Zu den medizinisch gesicherten Therapieerfolgen von Moorbädern gehören die Senkung von zu hohem Blutdruck, die Reduktion hoher Blutzuckerwerte, Verbesserung der lokalen Zirkulation, Lösung von Übersäuerungsproblemen und die Vermehrung der alkalischen Reserven im Körper. Moorbäder haben die bemerkenswerte Eigenschaft, kühler zu erscheinen, als sie tatsächlich sind, sie sind daher auch bei Temperaturen noch angenehm, bei denen Wasser schon zu heiß ist.

Im Idealfall sollte Moor zu einer weichen Paste angerührt und ziemlich dick auf den ganzen Körper aufgetragen werden. Zu Hause werden Sie das kaum ernstlich in Erwägung ziehen, denn es bringt eine unglaubliche Schmiererei mit sich. Vernünftiger ist ein Bad mit einem Zusatz von flüssigem Moorextrakt aus der Apotheke. Einige der besten Flüssigextrakte stammen aus Österreich.

Gießen Sie einfach nach der Anweisung auf der Packung Moorextrakt in warmes Badewasser (um 37 °C) und weichen Sie sich etwa 20 Minuten lang ein. Duschen Sie anschließend, und legen Sie sich warm ins Bett. Wahrscheinlich werden Sie schwitzen.

Auch Tonerde ist ein erprobtes Mittel zur Entgiftung. Als Bentonit ist sie in Apotheken erhältlich. Sie ist eine besondere Form der Erde: Ob naß oder trocken, ist sie beinahe wasserundurchlässig. In der Volksmedizin wird sie seit langem in Form von Breiumschlägen verwendet, um Unreinheiten oder Gifte aus dem Körper zu ziehen. Wenn man sie einnimmt, bindet sie giftige Stoffe auf ihrem Weg durch den Verdauungstrakt.

Während Moorbäder dem Körper wichtige entgiftende Substanzen zuführen, zieht Tonerde die Giftstoffe heraus. Auf unterschiedliche Weise erreichen beide ähnliche Ergebnisse.

Andere Bäder
Lösen Sie in einem warmen Bad (37 °C) ein Pfund Tonerde (Bentonit) völlig auf, so daß der ganze Körper damit in Kontakt kommen kann. Oder stellen Sie aus Wasser und Erde einen Brei her, den Sie auf dem ganzen Körper oder einzelnen Partien verteilen. Lassen Sie ihn etwa eine Stunde lang einwirken, bevor Sie ihn abspülen.

Sitzbad

Diese traditionelle Hydrotherapiemethode regt den Kreislauf an. In den meisten Kurhäusern in Deutschland und den anderen europäischen Ländern wird sie in großem Umfang angewandt.

Um die beste Wirkung zu erzielen, brauchen Sie zwei Behältnisse. Ideal wären die altmodischen Sitzwannen, aber große Plastikwannen reichen auch. Sie müssen so groß sein, daß Sie darin sitzen können und noch Raum frei bleibt. Füllen Sie die eine halb mit heißem – nicht kochendem –, die andere mit kaltem Wasser, je kälter desto besser. Dann brauchen Sie noch zwei weitere Wannen für kaltes und warmes Wasser, denn während Sie bis zum Nabel im warmen Wasser sitzen, sollten Ihre Füße in kaltem Wasser sein, und umgekehrt.

Wenn Sie nicht genügend passende Behältnisse für diese Prozedur auftreiben können, lassen Sie heißes Wasser in die Badewanne laufen und stellen eine Schüssel mit kaltem Wasser für Ihre Füße hinein. Nach der vorgeschriebenen Zeit steigen Sie aus der Wanne, lassen das warme Wasser ab- und statt dessen kaltes Wasser einlaufen. Für die Füße stellen Sie nun eine Schüssel mit heißem Wasser hinein. Durch die Wartezeit zwischen heißem und kaltem Bad ist die Wirkung allerdings nicht ganz so groß, wie sie sein sollte.

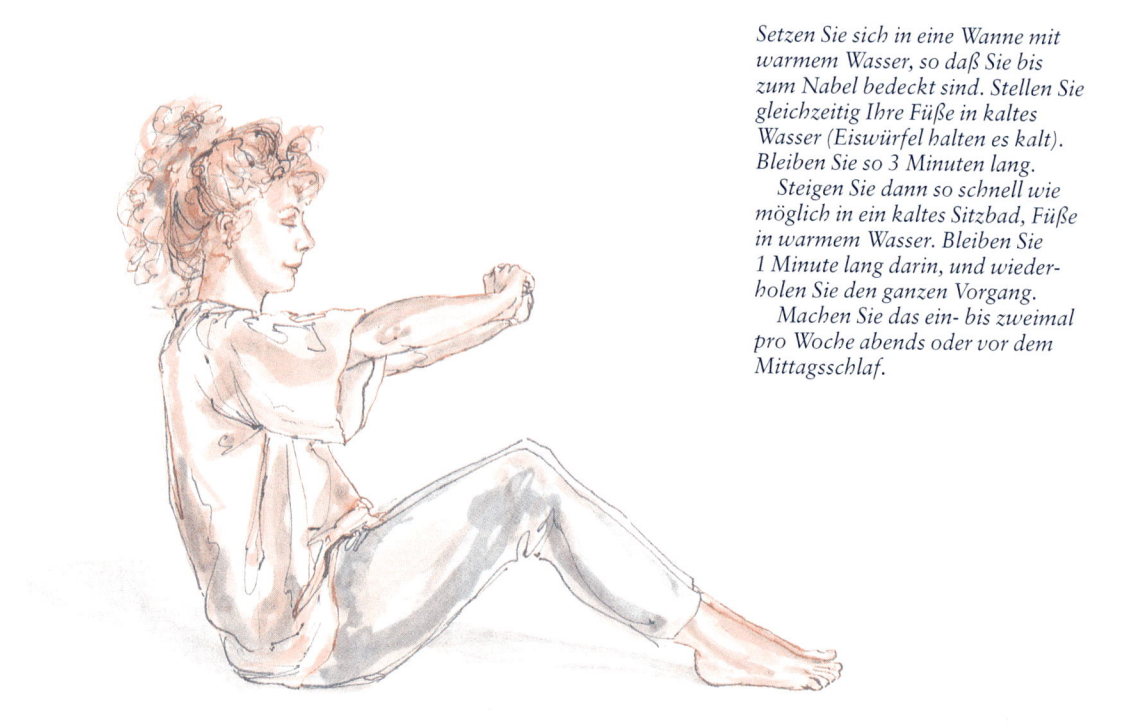

Setzen Sie sich in eine Wanne mit warmem Wasser, so daß Sie bis zum Nabel bedeckt sind. Stellen Sie gleichzeitig Ihre Füße in kaltes Wasser (Eiswürfel halten es kalt). Bleiben Sie so 3 Minuten lang.

Steigen Sie dann so schnell wie möglich in ein kaltes Sitzbad, Füße in warmem Wasser. Bleiben Sie 1 Minute lang darin, und wiederholen Sie den ganzen Vorgang.

Machen Sie das ein- bis zweimal pro Woche abends oder vor dem Mittagsschlaf.

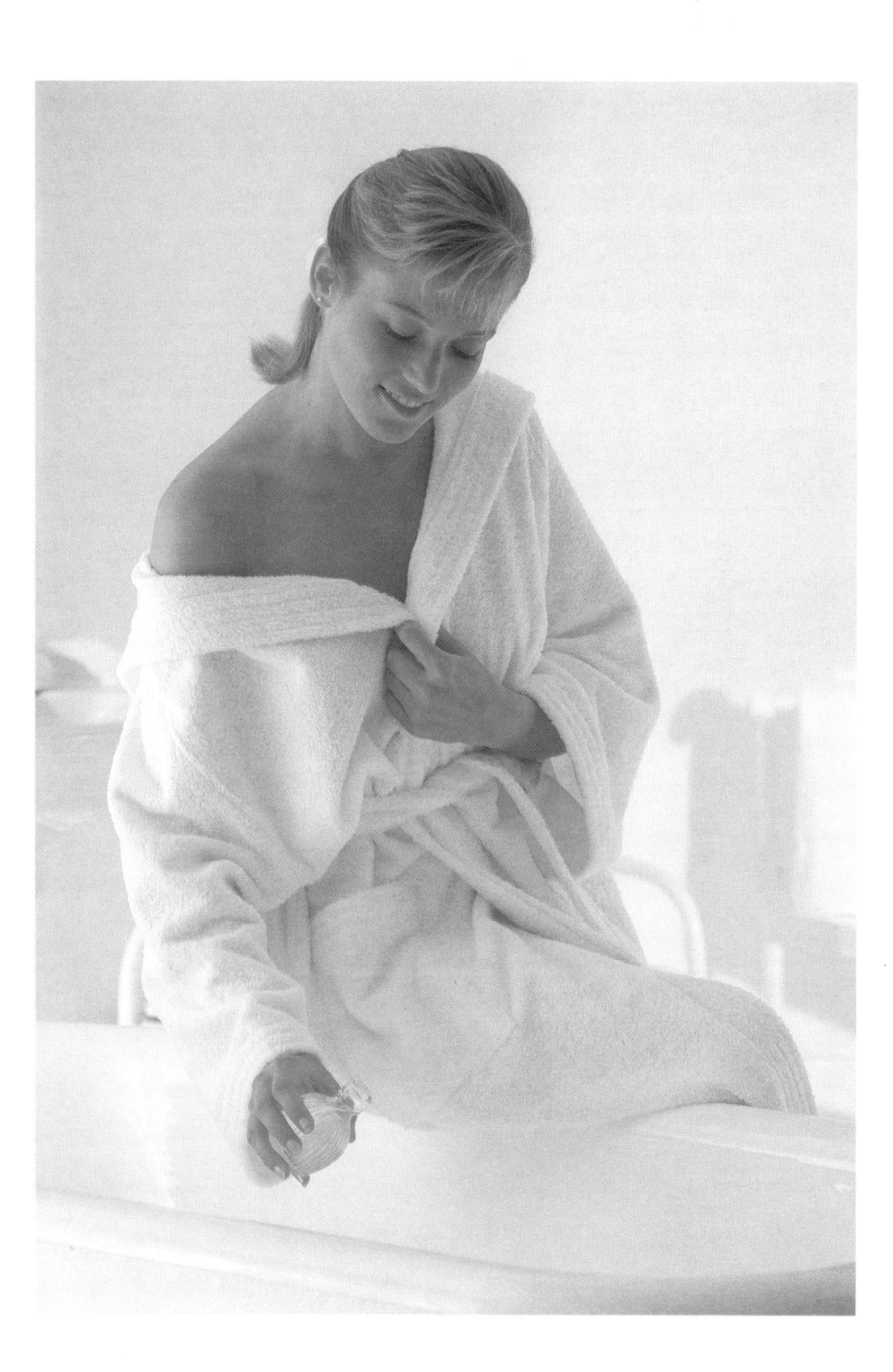

Packungen, Saunen und Salzbäder

Packungen und Saunen regen das Schwitzen an und damit die Ausscheidung von giftigen Abfallstoffen über die Haut. Saunen benutzen dazu trockene Hitze und können während der Entgiftung ein- oder zweimal pro Woche angewendet werden. Ganz abgesehen von den Vorteilen, die die verstärkte Entgiftung bringt, wirkt Sauna auf die meisten Menschen sehr entspannend. Trotzdem eine Warnung: Ihr Körper muß mit Temperaturen zwischen 75 und 100 °C fertig werden. Diese physiologische Belastung sollte man nur auf sich nehmen, wenn man gesund ist.

Salzbäder sind ebenfalls hochwirksame Schweißtreiber. Folgen Sie den Anweisungen auf Seite 67. Experimentieren Sie damit und mit Packungen und Saunen, um herauszufinden, was Sie am stärksten zum Schwitzen bringt, ohne Sie zu ermüden. Müdigkeit ist eine häufige Folge dieser Art von Entgiftung, verschwindet aber, wenn man die darauf folgende Nacht gut schläft.

Die Ganzkörperpackung ist eine etwas erweiterte Version der Rumpfpackung, die auf Seite 67 beschrieben wird. Sie hat zwei große Vorteile: Die Verfärbung des benutzten Lakens ist der Beweis für die bemerkenswerte Wirksamkeit der Methode. Und Sie können, wenn Sie einmal in der Packung liegen, ruhig einschlafen – was Sie in der Sauna oder im Bad lieber nicht tun sollten.

ACHTUNG: Wenn Ihnen nach 10 Minuten noch kalt ist, ist entweder das Laken zu naß oder die isolierende Decke nicht fest genug um Ihren Körper gewickelt. Befreien Sie sich von der Packung und versuchen Sie es an einem anderen Tag noch einmal.

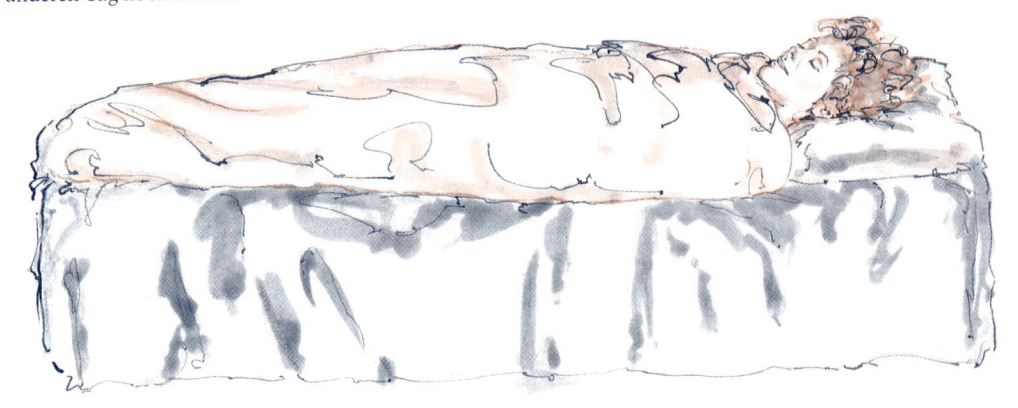

Ganzkörperpackung
Tauchen Sie ein Baumwollaken in kaltes Wasser und wringen Sie es aus, so daß es noch leicht feucht ist. Breiten Sie es auf einer Decke aus, und legen Sie sich darauf. Lassen Sie sich von jemandem in Laken und Decke einwickeln und beides sorgfältig um sich herum feststekken. Lassen Sie sich zwei oder drei Wärmflaschen in die Decke legen, eine an die Füße, eine etwa in Taillenhöhe und eine oberhalb davon. Innerhalb von 10 Minuten sollten Sie stark zu schwitzen beginnen, und in einer halben Stunde werden Sie wahrscheinlich schlafen.

Vier Stunden sind das mindeste für eine Ganzkörperpackung. Dann werden die Wärmflaschen zusammen mit Ihrer Körperwärme das Laken praktisch getrocknet haben. Es enthält nun stark saure Abfallstoffe; waschen Sie es daher gut, bevor Sie es wieder verwenden.

Gesichtsdampfbad

Wenn Sie mit der Entgiftung beginnen und Ihr Körper die Haut als Ausscheidungsorgan für Abfallstoffe benutzt, werden sich wahrscheinlich Flecken oder Pickel im Gesicht bilden. Ein Gesichtsdampfbad (siehe unten) fördert die Entgiftung und unterstützt die gründliche Reinigung der Poren.

Eine der bemerkenswertesten Eigenschaften des Wassers ist, daß jedes in Dampf verwandelte Gramm Wasser 540 Kalorien Hitze speichert. Diese Hitze wird freigesetzt, wenn der Dampf kondensiert. Wenn Sie daher Ihr Gesicht über ein Dampfbad halten, öffnet die durch die Kondensation auf der Haut erzeugte Wärme die Poren und entfernt Schmutzteilchen und giftige Abfallstoffe. Sie brauchen dazu nur kochendes Wasser, eine Schüssel und ein Handtuch.

Ein oder zwei Tropfen Kräuterextrakt (siehe unten) in der Schüssel, in die Sie das kochende Wasser hineingießen, sorgen für ätherische Öle im Dampf. In weniger konzentrierter Form erhält man sie, wenn man einige Gramm der getrockneten Kräuter in Wasser kocht.

Gießen Sie kochendes Wasser in eine Schüssel, und hängen Sie sich ein Handtuch über den Kopf, um den Dampf zu halten. Bleiben Sie bis zu 10 Minuten unter dem Handtuch, und füllen Sie kochendes Wasser nach, wenn der Dampf sich verzieht. Waschen Sie Ihr Gesicht anschließend gut mit einer alkalischen Seife (siehe S. 127), und tupfen Sie etwas verdünnten Obstessig auf.

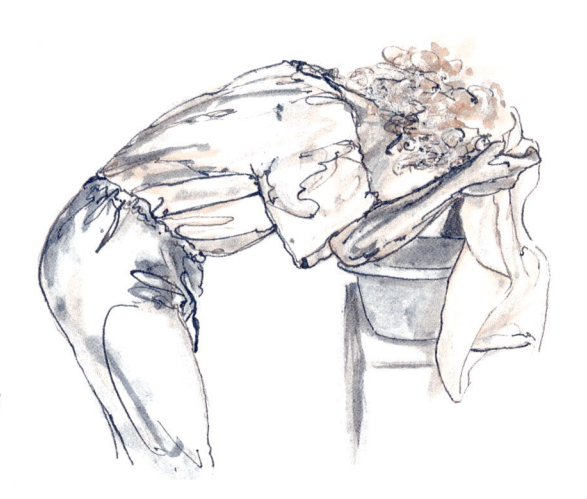

Kräuter und Öle

Extrakte aus Lindenblüten, Rosmarin oder Kamille sind ausgezeichnete Reinigungsmittel. Setzen Sie einige davon dem Dampfbad zu. Minze, Lorbeer und Rosmarin geben der Gesichtshaut die Elastizität wieder, wenn die Unreinheiten verschwunden sind.

Tonerde

Tonerde (Bentonit) erhält man in Apotheken. Man stellt eine Paste her und trägt sie auf die noch feuchte Gesichtshaut auf, läßt sie antrocknen und wäscht sie einige Stunden später ab. Sie hat dann eine große Menge giftiger Abfallstoffe aufgenommen und damit beseitigt.

Wie oft?

Probieren Sie diese Methoden aus, um herauszufinden, welche Ihnen am meisten zusagt. Wenden Sie sie dann mehrmals pro Woche an, um die Haut in der aktiven Entgiftungsphase reinzuhalten.

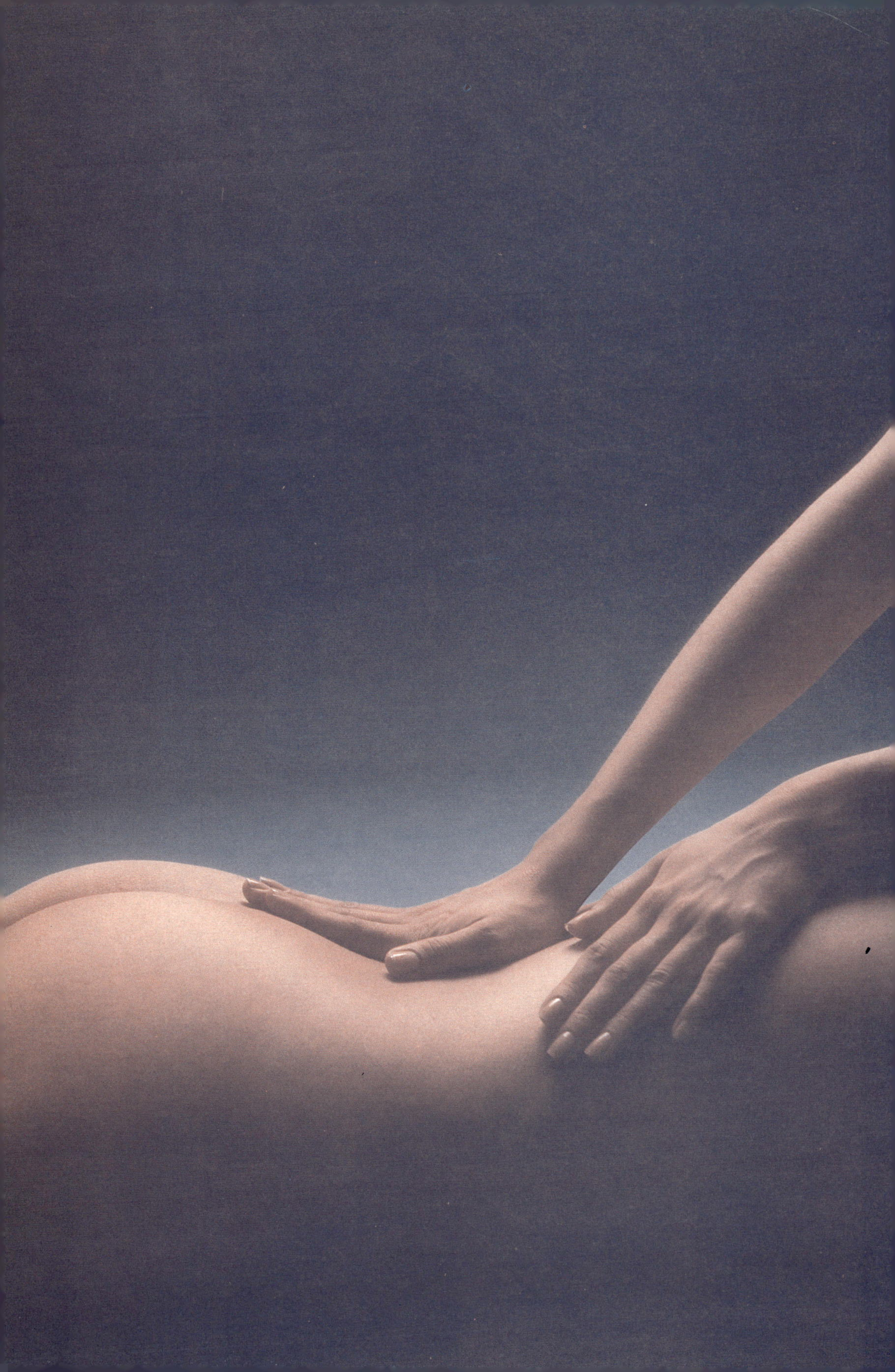

Massage

Massage ist eine wunderbare Methode, um Spannungen zu lösen und Blutzirkulation und Abfluß der Lymphflüssigkeit auf mechanischem Weg anzuregen.

Von allen Behandlungsmethoden kann kaum eine so sicher und einfach Spannungen abbauen wie die Massage. Um entspannend zu wirken, müssen die Massagegriffe zielstrebig, fürsorglich, bedacht und sanft sein und von jemandem ausgeführt werden, der sowohl die Geduld aufbringt als auch die Absicht hat, dieses Ergebnis zu erreichen. Bei einer guten Massage findet die Entspannung sowohl auf physischer als auch auf emotionaler Ebene statt, und beide sind eng miteinander verbunden. Die Muskeln entspannen sich, die Blutzirkulation wird angeregt, die Entwässerung verbessert sich, Spannungen verschwinden, und all diese Veränderungen unterstützen den Entgiftungsprozeß.

In der Massage findet zwischen den Händen des Gebenden und dem Körper des Empfangenden ein intensiver körperlicher Austausch statt. Daher ist die Absicht des Gebenden von großer Bedeutung. Er sollte den Wunsch haben, zu helfen, zu lindern und zu erleichtern. Solche Gefühle bringt uns wohl am ehesten ein geliebter Mensch oder ein guter Freund entgegen.

Wenn eine Massage nicht nur mechanisch gegeben wird, entsteht zwischen Gebendem und Empfänger eine tiefe Beziehung, die eine wichtige emotionale Erfahrung sein kann. Über die Hände des Gebenden scheint ein Energieaustausch stattzufinden, der von dessen helfender, fürsorglicher und zugeneigter Haltung abhängig ist.

Vor allem in den frühen Stadien eines Entgiftungsprogramms sind entspannende Massagen hilfreich, besonders wenn nach dem Absetzen von Genußgiften wie Koffein, Tabak und Alkohol Entzugserscheinungen auftreten. Sie können Massagen anwenden, so oft Sie mögen, der Häufigkeit sind keine Grenzen gesetzt.

Die Methoden der Lymphdrainage, die in diesem Kapitel ebenfalls vorgestellt werden, erfordern sehr langsame, kurze und sanfte Griffe. Sie werden angewandt, um den Lymphfluß günstig zu beeinflussen und ihn beim Transport giftiger Abfallstoffe durch ein Netz unter der Haut liegender Kanälchen zu unterstützen. Sowohl die oberflächliche als auch die tiefe Lymphdrainage sind nützlich. Sie erfordern unterschiedlich starken Druck. Diese Massagetechnik ist in den ersten Entgiftungsstadien sehr hilfreich, dient allerdings mehr dem Abfluß der Lymphe als der Entspannung.

Eine weitere Massagetechnik arbeitet mit Druck, um schmerzhafte Trigger points zu beruhigen. Wenn in einem Bereich Ihres Körpers Schmerzen auftreten, die bei Druck nicht stärker werden, wird das Schmerzgefühl wahrscheinlich von einer anderen Stelle in diesen Bereich übertragen. Den schmerzenden Bereich nennt man Zielbereich und die eigentliche Quelle des Schmerzes Trigger point (deutsch etwa: Auslöser). Behandlung und Selbstbehandlung sind einfach, folgen Sie den Anweisungen auf den nächsten Seiten. Und denken Sie daran: Massage darf wohl ein angenehmes Ziehen hervorrufen, aber sie sollte nie schmerzhaft sein.

Grundlagen der Massage

Entspannungsmassage Die einfachen streichenden und wringenden Griffe auf Seite 71 und 72 bilden die Grundlage der Entspannungsmassage. Wenn Sie streichende Griffe anwenden, versuchen Sie, ein langsames, rhythmisches Muster aufzubauen, indem Sie manchmal mit beiden Händen in die gleiche und manchmal in die gegenläufige Richtung streichen. Wenn Sie den Rücken massieren, indem Sie langsam und rhythmisch mäßigen Druck auf die Muskeln ausüben, die Griffe mehrere Male wiederholen und die Hände kreisen, gleiten, streichen, heben und wringen lassen, können Sie fühlen, wie die Muskeln ihre Spannung verlieren.

Ähnliche Massagemuster lassen sich auf Beine, Unterbauch (Vorsicht!), Brust und Arme anwenden. Wenn Sie die Arme oder Beine massieren, sollten Sie von Händen oder Füßen aus zum Herzen hin massieren und so die Körperflüssigkeiten in die gleiche Richtung bewegen, in der das Blut zurückfließt.

Wenn Sie mit den streichenden und wringenden Griffen fertig sind, wenden Sie eine Reihe leichter, »federnder« Griffe an, bei denen Sie mit den Fingerspitzen sanft über die Haut streichen. Das hat beruhigende und entspannende Wirkung.

Lymphdrainage Wenn sich an bestimmten Stellen Flüssigkeit angesammelt hat, streichen Sie ganz leicht (mit etwa 100 Gramm Druck) mit Hand oder Daumen darüber, und zwar in Richtung Herz. Die Griffe sollten sehr langsam sein (etwa sieben pro Minute) und jeweils fünf bis zehn Zentimeter lang. Nach einigen Minuten kommt die unter der Oberfläche gestaute Lymphflüssigkeit wieder in Fluß.

Wenn Lymphe in tieferen Schichten bewegt werden soll, hilft stärkerer Druck, der mit den gleichen, langsamen Bewegungen zum Zentrum des Muskels hin ausgeübt wird.

Auch mit der folgenden Methode können Sie den Lymphfluß fördern: Atmen Sie tief und langsam ein, und ballen Sie die Fäuste. Beim Ausatmen die Fäuste entspannen.

Trigger points Während Sie sich selbst oder Ihren Partner massieren, finden Sie vielleicht linsengroße, empfindliche Knötchen, die, wenn man sie drückt, Schmerzen in anderen Bereichen des Körpers verursachen. Wie Sie diese Trigger points behandeln können, wird auf Seite 181 beschrieben.

Trigger points können nicht nur Schmerzen verursachen, sondern auch die normalen Funktionen im Zielbereich stören. So rufen sie Veränderungen der Hautoberfläche hervor, die Neigung zu trockener oder fettiger Haut kann verstärkt werden, und die Schweißdrüsen im Zielbereich können zuviel Schweiß absondern.

Trigger points
Die amerikanische Ärztin Janet Travell hat fast fünfzig Jahre lang über Trigger points geforscht und herausgefunden, daß vielen Frauen, die unter Hitzewallungen leiden, durch die Behandlung der Trigger points in der Schulter- und Nackengegend geholfen werden kann. Die Symptome werden schwächer oder klingen ganz ab.

VORSICHT: Üben Sie niemals Druck auf das Brustgewebe oder auf Knoten oder Schwellungen aus.
Bei Fieber sollten Sie außer der Lymphdrainage keine Massage anwenden.

Massagetechniken

Massage kann entweder anregen oder entspannen. Die Wirkung ist abhängig vom Druck und der Art der Griffe, die langsam und beruhigend oder schnell und energisch sein können. Wenden Sie unterschiedliche Griffe an, je nachdem, ob Sie den Kreislauf anregen, steife Glieder geschmeidig machen oder Verspannungen lösen wollen.

Ihnen stehen mehrere Griffe zur Verfügung. Sie können die Muskeln der Länge nach ausstreichen, sie anheben und wringen oder mit dem Handballen entwässern und dehnen. Sie können die Finger energisch auf den Muskelfasern entlangziehen, sie anheben und vibrieren lassen oder sie beruhigend streicheln. Griffe können kurz oder lang sein, kreisend, dehnend, schnell oder langsam. Dabei können Sie die ganze Hand, den Handballen, die Finger oder den Daumen einsetzen. Sie können die Hautoberfläche bearbeiten, die Muskeln oder das darunterliegende Bindegewebe. Und Sie können zwischen den Techniken wechseln und sie miteinander kombinieren. Vertrauen Sie Ihrer Intuition. Denken Sie aber daran, daß Massage nicht schmerzhaft sein sollte – außer bei der Arbeit an Trigger points, wo ein leichter Schmerz unvermeidlich ist.

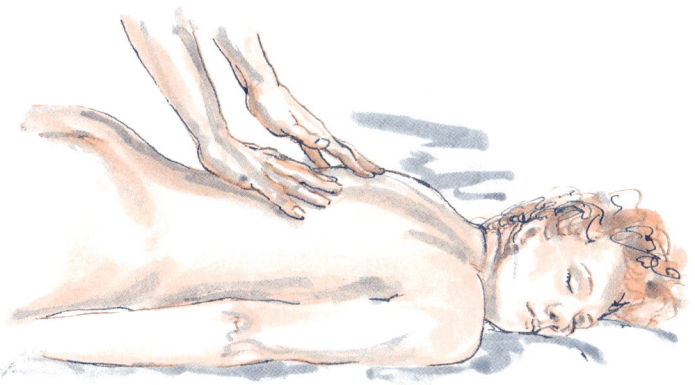

Verwenden Sie beim Massieren Öl oder Lotion, damit keine Reibung auf der Haut entsteht. Viele Öle enthalten inzwischen ätherische Substanzen, wie man sie auch in der Aromatherapie verwendet. Sie verstärken die entspannende Wirkung. Nehmen Sie nicht zuviel Öl, denn dann rutschen Ihre Hände ab, und Sie verlieren die Kontrolle über Ihre Griffe. Nehmen Sie aber auch nicht zuwenig, damit Sie die Haut nicht reizen und nicht an den feinen Härchen ziehen.

Kneten und Wringen: *Umfassen Sie mit der ganzen Hand Muskelgewebe, heben Sie es leicht an, und drücken Sie es. Während Sie mit der einen Hand den Griff lockern, ergreift die andere den nächsten Abschnitt des Muskels. Führen Sie die Bewegungen rhythmisch durch, so als ob Sie Teig kneten würden.*

Zum Wringen halten Sie die Hände in der gleichen Stellung. Beide Hände ergreifen gleichzeitig den Muskel und verdrehen ihn leicht. Alternativ können Sie auch eine Hand zu sich hinziehen und die andere von sich fortschieben und so den Muskel zwischen den Händen dehnen.

Machen Sie diese Bewegungen immer langsam, und fügen Sie Ihrem Partner keine Schmerzen zu.

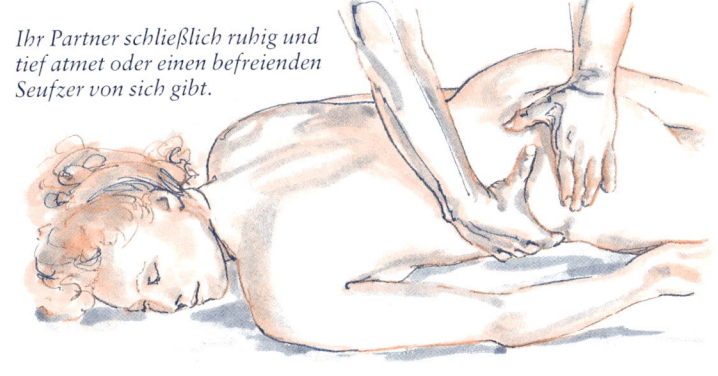

Federn: *Wenden Sie nach jeder Massage in dem Bereich, den Sie bearbeitet haben, »federnde« Griffe an. Ziehen Sie mit völlig entspannten Händen die Fingerspitzen in langen Strichen über die Haut zu sich hin. Wechseln Sie dabei die Hände: Wenn ein Griff endet, beginnt der nächste. Die Fingerspitzen berühren nur leicht die Haut. Die Bewegungen sollen sehr langsam sein. Wiederholen Sie sie, so oft Sie wollen. Ideal ist es, wenn Ihr Partner schließlich ruhig und tief atmet oder einen befreienden Seufzer von sich gibt.*

Entspannungsmassage

Sie brauchen dazu einen warmen, ruhigen Raum, eine gute, feste Unterlage und vor allem viel Zeit. Nach der Massage sollten Sie ausreichend Zeit einplanen, um langsam wieder in die Realität zurückzukehren und die Entspannung zu genießen. Vielleicht möchten Sie auch schlafen.

Wenn Sie auf dem Bauch liegen, sollten Sie sich ein Kissen unter den Unterbauch legen, damit der untere Rücken nicht durchhängt, und ein kleines Polster unter die Fußknöchel. In der Rückenlage ist es am besten, die Beine aufzustellen oder die Knie durch ein Kissen zu stützen.

Der Massierende muß überlegte, langsame, rhythmische, fließende Griffe anwenden, die ineinander übergehen. Vermeiden Sie fahrige, mechanische Bewegungen.

Während der Massage sollten Sie zumindest mit einer Hand immer in Kontakt mit Ihrem Partner bleiben. Sie werden spüren, daß manche Bereiche des Körpers stärker verspannt sind als andere. Verwenden Sie darauf mehr Zeit, achten Sie auf Zeichen der Entspannung. Ihre Intuition wird Ihnen sagen, wann es Zeit ist, zum nächsten Bereich überzugehen. Denken Sie daran, daß Ihre Berührungen Ihrem Partner ein intensives Erlebnis vermitteln.

Hier wird die Massage sowohl der Rück- als auch der Vorderseite beschrieben. Es genügt aber, während einer Sitzung nur eine Seite zu behandeln, außer Sie haben Lust und Zeit für beide.

Wenn Sie zum Beispiel bei der Massage die Rückseite der Beine behandelt haben, brauchen Sie das bei der Vorderseite nicht mehr zu tun.

Üben Sie keinen Druck auf die Brüste aus, und wenden Sie bei der Massage des Unterbauchs nur ganz wenig und leichten Druck an.

Ihr Partner liegt auf dem Bauch. Verwenden Sie einige Minuten darauf, eine warme Lotion oder ein Öl auf den Bereich aufzutragen, den Sie zuerst massieren wollen. Knien Sie am Kopfende, und verteilen Sie das Öl mit festen, langen und ruhigen Griffen vom Nacken bis hinunter zum Kreuz (soweit etwa werden Sie von Ihrer Position aus mit den Händen reichen). Entspannen Sie Ihre Hände, und passen Sie sie den Formen des Muskelgewebes an, das Sie berühren.

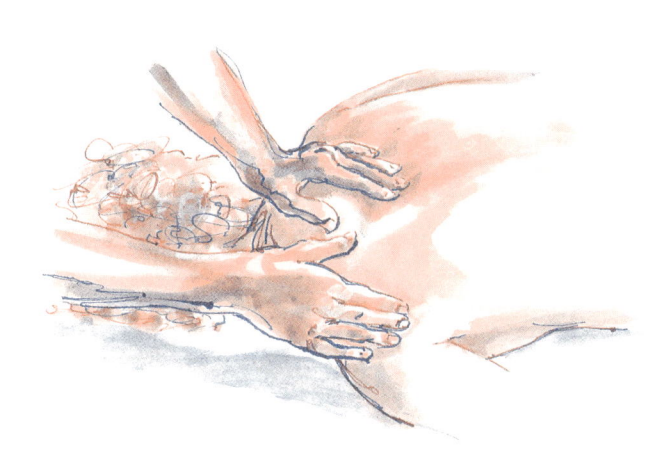

Erste Griffe

Streichen Sie mit beiden Händen am Rückgrat entlang den Rücken hinunter bis etwa zur Mitte, lassen Sie dort die Hände an den Rippen hinuntergleiten und in kreisender Bewegung wieder zum Halsansatz zurückkehren. Der nächste Griff sollte dem gleichen Weg folgen, aber etwas weiter vom Rückgrat entfernt. Für diese festen, streichenden Griffe nimmt man die ganzen Handflächen oder die Handballen, erfühlt damit die unterschiedlichen Grade der Verspannung und streicht und gleicht sie aus.

Kneten der Schulter

Heben und kneten Sie mit beiden Händen abwechselnd die Muskeln zwischen Schulter und Nacken. Dieser Bereich ist sehr empfindlich, wenden Sie daher nur ganz wenig Kraft an. An einigen Stellen werden Sie das Gewebe mit der ganzen Hand ergreifen, an anderen den Muskel nur zwischen Daumen und Zeigefinger drücken können. Arbeiten Sie mit dieser Technik auch auf dem Schulterblatt und um das Schulterblatt herum.

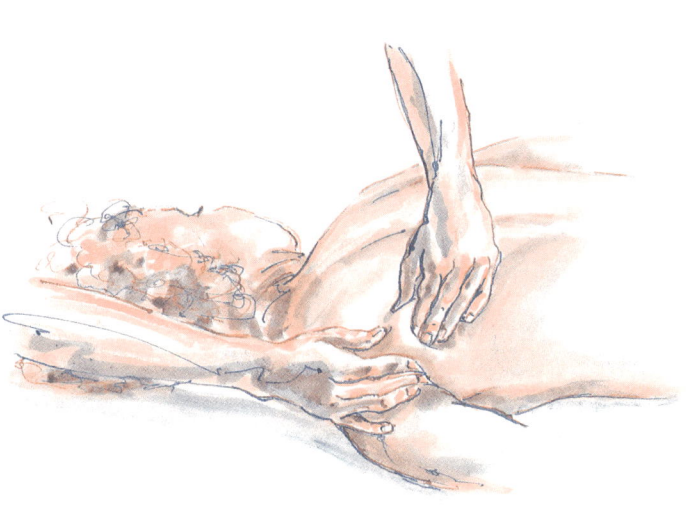

Tiefere Griffe

Nach den einleitenden streichenden, dehnenden und knetenden Griffen beginnen Sie, mit dem Daumen in der Tiefe der Muskeln nach angespannten, harten Bereichen zu suchen. Der für den Oberkörper wichtigste Teil befindet sich um den Nacken herum und in Richtung Schulterblätter. Wenden Sie diese suchenden, befreienden Griffe auch vom Rückgrat nach außen an, vom Halsansatz bis zur Mitte des Rückens hinunter. Wenn Sie dabei Trigger points finden, die in dieser Gegend häufig sind, lesen Sie auf Seite 170 nach.

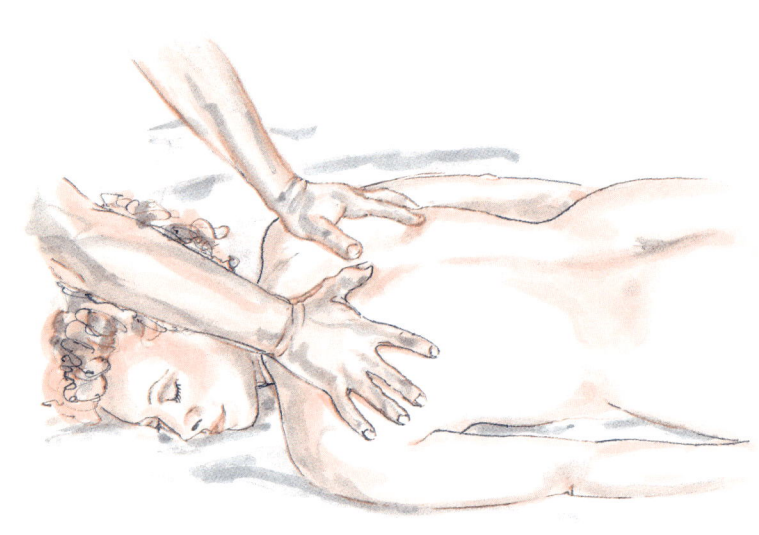

Von der Wirbelsäule nach außen
Streichen Sie nach den tiefen Daumengriffen wie zu Anfang über den ganzen Rücken, um den massierten Bereich zu beruhigen. Gehen Sie mit der ganzen Hand an der Wirbelsäule entlang und über die unteren Rippen nach außen, und beginnen Sie wieder am Halsansatz. Passen Sie die Hände den Körperformen an. Streichen Sie dann von der Wirbelsäule über die Schulterblätter nach außen und anschließend von der Wirbelsäule auf die Hüften zu. Massieren Sie dabei mit dem Handballen sanft über die Muskeln längs der Wirbelsäule und dehnen Sie sie, indem Sie sie vorsichtig von der Wirbelsäule fortschieben.

Wringen der unteren Rückenmuskeln
Begeben Sie sich jetzt an die Seite Ihres Partners, um mit beiden Händen mit einer Reihe von wringenden, hebenden, dehnenden Griffen die Muskeln des unteren Rückens massieren zu können. Behandeln Sie aus dieser Position heraus auch die großen Gesäßmuskeln. Tiefe, rhythmische Bewegungen sind für den Abbau von Spannungen in dieser wichtigen Körperregion sehr hilfreich.

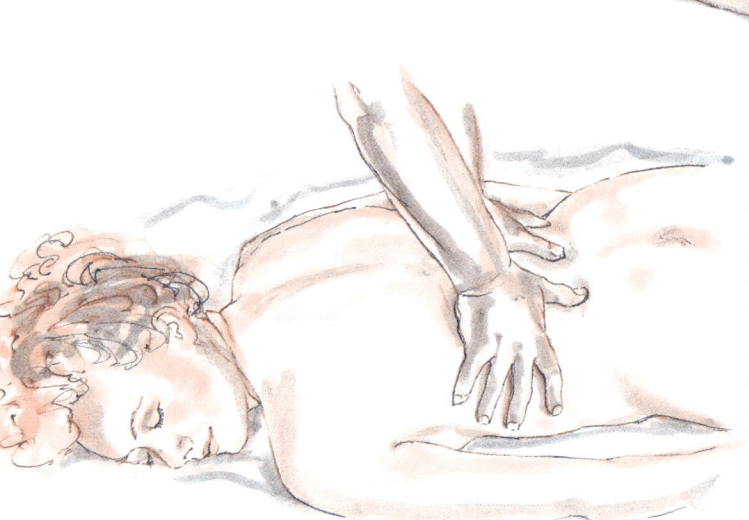

Taille
Lehnen Sie sich über Ihren Partner, und dehnen Sie auf ähnliche Weise mit der ganzen Hand die Muskeln des unteren Rückens. Streichen Sie dabei mit Druck an der Wirbelsäule entlang nach unten und über die großen Muskelgruppen nach außen und an den Seiten hinunter. Mit den Handballen bearbeiten Sie den oberen Bereich der Pobacken, der oft sehr empfindlich ist.

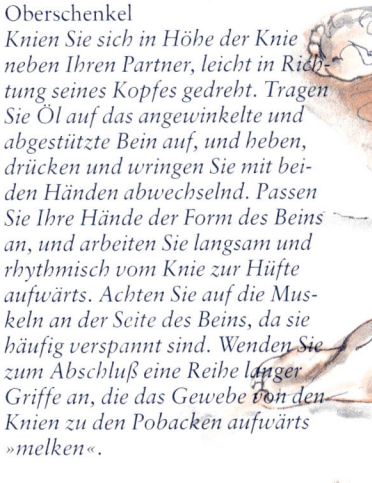

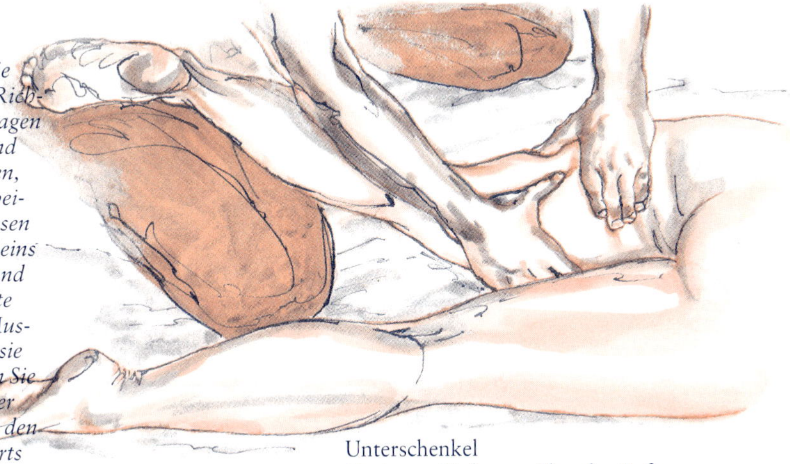

Oberschenkel
Knien Sie sich in Höhe der Knie neben Ihren Partner, leicht in Richtung seines Kopfes gedreht. Tragen Sie Öl auf das angewinkelte und abgestützte Bein auf, und heben, drücken und wringen Sie mit beiden Händen abwechselnd. Passen Sie Ihre Hände der Form des Beins an, und arbeiten Sie langsam und rhythmisch vom Knie zur Hüfte aufwärts. Achten Sie auf die Muskeln an der Seite des Beins, da sie häufig verspannt sind. Wenden Sie zum Abschluß eine Reihe langer Griffe an, die das Gewebe von den Knien zu den Pobacken aufwärts »melken«.

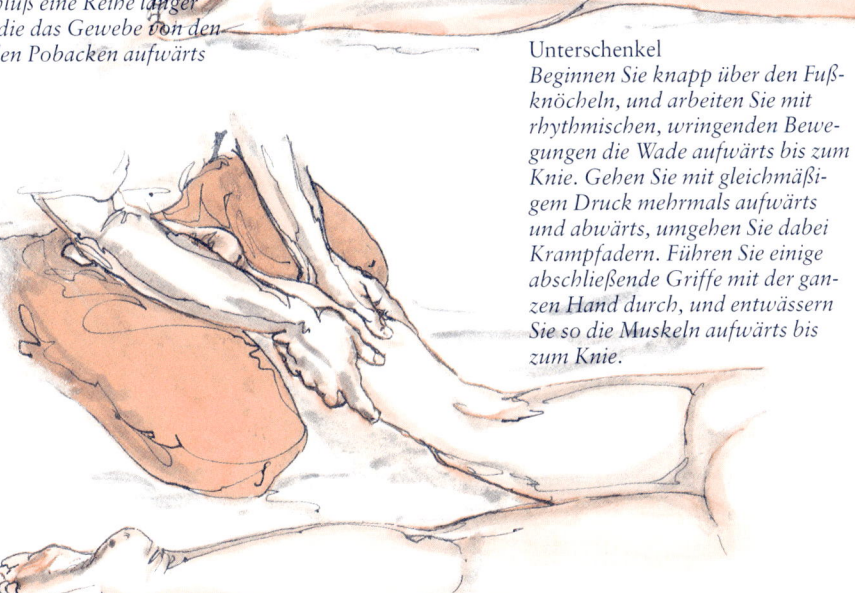

Unterschenkel
Beginnen Sie knapp über den Fußknöcheln, und arbeiten Sie mit rhythmischen, wringenden Bewegungen die Wade aufwärts bis zum Knie. Gehen Sie mit gleichmäßigem Druck mehrmals aufwärts und abwärts, umgehen Sie dabei Krampfadern. Führen Sie einige abschließende Griffe mit der ganzen Hand durch, und entwässern Sie so die Muskeln aufwärts bis zum Knie.

Fuß
Halten Sie den Fuß mit einer Hand, und bearbeiten Sie mit dem Daumen der anderen Hand vorsichtig die Fußsohle. Sie ist an einigen Stellen sehr empfindlich und häufig kitzelig. Der Kontakt muß daher langsam und stark sein, darf aber nicht schmerzen. Arbeiten Sie um die Fußknöchel herum und zwischen den Knochen in der Zehenregion. Am wichtigsten ist der Bereich unter dem Fußgewölbe. Dort können Sie mit sorgfältiger Daumen- und Fingerarbeit große Erleichterung schaffen.

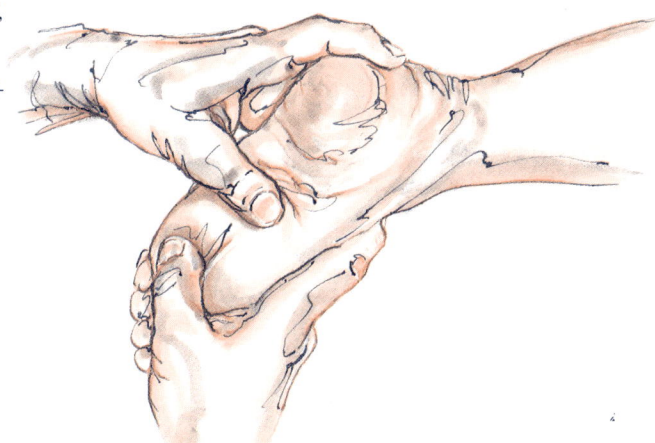

Gesicht
Üben Sie während der gesamten Gesichtsmassage gleichmäßigen Druck aus. Massieren Sie mit dem Daumen von der Mitte der Stirn nach außen, von den Augenbrauen bis zum Haaransatz und darüber hinaus. Streichen Sie leicht von den Augenbrauen aus über die Augen, dann über die Wangenknochen nach außen und weiter von Nase, Oberlippe, Mund und Kinn nach außen. Lockern Sie die Kiefermuskeln mit kreisenden Bewegungen. Streichen Sie zum Schluß mit den Handballen über Wangenknochen und Stirn und bis hinunter zum Hals. Entspannen Sie die Halsmuskulatur durch Anheben und Dehnen.

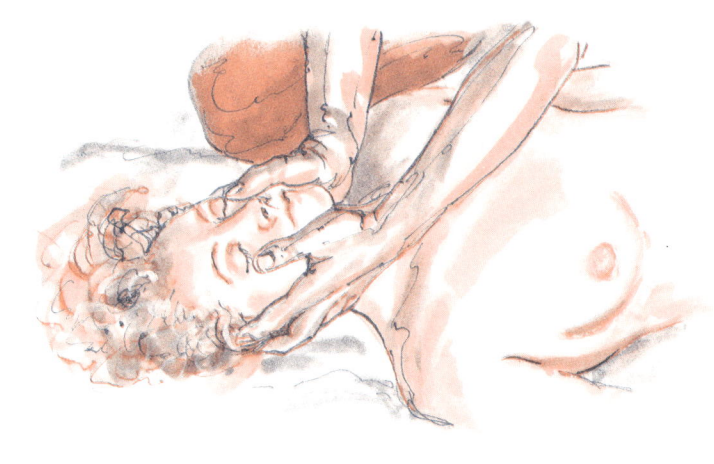

Schultern
Bearbeiten Sie die Schultermuskeln mit beiden Händen. Dieser Bereich ist empfindlich, und die Berührung mit Handballen oder ganzer Handfläche wirkt sanfter als die Massage mit den Daumen. Legen Sie eine Hand unter, die andere auf die Schulter, heben und dehnen Sie die Muskeln vorsichtig, und kneten Sie in einer Kreisbewegung nach und nach die ganze Schulterpartie.

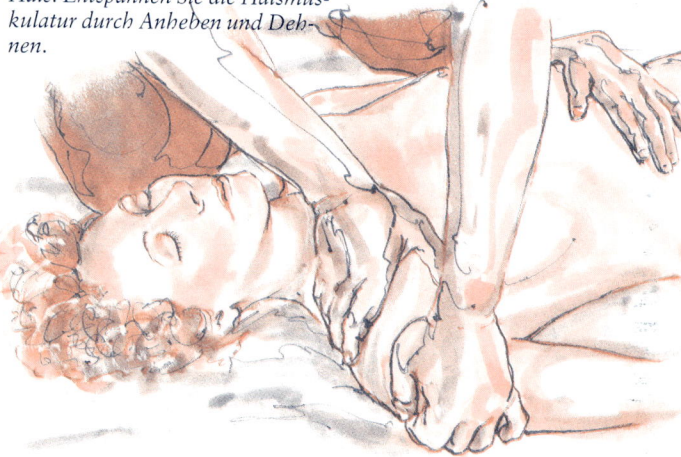

Arm
Nehmen Sie den Arm in den Schoß, und entwässern Sie ihn mit langen, langsamen, streichenden Griffen zur Schulter hin. Heben, wringen, kneten und dehnen Sie die Muskeln zwischen Hand und Schulter, sowohl der Länge nach als auch quer zum Muskelverlauf, wo immer Sie starke Spannung spüren (normalerweise in den Unterarmmuskeln). Bearbeiten Sie die Hand ebenso wie den Fuß, dabei ist die Handfläche am wichtigsten. Dehnen Sie mit den Daumen die Muskeln, die die Finger bewegen.

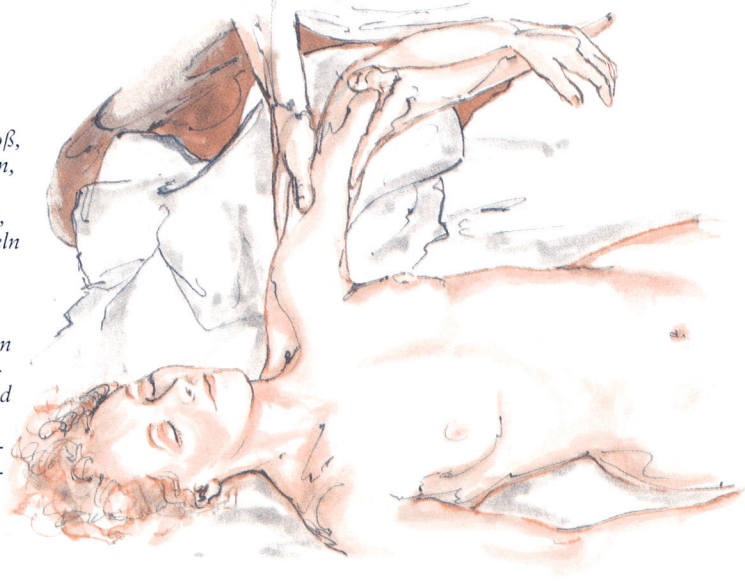

Brust
Diese Muskeln sind für die Atmung entscheidend und verdienen daher besondere Aufmerksamkeit. Lehnen Sie sich von Ihrer Position am Kopf aus über den Partner, und dehnen Sie die Muskeln entweder mit dem Handballen von der Mitte nach außen, oder heben und dehnen Sie sie mit den Fingern von den Seiten aufwärts bis zur Mitte. Vermeiden Sie bei einer Partnerin direkten Druck auf die Brüste. Heben und kneten Sie sanft die empfindlichen Muskeln, die vom Brustbein zur Schulter verlaufen. Wenden Sie zum Schluß eine Reihe langsamer, kreisender oder langer Griffe mit der ganzen Hand an, um die Muskeln, die Sie bearbeitet haben, zu beruhigen.

Unterbauch
Knien Sie sich an die Seite Ihres Partners, und lassen Sie beide Hände auf dem Unterbauch kreisen. Bei dieser Bewegung im Uhrzeigersinn ist jeweils eine Hand immer in Kontakt mit dem Partner, die andere hebt sich, wenn die Hände sich kreuzen. Arbeiten Sie langsam, und gehen Sie mit Handfläche oder -ballen allmählich tiefer. Der Druck hängt von der Empfindlichkeit Ihres Partners ab. In diesen Muskeln steckt oft emotionale Spannung; Seufzer und die Veränderung des Atemrhythmus sind Zeichen dafür, daß sie frei wird.

Zwerchfell
Üben Sie mit Fingern oder Handballen sanften, aber stetigen Druck auf das Zwerchfell aus, während Ihr Partner tief und langsam atmet. Verstärken Sie den Druck bei jedem Ausatmen leicht, und behalten Sie ihn beim Einatmen bei, und zwar etwa zehn Atemzüge lang. Das führt zur Entspannung dieses wichtigen Bereichs. Leichtes Unbehagen (kein Schmerz) ist dabei durchaus normal.

Oberschenkel
Nehmen Sie eine Position seitlich oder zwischen den Beinen des Partners ein, damit Sie das Bein einölen und gut erreichen können. Streichen Sie mit beiden Händen abwechselnd vom Knie aufwärts zur Hüfte, und entwässern Sie so das Gewebe. Kreisen, wringen und dehnen Sie mit Handfläche und Daumen von der Mitte des Beins nach außen. Wenn Sie mit den Daumen um die Kniescheibe und mit der ganzen Hand die wichtigen Muskeln um das Hüftgelenk herum bearbeitet haben, schließen Sie die Massage mit langen, langsamen Griffen, die den Oberschenkel dehnen, ab.

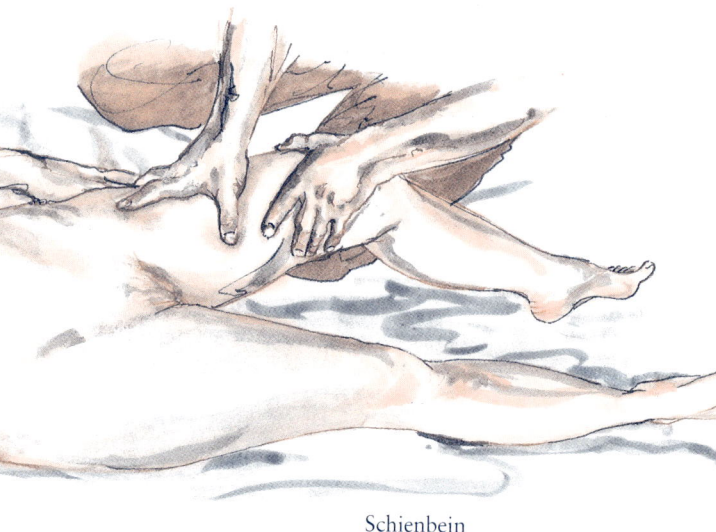

Schienbein
Die Muskeln des Schienbeins sind sehr empfindlich. Wenden Sie daher nur so viel Druck an, wie Ihr Partner ertragen kann. Streichen Sie mit festen, rhythmischen Griffen mit Daumen oder Handballen vom Fuß aufwärts zum Knie und auch quer über die Muskeln. Stützen Sie das Knie mit einem Kissen, um die Unterschenkelmuskeln zu entspannen. Beenden Sie die Massage mit beruhigenden, aufwärts streichenden Griffen.

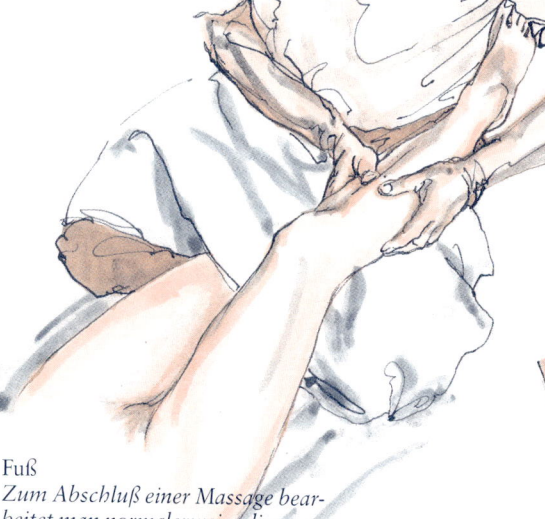

Fuß
Zum Abschluß einer Massage bearbeitet man normalerweise die Füße. Nehmen Sie den Fuß in die Hände, Finger unter und Handballen auf dem Fuß, und ziehen Sie mit rhythmischen, drückenden Bewegungen die Hände auseinander, um den Fuß zu dehnen. Arbeiten Sie mit den Daumen um die Knöchel herum, und dehnen Sie dann leicht die Zehen. Halten Sie zum Schluß die Ferse in einer Hand fest, und streichen Sie mit der anderen über die Vorderseite des Fußes aufwärts.

Lymphfluß

Lymphe ist eine klare Flüssigkeit, die in den Kanälen des Lymphsystems zirkuliert und Abfallstoffe transportiert. Diese Abfallstoffe werden in den Lymphknoten, die in langen Ketten und Trauben angeordnet sind, herausgefiltert. Die gereinigte Lymphe fließt durch die Lymphknoten und wird dann in speziellen Entwässerungskanälen gesammelt.

Wenn in den Lymphgefäßen Druck entsteht, wird die Lymphe durch wellenförmige Muskelkontraktionen (Peristaltik) weitergeleitet. Ist der Druck zu hoch, zum Beispiel wenn Sie Grippe haben oder erkältet sind und die Ansammlung der Lymphe in den geschwollenen Lymphknoten am Hals fühlbar ist, dann ist das Entwässerungssystem überlastet, und ein Stau ist die Folge. Dieser kann durch langsame, sanfte Massage, möglichst in Richtung des Lymphflusses, abgebaut werden.

Die mehr als 600 Lymphknoten im Körper (über 150 allein in der Nackengegend) dienen sowohl als Filter als auch als Produktionsstätten für die Lymphozyten. Das sind Zellen, die den Körper gegen eindringende Organismen schützen. In den Lymphknoten wird die Lymphe von Giften und Eindringlingen gereinigt, bevor sie durch die größeren Lymphgefäße wieder in die Blutbahn gelangt.

Die Lymphgefäße stellen das Entwässerungssystem des Körpers dar. Sie sind unabhängig vom Blutkreislauf, aber mit ihm verbunden.

Lymphe fließt durch winzige Kanäle, die mit größeren Leitungen verbunden sind, die zu den Lymphknoten führen. Dort wird sie gereinigt, und Antikörper gegen Eindringlinge werden gebildet. Nach der Reinigung fließt die Lymphe wieder in die Blutbahn.

Je größer Ihre Vergiftung ist und je weniger Bewegung Sie haben, desto eher kommt der Lymphfluß ins Stocken, da sein Fließen vom mechanischen Pumpen der Muskeln und der Atemaktivität abhängt. Jede Tätigkeit, die Atmung und Bewegung fördert, unterstützt auch den Abfluß der Lymphe. Dehnungs-, Atem- und Aerobicübungen helfen ebenso wie Massage. Für die tieferliegenden Lymphgefäße bearbeitet man den Muskel von den Enden zur Mitte hin. Für die Entwässerung der Oberfläche massiert man auf den nächstgelegenen großen Lymphknoten zu (siehe Zeichnung).

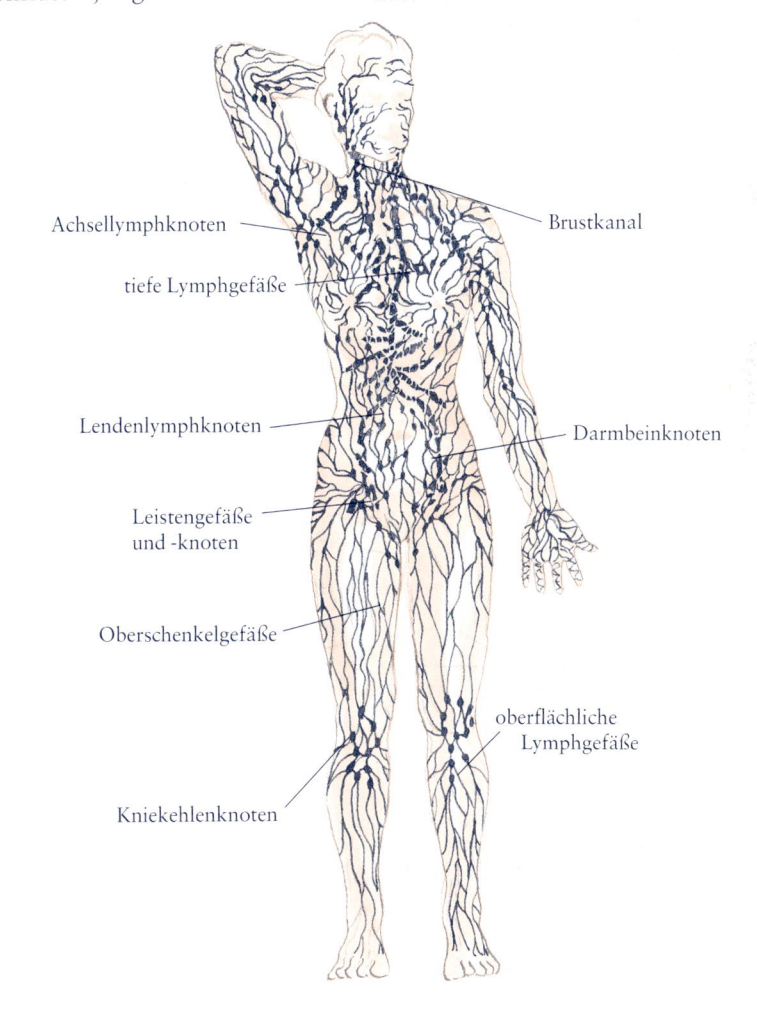

- Achsellymphknoten
- Brustkanal
- tiefe Lymphgefäße
- Lendenlymphknoten
- Darmbeinknoten
- Leistengefäße und -knoten
- Oberschenkelgefäße
- oberflächliche Lymphgefäße
- Kniekehlenknoten

Wenn man die Massage zu schnell oder zu stark ausführt, wird das System überfordert; massieren Sie daher langsam und sanft.

Die Pfeile zeigen an, in welche Richtung die Lymphe fließt, während sie den Körper von Schadstoffen und Bakterien befreit. Lange, streichende Griffe (siehe S. 170) in Pfeilrichtung unterstützen die Entwässerung ebenso wie tiefe Atmung und Bewegung.

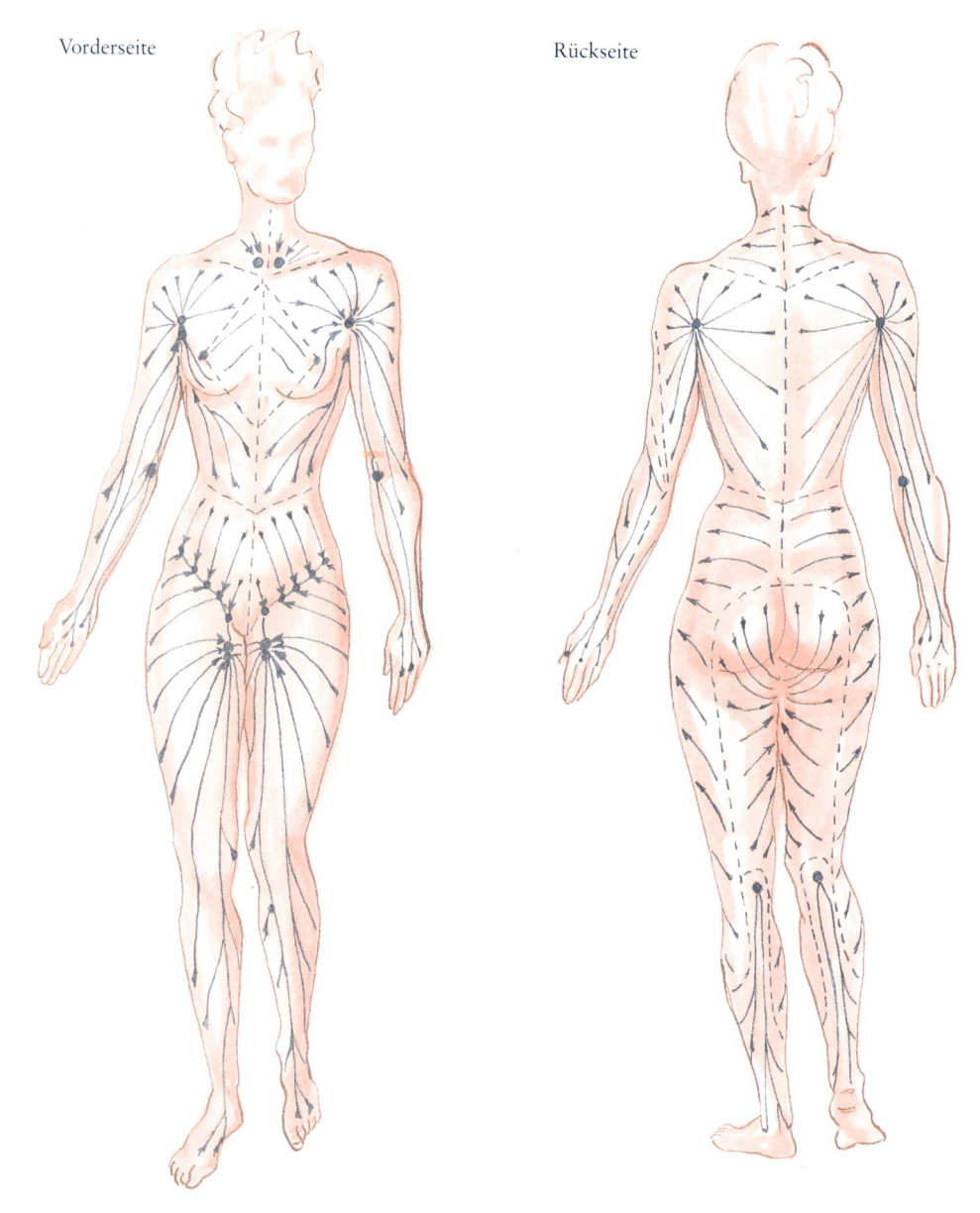

Vorderseite   Rückseite

Trigger points

Empfindliche Bereiche in einem Muskel können in weiter entfernt liegenden Geweben Schmerzen und Probleme verursachen. Man bezeichnet diese Stellen als Trigger points (deutsch etwa: Auslöser). Wenn Sie bei der Massage empfindliche Stellen entdecken und diese auf Druck Schmerz oder Unbehagen in einem weiter entfernten Zielbereich auslösen, üben Sie gerade so viel Druck aus, daß die übertragenen Symptome entstehen. Nach etwa einer Minute dehnen Sie vorsichtig den Muskel, in dem der Trigger point liegt.

In manchen Bereichen, wie im Nacken, sollten Sie keinen direkten Druck ausüben. Behandeln Sie statt dessen den Trigger point. Diesen Bereichen ist Aufmerksamkeit zu schenken, weil man sich nicht richtig entspannen kann, solange sie nicht aufgelöst sind. Körperliche Entspannung aber ist Voraussetzung für geistige Entspannung, und für die Entgiftung ist beides wichtig.

HINWEIS: Nicht alle empfindlichen Stellen strahlen in andere Bereiche aus – nur Trigger points.

Drücken
Drücken Sie den empfindlichen Punkt so lange mit Daumen- oder Fingerspitze, bis in einem weiter entfernten Bereich Schmerz entsteht. Drücken Sie eine Minute lang, und dehnen Sie anschließend den Muskel.

Kneifen
Nehmen Sie einen Bereich, in dem eine empfindliche Stelle liegt (Nakken-, Schulterbereich), zwischen Daumen und Zeigefinger und drücken Sie, bis (a) an dieser Stelle Unbehagen entsteht und (b) Ihr Partner an einer anderen Stelle (Kopf oder Hand) etwas spürt. Drücken Sie eine Minute lang, und dehnen Sie anschließend den Muskel.

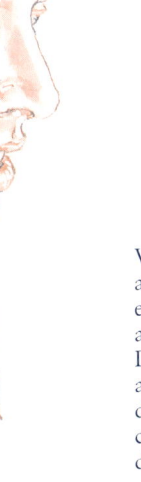

VORSICHT: Üben Sie nie Druck auf Knoten oder Schwellungen aus, ebenso nicht auf Brust, Krampfadern oder Hautverletzungen. Drücken Sie nie so stark, daß mehr als ein im Hintergrund auftretender Schmerz entsteht, und verursachen Sie niemals blaue Flecken durch Ihren Druck.

Reinigung

Klistier Ein Klistier entfernt giftige Abfallstoffe aus dem Darm. Das ist besonders während des Fastens wichtig, selbst wenn Ihre Verdauung normal ist. Sie können entweder eine Klistierspritze (aus der Apotheke) verwenden oder einen Einlauf machen.

Klistierspritze: Legen Sie sich mit angezogenen Knien auf die rechte Seite auf ein dickes Handtuch. Versehen Sie die Spitze des Applikators mit einer Creme oder einem Gel, und führen Sie sie langsam in den Dickdarm ein. Das Wasser in der Spritze soll Körpertemperatur haben. Drücken Sie im Lauf von mehreren Minuten etwa einen Viertelliter in den Darm. Wenn es zu schnell geht, kann ein krampfartiges Gefühl auftreten. Massieren Sie sanft den Unterbauch, wenn Sie das Gefühl von Gasdruck haben. Legen Sie sich auch auf die linke Seite. Versuchen Sie, das Wasser mindestens fünf Minuten lang zu halten, bevor Sie sich auf der Toilette entleeren.

Einlauf: Hängen Sie den Beutel mit warmem Wasser etwa 60 Zentimeter oberhalb Ihrer Liegefläche auf, legen Sie sich auf die rechte Seite, und führen Sie den Applikator ein. Öffnen Sie die Klemme am Schlauch, so daß das Wasser langsam in den Darm fließt. Wenn Sie Unbehagen verspüren, klemmen Sie den Schlauch ab und massieren den Unterbauch. Lassen Sie dann das Wasser wieder fließen, bis Sie etwa einen Viertelliter aufgenommen haben. Gehen Sie nach etwa fünf Minuten zur Toilette.

Kaffeeklistier Dieses Klistier regt die Leber an, sich von Giftstoffen zu befreien. Kochen Sie drei Eßlöffel gemahlenen Kaffee (keinen Pulverkaffee) drei Minuten lang in einem Viertelliter Wasser, und lassen Sie die Flüssigkeit dann eine Viertelstunde lang stehen. Verwenden Sie davon einen Viertelliter (Körpertemperatur) als Klistier, wie oben. Sie können dieses Klistier immer anwenden, wenn Sie Übelkeit oder allgemeine Müdigkeit und Lethargie verspüren.

Acidophilusklistier Wenn Sie Probleme mit Candida haben (S. 38), lösen Sie einen gehäuften Teelöffel Acidophiluspulver in einem Viertelliter Wasser auf und verwenden es als Klistier, wie oben beschrieben. Halten Sie die Flüssigkeit möglichst eine Viertelstunde lang, bevor Sie sich entleeren. Dieses Klistier dient nicht der Darmreinigung, sondern soll helfen, den Darm wieder mit nützlichen Bakterien zu besiedeln, die eingedrungene Sproßpilze (Hefe) wie Candida zerstören.

Hilfen beim Entzug

Viele unserer ungesunden Gewohnheiten – Verzehr von zucker- oder stärkehaltigen Nahrungsmitteln, Rauchen, Trinken, Drogenkonsum – werden deshalb aufrechterhalten, weil durch die Zucker-Adrenalin-Wechselwirkung der Wunsch nach Wiederholung geweckt wird. Es ist daher sinnvoll, dieses Muster zu durchbrechen.

■ **Zucker**
Der Hunger auf Süßes hängt wahrscheinlich mit einem niedrigen Blutzuckerspiegel und/oder einer Schwächung der Nebennieren, bedingt durch Streß und Stimulanzien, zusammen.

Das Verlangen nach Zucker (und Alkohol) wird in neun von zehn Fällen durch die tägliche Einnahme von zwei Gramm der Aminosäure L-Glutamin eingeschränkt. Nehmen Sie sie in mehreren Portionen außerhalb der Mahlzeiten mit Wasser ein.

Wenn der Zuckerhunger mit einem Gefühl von starkem Streß und Erschöpfung einhergeht, nehmen Sie täglich ein bis zwei Gramm Vitamin C zu den Mahlzeiten und zusätzlich den Vitamin-B-Komplex, ebenfalls zu einer Mahlzeit.

Außerdem sollten Sie, um die Gesundung der Nebennieren zu fördern, das B-Vitamin Pantothensäure extra einnehmen, und zwar in einer Dosis von 500 Milligramm pro Tag, zusammen mit einer Mahlzeit, aber getrennt vom Vitamin-B-Komplex.

Versuche mit Tieren und Menschen haben gezeigt, daß ein Gramm der Aminosäure Tryptophan das Verlangen nach stärke- und zuckerhaltiger Nahrung verringert und den Hunger auf würzige, eiweißreiche Kost verstärkt. Nehmen Sie es auf einem Stückchen Brot etwa 20 Minuten vor der jeweiligen Mahlzeit. (Tryptophan wird in Serotonin umgewandelt, das im Gehirn die Auswahl der Nahrungsmittel beeinflußt.)

Bei niedrigem Blutzuckerspiegel nehmen Sie täglich 500 Mikrogramm Chrom zu sich. Dieses Mineral ist in Leber, Bierhefe, schwarzem Pfeffer und Weizenkeimen enthalten.

■ **Koffein**
Koffein ist in Tee, Colagetränken, Kakao und Schokolade ebenso enthalten wie in Kaffee. Durch die Zuführung dieser Stimulanzien versucht man häufig unbewußt, den Blutzuckerspiegel anzuheben und die Insulinproduktion anzuregen, um die Energie zu erhöhen. Nur zu häufig sind Hypoglykämie und Schwächung der Nebennieren die Folge. Beachten Sie bei der Reduzierung des Koffeinkonsums die Ratschläge für Zucker.

■ **Nikotin**

Auch Nikotin regt die Ausschüttung von Zucker (über Adrenalin) ins Blut an, und da die meisten Tabaksorten mit Zucker aromatisiert sind, erreicht der Zucker den Blutkreislauf, sobald der Rauch inhaliert wird. Wie bei Koffein- (und Alkohol-)abhängigkeit läßt sich auch beim Tabakkonsum eine Verbindung zur Hypoglykämie herstellen.

Rauchen ist oft in einer Art Ritual mit Kaffee- oder Teetrinken oder mit dem Verzehr von stark gewürzten Speisen verbunden. Nehmen Sie, wenn Sie mit dem Rauchen aufgehört haben, anschließend mehrere (und vorher möglichst eine) Wochen lang weder stimulierende Getränke noch stark gewürzte Speisen zu sich.

Mit folgenden Zusatzstoffen können Sie dem Körper helfen, sich vom Rauchen zu erholen und die Entzugserscheinungen zu mildern:

Vitamin A – 15 000 I. E. täglich
Vitamin C – mindestens 2 Gramm täglich
Vitamin E – 400 I. E. täglich
Vitamin B 3 (Niacinamid) – 500 Milligramm täglich
Vitamin B 5 (Kalziumpantothenat) – 500 Milligramm täglich
Vitamin-B-Komplex (mindestens 50 Milligramm von jedem der wichtigen B-Vitamine, wie Thiamin und Riboflavin) einmal täglich zu einer Mahlzeit und getrennt von B 3 und B 5, die auch getrennt voneinander eingenommen werden sollten.

Akupunktur und Akupressur mildern bei allen Entwöhnungen die Entzugserscheinungen.

■ **Beruhigungsmittel**

Es ist wenig bekannt, daß eine der Hauptwirkungen von Beruhigungsmitteln die schnelle Ausschüttung von Zucker in die Blutbahn ist. Beruhigungsmittel abzusetzen ist nicht leicht und sollte nicht ohne ärztliche Hilfe oder die Unterstützung einer Selbsthilfegruppe oder eines Beraters unternommen werden. Auch hier sind die Ernährungshinweise, die wir für den Umgang mit Zucker gegeben haben, hilfreich. Befolgen Sie eine Diät mit hohem Eiweißanteil/hohem Anteil an komplexen Kohlehydraten. Wie bei allen Problemen, die mit niedrigem Blutzuckerspiegel zusammenhängen, sollten Sie lieber mehrere kleine als wenige reichliche Mahlzeiten zu sich nehmen.

Bücher und Adressen

UMWELT

Bücher

Chaitow, Leon: *Gesundbleiben trotz Radioaktivität und Umweltgiften*. Martin, Südergellersen 1989.

Elkington, John, u. Tom Burke: *Umweltkrise als Chance. Ökologische Herausforderung für die Industrie*. Zürich/Wiesbaden, Orell Füssli 1989.

Gege, Maximilian, Heike Jung, H. Jürgen Pick u. Georg Winter: *Das Ökosparbuch für Haushalt und Familie*. Mosaik, München 1986.

Katalyse-Umweltgruppe und Gruppe für ökologische Bau- und Umweltplanung (Hrsg.): *Das ökologische Umweltbuch*. Rowohlt, Reinbek 1985

Ott, John N.: *Risikofaktor Kunstlicht. Stress durch falsche Beleuchtung*. Knaur Tb, München 1989.

Rose, Wulf-Dietrich, u. Brigitte Feurich-Pechow: *Wohnkrankheiten. Was tun? Bestandsaufnahme, Fallbeispiele, Lösungswege*. Eichborn, Frankfurt/ M. 1987.

Schmidt, Karl-Heinz: *Strahlenbelastet. Mit natürlichen Heilmitteln die Folgen mildern*. Mosaik, München 1986.

Umweltbundesamt (Hrsg.): *Ökologisches Bauen*, 1982.

Umweltbundesamt (Hrsg.): *Studienführer Strahlenschutz*. 4., überarb. Aufl. 1988.

Adressen

Naturmöbel u. -farben, Licht, Elektrik
Bio-Rondom
Dillisstr. 1
8000 München 40
Tel. 089/33 66 22 und 33 10 37

Tageslicht-Vollspektrum-Röhren:
Natura Lager
Dobbenweg 10
2800 Bremen 1
Tel. 0421/7 49 36

Biologische Baustoffe
Fachhandel für biologische Baustoffe
Heidestr. 159
5620 Velbert-Mitte
Tel. 02051/60 81 35

Naturfarben
Leim & Kreide
Naturfarbenwerkstatt
Venloer Str. 59
Burgunderstraße 33
5000 Köln
Tel. 0221/52 54 12 und 24 76 41

Futons
Simon biologisch wohnen
Schonhoverstr. 23
8500 Nürnberg
Tel. 09 11/58 10 00

Versand von Umweltprodukten
UMWELT PRODUKT VERSAND GmbH
Wilhelmstr. 24 A
7800 Freiburg i. Br.
Tel. 0761/3 77 74

Buchversand
Natur & Umwelt Verlags-GmbH
Postfach 21 01 40
8000 München 21
Tel. 089/5 80 20 21
(Verlag des BUND)

Zahlreiche weitere Adressen finden Sie im *Alternativen Branchenbuch*, ALTOP-Verlag.

Schadstoffanalysen und -messungen (radioaktive Strahlung, Quecksilber, Formaldehyd, Radon) werden von privaten Instituten und Analyselabors vorgenommen. Adressen erhalten Sie bei den Umweltschutzgruppen (BUND, Greenpeace, Robin Wood) oder aus dem *Alternativen Branchenbuch*, ALTOP-Verlag.

GESUNDHEIT

Bücher

Bahr, Frank: *Akupressur. Erfolgreiche Selbstbehandlung bei Schmerzen und Beschwerden. Mit Akupressur-Stab*. Mosaik, München 1976.

Bates, W. H.: *Rechtes Sehen ohne Brille. Heilung fehlerhaften Sehens durch Behandlung ohne Brille*. K. Rohm, Bietigheim [2]1989.

Faber, Stephanie: *Schön und gesund. Der umfassende Ratgeber für Naturkosmetik und gesunde Schönheitspflege*. Heyne, München 1989.

Mendelsohn, Robert S.: *Wie Ihr Kind gesund aufwachsen kann – auch ohne Doktor*. Mahajiva, Holthausen/Laer 1990.

Pahlow, Manfred: *Meine Heilpflanzen-Tees. Wirksame Teemischungen für die häufigsten Alltagsbeschwerden und Erkrankungen*. Gräfe und Unzer, München 1989 (Neuaufl.).

Rapp, Doris, u. A. W. Frankland: *Allergie. Fragen und Antworten*. Thieme, Stuttgart 1988 (Thieme Ärztlicher Ratgeber).

Schwabenthan, Sabine, u. Vivian Weigert: *Damit Ihr Kind sich wohl fühlt. Natürliche Heil- und Pflegemittel*. Mosaik, München 1984.

Sengg, Gunther: *Naturheilverfahren und Homöopathie. Methoden, Krankheiten und ihre Behandlung.* Trias, Baunatal 1986.
Theiss, Barbara u. Peter: *Gesünder leben mit Heilkräutern. Ein Ratgeber für die moderne Familie.* Heyne, München 1989 (Heyne Ratgeber).

Adressen
Wasseraufbereitung
Aquarell
Wasserreinigungs-System für Gewerbe und Haushalt
Würzburger Str. 8
8701 Reichenberg
Tel. 09 31/66 21 66

Biolit – Wasser – Filtersysteme
Energie und Umwelttechnik
Kantstr. 8
3202 Salzdetfurth 4
Tel. 0 50 64/10 13

Naturkosmetik
Floressance
Naturkosmetikversand
Postfach 1149
8052 Moosburg

ERNÄHRUNG

Bücher
Assmann, Vera u. Benedikt: *Zusatzstoffe in Lebensmitteln. Die heimlichen Krankmacher?* Econ, Düsseldorf 1989 (ECON-Ratgeber Lebenshilfe).
Davis, Adelle: *Jeder kann gesund sein. Fit und vital durch richtige Ernährung.* Hörnemann, Bonn [6]1989.
Goetz, Rolf: *Naturkost – ein praktischer Warenführer.* 2 Bde. Pala, Schaafheim 1987.
Hunt, Janet: *Die ganzheitliche Küche.* Ravensburger Buchverlag, Ravensburg 1988.
Kenton, Leslie, u. Susannah Kenton: *Kraftquelle Rohkost.* Heyne, München 1987.
Klopfleisch, Reinhart, u. Armin Maywald: *Es ist angerichtet. Wie die Lebensmittelindustrie uns künstlich ernähren will und wie wir uns gegen synthetische Kost wehren können.* Rasch und Röhring, Hamburg 1989.
Maisner, Paulette: *Die Freß-Falle. Selbsthilfe bei Eßproblemen.* Beltz, Weinheim 1989.
Spencer, Colin, u. Tom Sanders: *Köstlichkeiten für Vegetarier. Die 150 besten Rezepte aus aller Welt.* Orac, Wien 1987.
Thomas, Anna: *Vegetarische Küche.* 3 Bde., Moewig, Rastatt 1987.

Tofu. Die 100 besten Rezepte mit ausführlicher Warenkunde. Mosaik, München 1990 (Gesunde Küche).
Workman, Elizabeth, John Hunter u. Virginia Jones: *Allergie-Diät. Wie man Lebensmittel-Unverträglichkeiten überwinden kann.* Orac, Wien 1988 (Neudruck).
Zeltner, Renate: *Getreide. Die 100 besten Vollwertrezepte mit ausführlicher Warenkunde.* Mosaik, München 1989.

Adressen von Naturkostläden, Biohöfen und Läden mit Fleisch aus ökologischer Tierhaltung finden Sie im *Alternativen Branchenbuch*, ALTOP-Verlag.

ENTGIFTUNG DES DENKENS

Bücher
Black, Claudia: *Mir kann das nicht passieren. Kinder von Alkoholikern als Kinder, Jugendliche und Erwachsene.* Bögner-Kaufmann, Wildberg 1988.
Chaitow, Leon: *Entspannungs- und Meditationstechniken. Natürliche Methoden zur Bekämpfung von Streß.* Motorbuch, Stuttgart 1984.
Dyer, Wayne W.: *Der wunde Punkt: Die Kunst, nicht unglücklich zu sein. Zwölf Therapieschritte zur Überwindung seelischer Problemzonen.* Rowohlt, Reinbek 1980 (rororo).
Kirsta, Alix: *Die Kunst, mit Stress zu leben.* Ravensburger Buchverlag, Ravensburg 1987.

Adressen
Anonyme Alkoholiker
Postfach 10 04 22
8000 München 1
Tel. 089/2 78 00 82

Anonyme Spieler
Eilbeker Weg 33
2000 Hamburg 76
Tel. 040/2 09 90 09

Aktionskreis Eß- und Magersucht
Westendstr. 35
8000 München 2
Tel. 089/51 60 27 22

Emotions Anonymous
(Hilfe bei emotionalen Störungen und Süchten)
Hohenheimer Str. 75
7000 Stuttgart 1
Tel. 07 11/24 35 33

MASSAGE, BEWEGUNG, ATMUNG, YOGA

Bücher

Lidell, Lucinda, u. a.: *Massage. Anleitung zu östlichen und westlichen Techniken. Partnermassage, Shiatsu, Reflexzonenmassage.* Mosaik, München 1988.

Lidell, Lucy: *Die neue Schule der Sinnlichkeit. Sanfte Körpererfahrung durch Massage und Meditationen.* Mosaik, München 1988.

v. Lysebeth, André: *Yoga für Menschen von heute.* Mosaik, München 1990.

Reid, Howard: *Wege zur Harmonie. T'ai Chi, Chi Gong, Hsing I, Pa Kua.* Mosaik, München 1989.

Schutt, Karin: *Heilatmen. Ein Weg zu Lebenskraft und innerer Harmonie.* Falken, Niedernhausen 1989.

Sivananda, Swami: *Das Sonnengebet – eine Yogaübungsreihe für jedermann. Mit philosophischen Leitsätzen und hundert ausgewählten Aphorismen sowie einer Einführung in die Kunst der Konzentration und Meditation.* Humata, Bern 1989.

Thomas, Sara: *Massage bei Beschwerden. Schmerzen lindern von Kopf bis Fuß.* Mosaik, München 1989.

Tisserand, Robert B.: *Aroma-Therapie. Heilung durch Duftstoffe.* Hermann Bauer, Freiburg i. Br., ^{4}1988.

Register

Adaptogene 87, 145
Adrenalin 18, 39, 183
Aerobic 70, 149 ff.
ätherische Öle 162, 171
Akupressur 73, 101
    Milderung von Entzugserscheinungen 184
Alkoholentzug 14, 183, 187
Alkoholkonsum 47, 101
Allergie 27, 89, 136
    und Gift 53 f.
Aluminium 128
Amalgamfüllungen 117
Aminosäuren
    Ergänzungsstoffe für Vegetarier 61, 84 f.
Antioxidanzien 36
Arbeitsgewohnheiten 44
Aspartam 26, 39
Atmung, 63, 152 f.
Aufwärmübungen
    Dehnung 156 f.
Autogenes Training 102 f.

Backen 134
Bäder 162 f.
Bakterien
    im Darm 34 f.
    und Temperatur 134
Beruhigungsmittel 184
Bestrahlung von Nahrungsmitteln 26, 129
Bewegung 45
    Aerobic 70, 149 ff.
    Auswahl 150
Beziehungen 44 f.
Blei im Wasser 116
Büro und Umweltverschmutzung 28, 122

Candida albicans 35, 38, 83, 139, 144
    Acidophilusklistier 182
    Checkliste 52
Chelierung, orale 117
Chemikalien
    in neuen Autos 126
    im Haushalt 126
    in der Nahrung 24
    als Ursache von Phobien 39
Cholesterin 36, 132

Dämpfen 134
Darm 34 f.
    als Entgiftungsorgan 31–35
    -gesundheit 61
    -klistiere 141, 182
Dehnung 68 f., 145 ff.
    Aufwärmen 156 f.

Depression 39
Destillation 116
Diabetes 88, 139
    Checkliste 52
Diät
    besondere 136 f.
    für das Zehn-Tage-Entgiftungsprogramm 76–79
    Grund- 132
    Mono- 38, 137
    Rotations- 136
Drogen
    und Depression 39
    -konsum 47 f.
    -sucht 18 ff., 99
Durchfall 61, 147

Eingeschränktes Programm 86–92
Einstellungen 98
Eisen 133
Eiweiß 50, 79, 132
    und Vegetarier 85
Emotionen 19 f., 98
Endorphine 18 f.
Entgiftung
    durch den Körper 31
    Nebenwirkungen 60 f.
    Vorbereitung auf die - 58
    Zehn-Tage-Diät-Entgiftungsprogramm 74–79
    Dreißig-Tage-Diät-Entgiftungsprogramm 80–85
Entspannung 45, 64 f.
    Massage 169, 172–178
    post-isometrische 104
Ergänzungsstoffe 89, 146 f.
    Erholung vom Rauchen 184
Erhaltung 94
Ernährung
    Einschätzung 50 f.
    Eiweiß 50
    Fette und Öle 50
    und Gesundheit 27
    Giftstoffe 51
    Kohlehydrate 50 f.
    und Krebs 131
    Mängel 51
    Unausgewogenheiten 56
    und Verhalten 27

Fasten 140 ff.
    Nebenwirkungen 141
    Zwei-Tage- 142
Fette und Öle 50, 79, 132
    gesättigte 143
Flüssigkeit 90
freie Radikale 26, 28, 31, 36
Freizeitaktivitäten
    Verwendung von Giftstoffen bei 49

Freßzellen 40

Ganzkörperpackungen 166
Gelée royale 145
Gemüse, Zubereitung 128
Genußgifte 143
Gesichtsdampfbad 167
Gift
   Definition 17
   am Arbeitsplatz 28, 49
   in der Freizeit 49
   zu Hause 29, 49
Ginseng 145
Grunddiät 132 f.
Grundprogramm 62–73
Geschäfte
   Umweltverschmutzung durch 28
Gewichtsverlust 61, 140
Gewohnheiten 47 f.

Hafermehlbad 162
Haushaltsprodukte 126
Haut 31, 34, 66 f., 159–167
   Rumpfpackung 67
   Salzbad 67
Herzkreislauferkrankungen 53
Hexachlorophen 127
Homöostase 32
Honig 143
Hydrotherapie 66 f., 159–167
Hyperaktivität 39
Hyperventilation 39
Hypoglykämie 88, 139, 150, 183
   Checkliste 52

Immunsystem 31, 33, 140
Insulin 18, 39, 139
Ionen
   negative 114
   positive 114
Ionisator 114, 122
Isometrische Methoden 104 f.

Joggen 151

Kaliumbrühe 76
Klistier
   Anwendung 141
   Acidophilus- 182
   Kaffee- 182
Knoblauch 144
Kochen, gesundes 134
Koffein 143
   und Depression 39
   -konsum 48
   Verringerung des Konsums 183
Kohlefiltrierung des Wassers 116
Kohlehydrate 50 f., 79, 132

Kopfschmerzen 100
Kosmetika 127
Kräutertees 84, 138
Krankheiten 52 f.
   chronische, und Ernährung 27
Krebs
   und Ernährung 27, 131
   und Sonnenlicht 23

Lebensplan 95
Lebensstil, Fragebogen 44–47
Leber 31, 33
Licht 118, 123
   volles Spektrallicht 120
Luft 114 f.
   -bewegung 114
   -druck 114
   -feuchtigkeit 114
   Ionengehalt 114
   -temperatur 114
Lungen 31, 33 f.
Lymphe
   und Entgiftung 34, 179 f.
   Kreislauf 179 f.
Lymphmassage 80, 170

Massage 71 ff., 169–181
   Entspannungs- 169 f., 172–178
   Grundlagen 170
   Lymph- 80, 170
   Techniken 171
   Trigger points 170, 173
Meditation 107 ff.
Mikrowellenherde 128
   Milch, Verseuchung der 24
Mineralwasser 117
Möbel, Wahl der 122
Monodiät 83, 137
Moorbäder 163
Mundhygiene 127

Nacken-Dehnungsübungen 105
Nahrungsmittel 129
   -familien 136
   hilfreiche 144
   -kombinationen 132
   Lagerung und Zubereitung 128
   minderwertige 129
   schädliche 143
   verarbeitete 26, 129
Nahrungsmittelkonservierung
   Bestrahlung 26
   chemische Trocknung 26
   Tiefkühlung 26
   Trocknen in der Sonne 26
   Vorkochen 26
   Zusatzstoffe 26
Nieren 31, 34
Nitrate 116

Obstsäfte 138 f.
Orale Chelierung 117
  Mischung 117
Ozonschicht
  Auswirkungen der Zerstörung 22, 118

Persönlichkeitstypen 20, 45 ff.
Pestizide
  in der Nahrung 24, 129
  im Wasser 116
Pfannenrühren 134
Pflanzen im Zimmer 122 f.
Pflanzenschutz
  Alternativen 24
Phobien 98
Plastikbehälter 128
Platzangst 39
Pollen 145
Programme
  Bewertung 79
  Eingeschränktes 86–92
  Erhaltungs- 94
  Grund- 62–73
  Dreißig-Tage-Entgiftungs- 80–85
  Zehn-Tage-Entgiftungs- 74–79
Protein 50, 79, 132
  und Vegetarier 85
Psychoneuroimmunologie 39 f.
Pulsberechnung 70, 149

Quecksilber 117

Radfahren 151
Radon 23, 122
Rauchen 32, 48, 101
  Erholung vom 184
Reisen, Häufigkeit von 49
Rohkost 79
Rotationsdiät 136
Rote Bete 144
Rückendehnungsübungen 106
Rumpfpackung 67, 160

Säfte 138 f.
  Etiketten 139
Salizylatempfindlichkeit 89, 136
Salzbad 67, 166
Salzglut 161
Sauna 166
Saurer Regen, Auswirkungen 22
Schlafgewohnheiten 44
Schwangerschaft 55, 86, 88
Schwermetalle 36
  Anzeichen für Vergiftung 37
  als Ursache für phobisches Verhalten 39
Seife 127
Sibirischer Eleutherokokkus 145

Sitzbad 159 f., 164
Sonnenlicht 113, 118
  und Krebs 23, 118
Sprays 126
Stalltiere
  und Medikamente/Chemikalien 24
Stimulanzien 18
Strahlung 121, 124 f.
  Gefahren 120
Streß 18 ff., 32, 100 f.
  und Infektionen 40
  Einschätzung 47
Sucht 18 ff., 99

Töpfe und Pfannen 128
Toilettenartikel
  alternative 29
Tonerde
  zur Entgiftung 163
Traumtagebuch 110
Treibhauseffekt 22
Tropischer Regenwald
  Auswirkung der Zerstörung 22

Übelkeit 60
Umkehrosmose, Filtrierung durch 116
Umwelt 49, 113–131

Vegetarier
  Aufnahme von Aminosäuren 61, 84 f.
Vergiftung
  selbstgeschaffene 18
  Symptome 37
Verhaltensmuster 100 f.
Verschmutzung 22
  des Bodens 22, 24
  der Luft 23, 116
  des Wassers 22 f., 116
Visualisierung 110 f.
Vitamine
  zusätzliche Einnahme 76, 84, 87 f., 129, 146 f.
  bei Erholung vom Rauchen 184

Wasser 116
  Filtrierung 116
  Mineral- 117
  Stoffe im Leitungswasser 13
  Verseuchung 23, 113
Wasserenthärter 116
Wassertherapien 159–167
Wohnung
  Entgiftung der 122 f.
  Gifte in der 29, 122

Yoga 154 f.
Yoghurt 144

Zahnfüllungen 117
Zeit 101
Zuckerhunger
  Reduzierung 183
Zuckerkonsum
  übermäßiger 39
  schädliche Wirkungen 129, 143
Zusatzstoffe 26, 129

Bildnachweis
Robyn Beeche S. 13, 21, 30, 93, 96, 148. Fausto Dorelli S. 7, 11, 15, 42, 55, 130, 168. Camera Press S. 59. Images Colour Library S. 16, 25, 115, 119, 158. Ted Polhemus S. 112. Tony Stone Worldwide S. 3, 135, 165.

Danksagung
Gaia möchte sich bedanken bei: Norman Myers und Sara Martin für ihre Hilfe und ihren Rat. Sarah Menon für das Desgin, Ann Chasseaud für die Illustrationen, Robyn Beeche und Fausto Dorelli (und ihren Modellen Peter Davey, Karen Drumy, Peter Warren, Polly Eltes und Trish Nolan) für die Fotos. Dem Team – Lynette Beckford, Penny Cowdrey, Jonathan Hilton, Rosanne Hooper, Libby Hoseason, Sara Mathews, Terry Moynaighan, Samantha Nunn, Joss Pearson, Susan Walby, Eve Webster – und besonders Gian Douglas Home für Literatur, Leslie Gilbert für die Erstellung des Manuskripts, Michele Staple für das Register und On Yer Bike.

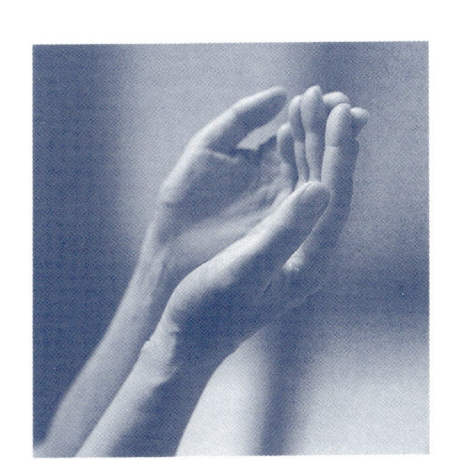

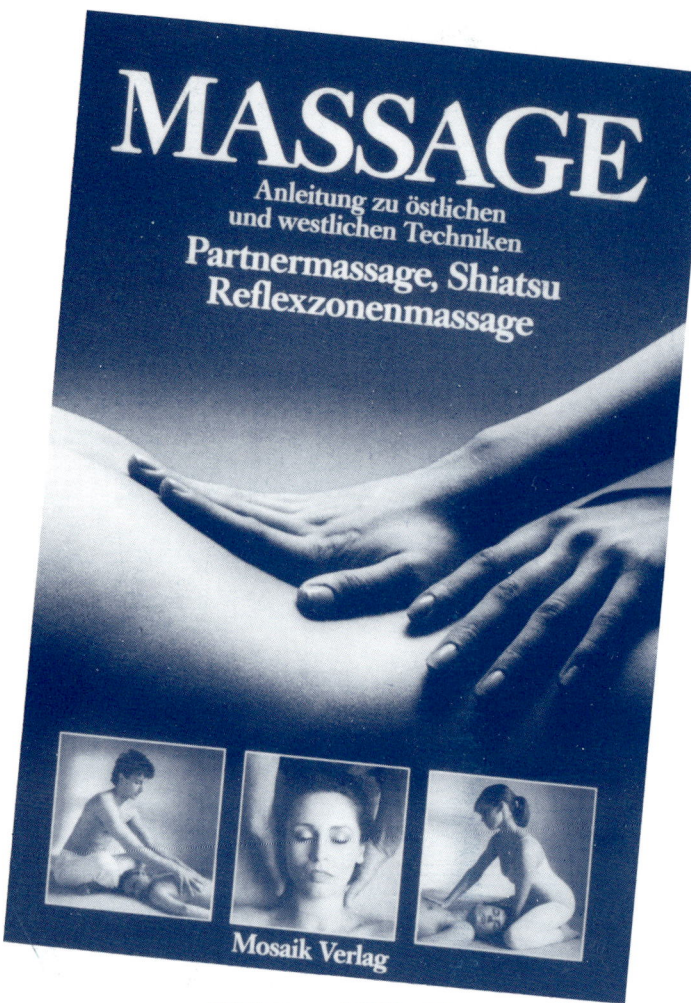

MASSAGE

Anleitung zu östlichen und westlichen Techniken

Partnermassage, Shiatsu
Reflexzonenmassage

Mosaik Verlag

192 Seiten mit 55 Farbfotos
und 440 zweifarbigen Zeichnungen

Gesund und schön, ausgeglichen und entspannt,
fit und voller Energie durch Massage.
Ein Buch für alle, die die therapeutischen Kräfte ihrer Hände
entwickeln und die Sprache der Berührung lernen wollen.
Eine Anleitung zu östlichen und westlichen Techniken:
anschaulich, leicht verständlich, Schritt für Schritt.

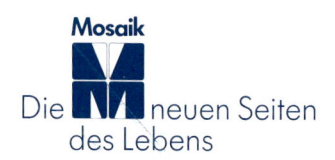

Mosaik
Die **M** neuen Seiten
des Lebens